言古驗今

中國針灸思想史論

養生方技

李建民 主編

張樹劍 著

東大圖書公司

「養生方技叢書」總序

這是一套展現人類探索生命、維護身心以及尋求醫治的歷史書系。

中國早期的「醫學」稱之為「方技」。《漢書・藝文志》有關生命、醫藥之書有四支：醫經、經方、房中、神仙。西元第三世紀，漢魏之際世襲醫學與道教醫療傳統的陸續成形，表現在知識分類上有極明顯的變化。《隋書・經籍志》的醫方之學與諸子之學並列，而「道經部」相應道教的成立，其下有房中、經戒、服餌、符籙之書。醫學史整體的趨勢，是逐漸把神仙、房中之術排除於「醫」的範疇之外。

醫學雖與神仙、房中分家，但彼此間的交集是「養生」。中國醫學可以界說為一種「老人醫學」、一種帶有長生實用目的所發展出來的學說與技術。養生也是醫學與宗教、民間信仰共同的交集，它們在觀念或實踐有所區別，但也經常可以會通解釋。中醫經典《素問》的第一篇提出來的核心問題之一即是：「夫道者年皆百數，能有子乎？」養生得道之人能享天年百歲，能不能再擁有生育能力？答案是肯定的。這不僅僅是信念與夢想，歷來無數的醫者、方士、道家等各逞己說、所得異同，逐漸累積經驗，匯集為養生的長河。

醫學史做為現代歷史學的一個分支時間很短。完成於五十年前的顧頡剛《當代中國史學》中祇提到陳邦賢的《中國醫學史》一書。事實上，當時的醫學史作品大多是中、西醫學論戰的產物。反對或贊成中醫都拿歷史文獻作為論戰的工具。撰寫醫學史的都是醫生，歷史學者鮮少將為數龐大的醫學、養生文獻做為探索中國文化與社會的重要資源。余英時先生在追述錢賓四先生的治學格局時，有句意味深長的話：「錢先生常說，治中國學問，無論所專何業，都必須具有整體的眼光。他所謂整體眼光，據我多年的體會，主要是指中國文化的獨特系統。」今天我們發展醫學史，不能祇重視醫學技術專業而忽略了文化整體的洞見。余先生的話無疑足以發人省思。

如今呈現在讀者面前的醫學史書系，除了有幾冊涉及傳統中國醫學之外，我們還規劃了印度、日本、韓國的醫學史。有些史料第一次被譯介，有些領域第一次被研究。我們也邀請西洋醫學史的學者加入，日後我們也將請臺灣醫學史、少數民族醫學史研究有成的學者貢獻他們最傑出的成果。

我們同時期待讀者通過這一套書系，參與各時代、各地域的人們對生命的探索與對養生的追求，進而反省自己的生活，並促進人類在疾病、醫療與文化之間共同的使命。

李建民

緒論——從概念到理論到學術史

1

以《黃帝內經》（或簡稱《內經》）成書為成熟標誌的針灸學經典理論體系一經形成，便呈現出高度的穩定性，直到今天，我們學習針灸、應用針灸，還是多以《內經》為規範。這一方面說明針灸經典理論的相對成熟，另一方面則與中國古人的尊經傳統不無關係。按照中國古人的讀書傳統，一種文獻稱之為「經」，便有了一種近乎神聖的意味。後人可以作注釋，但基本上不可以去修改。《內經》便是中醫學中這樣的經典，其理論也成為代代遵循的宗枝正脈。

我們已經近乎習慣了對《內經》的遵從，醫學實踐的理論依據追溯到《內經》便認為找到了基石。無疑，《內經》對中醫臨床與研究有著極大的指導意義，但我們不能不加分析地去引用《內經》中的表述。即便是對同一問題的表達，《內經》中不同篇章有時也會有不同的觀點，甚至在一篇之中即有不同作者的手筆。在運用《內經》理論觀點的時候，需要以一種平和的心態，首先分析《內經》理論表述的語境與理論形成的背景，探求理論與概念的初始內涵。也就是說，我們要去尋找《內經》「作為理論依據」的依據。

理論建構的基本元素是經典概念。《內經》時代久遠，文辭古奧，不像現代文獻一樣容易閱讀，但是，浸淫日久，筆者發現理解《內經》的主要障礙不在於文字，而是隱藏於文字背後的思想觀念。對於經典理論與概念的深入理解，必須要識別隱藏在文字表達背後的觀念因素，這就要求我們走進《內經》形成的時代，走進古人的內心世界，惟其如此，才能對針灸學理論與概念的形成思想準確地解讀，繼而才能夠對經典理論有符合實際的認識而更好地繼承。

與傳統經學類似，《內經》有一個正典化的過程。在這一過程中，《內經》理論、概念的原始意義經過歷代詮釋之後，漸漸被賦予了新的內涵與意義，雖然概念還是原來的概念，文句還是原來的文句，但意義相去已遠。如對督脈的理解，督脈在命名之初僅指脊中，是一個很樸素具體的概念，後世漸賦予其「陽脈之都綱」的地位。詮釋的過程也是重新創造的過程，詮釋本身便具有極大的學術價值，我們也是借助歷代的詮釋才得以深入理解經典的。然而，古典概念在形成今天的意義的過程中，也會因為詮釋者的判斷而損失內涵，同時，對古典概念本義的疏忽也必然會影響現代理解與運用。要想對理論、概念準確把握，避免理解過程中斷章取義的尷尬，只能通過追本溯源的工作而認識古典概念的本來面目，這是學術史研究的必經之途。

惟其如此，才不會在研究中走彎路，從而避免走入進步史觀的藩籬。缺乏對學術史的了解，以今人之觀念理解古典概念，尤其是先驗地將《內經》理論作為既定成果的研究方法往往很難得到準確的結果。經過解釋的經典理論，方是有了依據的依據。臨床研究亦復如是，淺嘗輒止地援用經典解釋臨床現象、指導臨床治療往往不能令人信服，經過提煉的科學命題才是臨床的真正依據。這些都需要對經典學術理論與概念作源流的考辨。

「善言古者必驗於今」[1]，醫學文獻、理論與學術史研究不僅關乎遙遠的過去，更關乎學術發展生生不息的現在與未來。

2

目前，我們傳承與修習的針灸理論與技術，主要來源於傳世文本。不過，傳世文本是否是技術傳承的惟一途徑呢？我們對文本中的理論與經驗的記錄是否有選擇性傳承呢?其實，從古到今，針灸臨床的傳承一直存在於明暗兩種路徑。

一是理論色彩極濃的文本針灸路徑，這是一條明線。《內經》、《黃帝八十一難經》（或簡稱《難經》）、《黃帝明堂經》（或簡稱《明堂經》、《明堂》）肇其源，至《針灸甲乙經》（或簡稱《甲乙經》、《甲乙》）成為體系，後世《銅人腧穴針灸圖經》（或簡稱《銅人》）、《十四經發揮》、《針灸大成》、《醫宗金鑑・刺灸心法要訣》等針灸名著不斷整理、發揮，一直以來是學習針灸的正途。這一路徑以文本為載體，其理論核心是經絡、腧穴學說，並且在經絡

[1] 田代華整理，《黃帝內經素問・氣交變大論》，北京：人民衛生出版社，2005 年，第 144 頁。

與臟腑理論融合的過程中，將臟腑辨證理論引入其中。民國時期逐漸發展出了穴性的概念，將穴位與中藥相比附，從而將針灸與中醫方脈理論融為一體。這一路徑一直以來占據著理論的主導話語權，也是今天針灸教育與臨床的主流。

此外，還有一條暗線，就是主流文本之外，以民間傳承為主的針灸臨床經驗。這一路徑多以口口相傳為承襲方式，而且內容體系性不強，不重說理，不容易以經絡、臟腑理論來解釋。不過，醫家在編輯醫書時亦將部分經驗收錄進文本，這令我們能夠看到這一傳承形式的蛛絲馬跡。如明代以來影響深遠的《針灸大成》，全書共十卷，除卷十述小兒推拿外，多數篇目都是引述《內經》、《難經》的經典論述以及腧穴主治等內容，卷九中收入了部分不適合用經穴體系解釋的治療方法，如取灸痔漏法、灸小腸疝氣穴法、雷火針法、蒸臍治病法等，這些方法往往容易被忽視。近數十年來，新的針法不斷出現，除了傳統的刺血法、割治法等之外，皮內針、針刀、鬆筋針、浮針以及各類局部微針法的應用都越來越廣泛。此類針法的理論基礎或根本不提經絡腧穴系統，或與之貌合神離。

文本傳承的針灸醫學理論性很強，表現為系統的臟腑、經絡、腧穴、刺灸法、診斷與治療理論，說理時絲絲入扣，但是實用性往往欠如人意。民間傳承的針法雖然疏於說理，卻往往切實有效。有些針法其實也有自己的理論解釋，只是沒有被教材所納入，在沒有形成共識及至進入教材之前，不同的臨床理論泥沙俱下。一方面新的實踐技術無法得到既有理論的支持，自發發展的臨床理論又良莠不齊，一方面我們傳承著基本上一成不變的傳統理論，這是目前針灸臨床與教育中的一組矛盾。解決矛盾的方法只有將失之空洞的理論重新分析，部分解構並引入新的理論資源，形成豐富的、開放的新的針灸學術理論體系，這一任務需要理論家、臨床家與學術史家共同完成。

3

理論研究從一開始就不是純粹的學習與繼承。既然是研究，必然是分析既有理論形態的來源、演變、內涵、外延、實用性、思想基礎等，歌功頌德式的所謂「研究」是沒有意義的。既有的針灸理論如經絡、腧穴理論，僅僅是多元針灸臨床的一種解釋而已，對之持以冷靜的態度嚴格考量，還針灸技術一個清晰的理論形態，是我們所應秉持的立場。

對待新的理論形態，則宜持開放與審慎的態度。新的學術成果，宜及時引入針灸理論體系中來，而某些限於假說的理論不妨等待較長時間的臨床檢驗。西學東漸，尤其是民國以來，西方醫學書籍不斷被介紹到中國，對針灸學影響最大的成果當然是解剖學與生理學，尤其是神經生理學。民國時期針灸書中已經較為普遍地引入了局部解剖內容，神經學說也成為當時較被認同的針灸效應解釋，這樣的成果不僅僅豐富了針灸理論，更有力地推動了針灸理論革新與臨床進步。相反的例子亦有，如辨證論治是中醫學的重要臨床理論，經由臟腑理論與穴性理論的中介，被引入到針灸臨床，令針灸臨床在某種程度上「方脈化」，雖然表面上是對針灸臨床理論的發展，實際上這一「方脈化」的理論並不適合針灸臨床。

4

理論研究不同於實驗研究與臨床研究，有其獨特的路徑與方法。筆者經多年的摸索，認為基於文獻梳理，從概念考證入手，出於學術史考查，大約為理論研究的恰當路徑。

文獻是理論研究的核心材料；理論研究的前提是文獻整理與閱讀。針灸文獻的整理工作不能完全依賴中醫文獻專門學者，針灸理論研究者更是需要親自動手去挖掘與梳理材料。一是因為針灸文獻的專門性很強，不是對針灸理論非常熟悉的整理者從事這項工作難度很大，而且容易出錯，尤其是面對新材料，如出土文獻、古代抄本等，事實上當前針灸文獻專家亦多是出於針灸學界，如李鼎先生、黃龍祥先生、趙京生先生等；更重要的原因是，文獻整理的同時，理論研究就開始了，整理文獻本身就是發現與思考理論問題的過程，作為理論研究的學者是不可能避開文獻整理這一環節的。

在文獻整理的基礎上，對基本概念術語的源流考證，是學術研究的根基功夫。很多時候，釐清了基本概念術語的源流與意義，理論問題就迎刃而解了。概念考證是理論研究的核心，學術史研究則是理論研究的必然走向。理論的由來、演變、固化、衝突、轉折等過程的考查，都是學術史研究的題中之義。為什麼體系化的針灸理論越來越疏離於臨床？答案必須在學術史中查找，查找針灸理論的變遷中發生了什麼。如今針灸理論所具備的高度穩態，基本定形於宋金元時期。唐代之前，文本資料很少，針灸技術大多掌握在門閥山林醫者手中；宋金元時期，一方面文本資料大量豐富起來，而且形成了儒醫群體，這一群體對醫學理論的要求較高，所以援引儒家理論進入醫學，形成了固化的帶有儒家文化色彩的針灸理論，如子午流注理論。固化的理論一直延續至清代，晚清民國時期，隨著科學化思潮的風行，針灸科學化亦是一時之新，此時的針灸理論開始打破明清以來的桎梏，迎來空前的變革。然而 1950 年代中葉之後，受當時「西學中」運動的影響，針灸界又放棄了本已成績斐然的科學化努力，折向明清針灸的傳統。學術史研究旨在謀求真相，所有考查的背後都隱藏著破與立的雙重意義：對理論變遷的梳理可以破除對既定理論的迷信，更有勇氣打破慣性的理論框架，從而吸納新的、更有價值的學術成果進入針灸理論體系。

5

目前，針灸理論仍然處於慣性的傳統之中，而臨床卻在獨力開拓，新的針灸技術不斷出現，傳統的針灸理論已經無法勝任臨床的解釋，更遑論引領實踐。針灸理論如果不打破高度固化的既有系統，將與臨床漸行漸遠；沒有理論家參與的針灸臨床自行構架的某些理論體系或假說則不切實際，針灸理論家任重道遠。

欲立先破，在建立新的學術理論體系之前，需要檢視既有理論的前世今生，從概念考證入手，釐清術語內涵與意義的演變，這是最基礎的工作，目前，學術界在這一方面的工作已經取得了豐碩的成果[2]。引入社會史與人類學的研究方法，將針灸理論的演變置於社會演變的背景下考量，檢查學術理論形成與演變過程中社會因素的影響，是針灸理論研究的新取向，也是很有價值的取向。

6

本書一開始偏重於從文獻出發，對針灸概念術語作出解讀，然後由概念及理論，對針灸學部分理論命題的源流作了分析，最後進入學術史專題的研究，大概是一個由小及大，或者說從基層不斷上樓的過程。從另一角度看，上編大多著力於探索針灸理論的構建，比較在意其來處，下編更多地討論針灸理論的演化，更在意其去處。

本書沒有跟隨大多數人去做證明教科書理論的正確與博大精深的研究，而是致力於打破現有理論的既有敘述去追尋來路，以考量針灸理論立足的根據，進而思索未來針灸理論與實踐多個方向的可能。歷史研究的過程如老吏斷案，需要不斷地扣問真相，所以本書在概念術語的解讀上都是從本原開始，得到的結論往往與現今的教科書不盡一致；理論探討也是一樣，還原一個沒有經過人為修飾的「乾淨」理論，不帶成見地作出解釋、提出假說，

2 代表成果如：趙京生主編《針灸關鍵術語考論》，北京：人民衛生出版社，2012 年；趙京生主編《針灸學基本概念術語通典》，北京：人民衛生出版社，2014 年，等。

這是學術史研究的立場。下編學術史專題研究，每一章都是一個獨立的題目，但是其內在理路依然是為針灸理論洗去鉛華，呈現其形成與演變過程中的樸素容顏。其中，對針灸傳統的回顧，是說明針灸的理論與實踐不是一成不變的，在不同的社會文化中需要不斷地被重新定義，在歷史與全球維度上，針灸本身就具有多樣的形態；同樣，「乾針」技術與理論的外部刺激也會促使針灸打破單一的理論模式；現代臨床學派的討論，其意義也在於此；朱璉的研究與針刺消毒史的討論，借用的是社會史的方法，說明近代以來針灸學理的變遷，目的還是讓人看清針灸的來龍去脈。

無論是古代針灸術語解析，還是現代針灸理論考量，無論是溯源還是前瞻，都在盡可能追求樸素與本真。惟其如此，才能夠看清針灸當下的真實，也才能夠找到針灸未來的可能。

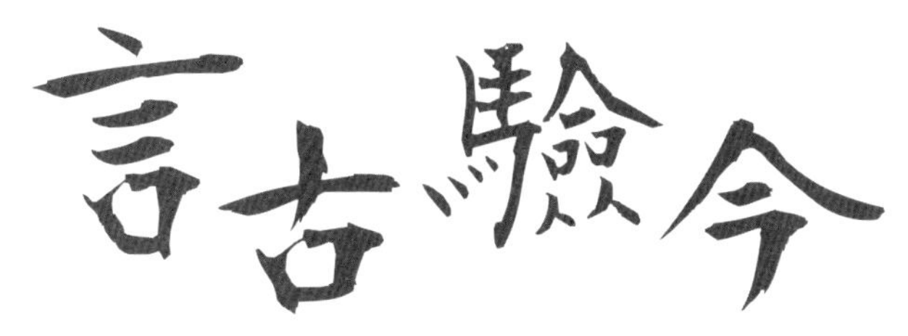

——中國針灸思想史論

目　次

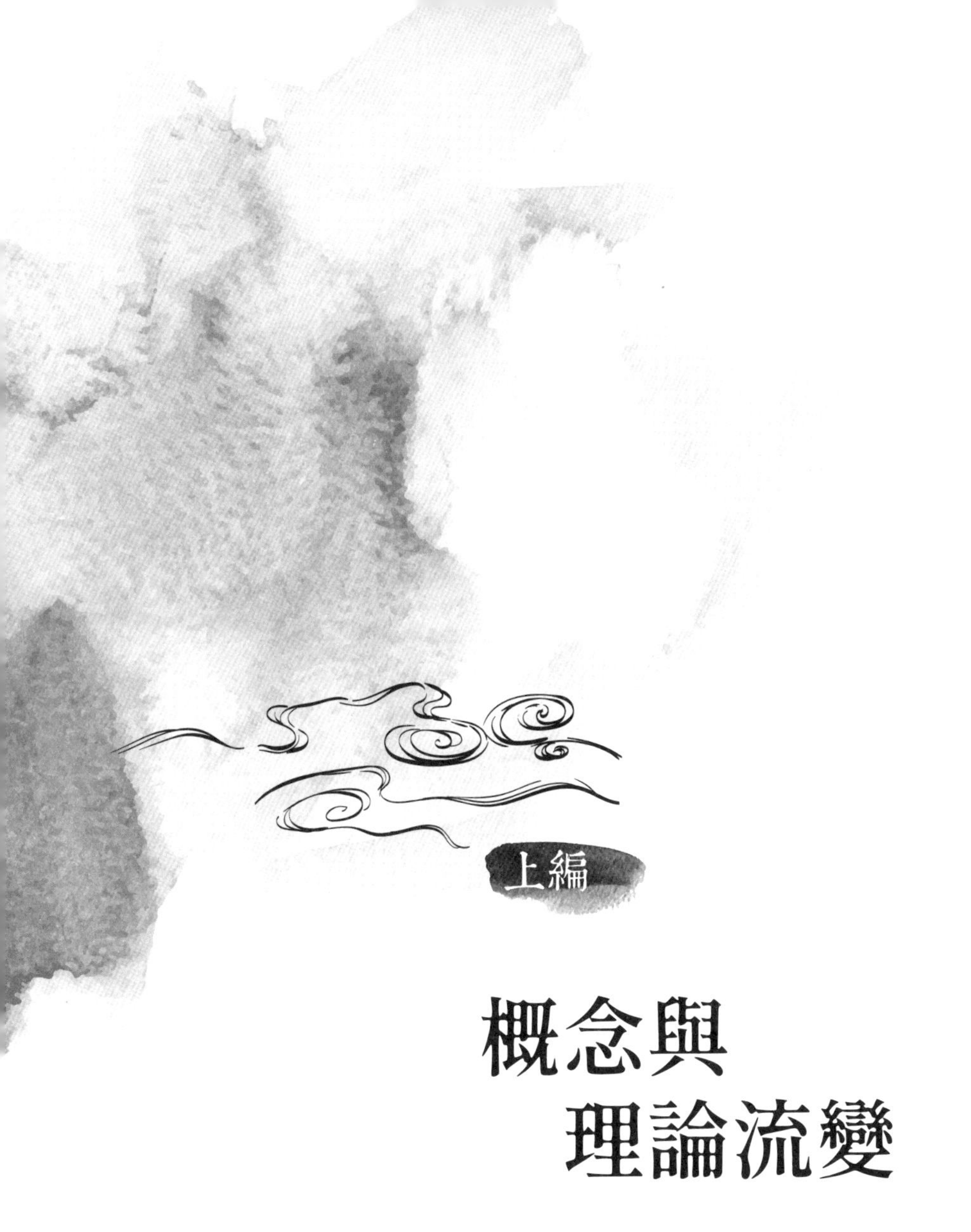

概念與理論流變

第一章　論經脈

第一節　經脈形態——觀察與想像

經脈是什麼，一直是針灸經典理論的核心命題。數十年來，中國學者對經脈的實質研究一直沒有間斷過。本節的傾向不在於對經脈實質的探求，而是力圖通過對經典的回顧，探究古人對經脈的認識方法。

一、經脈形態的認識觀念

㈠經脈的解剖經驗

一般認為，中醫學不太注重人體解剖的實體結構，尤其是宋元以降，中醫典籍多注重說理，經脈也成為一種純粹的說理工具，這一傾向至今未除。事實上，早期的中醫學有著大量的解剖實踐。

「解剖」一詞，最早出現在醫學文獻《靈樞・經水》中：「若夫八尺之士，皮肉在此，外可度量切循而得之，其死可解剖而視之。其臟之堅脆，腑之大小，谷之多少，脈之長短，血之清濁，氣之多少，十二經之多血少氣，與其少血多氣，與其皆多血氣，與其皆少血氣，皆有大數。」[1] 這裡提到了「脈之長短」，並說十二經氣血的多少皆有大數，而且可以「解剖而視之」，所以經脈是確確實實存在的。另外，《靈樞・腸胃》中對消化道各器官容積、長度、位置等有較為詳盡的描述；《靈樞》的〈骨度〉、〈脈度〉、〈經筋〉諸篇對體表標誌之間的相對距離、血脈的長度、筋肉的附著點等也有較明確的敘述。

一個更為確實的例子是《漢書・王莽傳》記錄了一則官方組織的人體解剖過程：

> 翟義黨王孫慶捕得，（王）莽使太醫、尚方與巧屠共刳剝之，量度五臟，以竹筳導其脈，知其終始，云可以治病。[2]

脈，可以用小竹條通導，當然是可以看到的實質結構。這裡的脈，應當是血管。另據研究[3]，早在殷商至秦漢時期，先民就

---

[1] 田代華等整理，《靈樞經》，北京：人民衛生出版社，2005 年，第 42 頁。

[2] （漢）班固撰，（唐）顏師古注，《漢書》，北京：中華書局，1962 年，第 4145–4146 頁。

[3] 相關研究見：嚴健民，〈論殷商至兩漢創立經脈學說的解剖基礎〉，《中國

完成了人體心臟的大體解剖，對顱腦、肌肉等也做過許多解剖工作。近賢范行准先生說：「奴隸社會是我國醫學的解剖生理學得以成立的時代，到了封建社會的秦漢以後，已漸向五行學說方向發展。」[4] 解剖是獲得人體知識最為基礎的途徑，當然也是古人認識經脈的重要方法。「經脈者，所以行血氣而營陰陽」[5]，經脈在古人的心目中是可以貯藏與運行氣血的，從這一意義上看，解剖看到的脈，是實實在在的結構，血管組織當是經脈的重要形態。

㈡脈動的診察

以上討論的是經脈可「解剖而視之」，同時，經脈還有一個重要的特性，就是「外可度量而切循之」。這是古人認識經脈的又一重要方法。古人切循的是什麼呢？主要是脈動。

古人對人體體表的動脈搏動，觀察得相當詳細。《內經》中有大量關於「動脈」與「脈動」的描述。並且在《靈樞・動輸》篇中，作者還給出了脈動的生理解釋：

> 黃帝曰：經脈十二，而手太陰、足少陰、陽明獨動不休，何也？岐伯曰：足陽明胃脈也。胃為五臟六腑之海，其清氣上注於肺，肺氣從太陰而行之，其行也，以息往來，故

中醫基礎醫學雜誌》，2003 年第 9 卷第 10 期，第 5–7 頁；嚴健民，《遠古中國醫學史》，北京：中醫古籍出版社，2006 年，第 63–78 頁。

4 范行准，《中國病史新義》，北京：中醫古籍出版社，1989 年，第 1 頁。

5 田代華等整理，《靈樞經》，第 96 頁。

> 人一呼脈再動，一吸脈亦再動，呼吸不已，故動而不止……黃帝曰：足之陽明何因而動？岐伯曰：胃氣上注于肺，其悍氣上沖頭者，循咽，上走空竅，循眼系，入絡腦，出顑，下客主人，循牙車，合陽明，並下人迎，此胃氣別走於陽明者也。故陰陽上下，其動也若一……黃帝曰：足少陰何因而動？岐伯曰：衝脈者，十二經之海也，與少陰之大絡起於腎下，出於氣街，循陰股內廉，邪入膕中，循脛骨內廉，並少陰之經，下入內踝之後，入足下；其別者，邪入踝，出屬跗上，入大指之間，注諸絡，以溫足脛。此脈之常動者也。[6]

脈動的觀察與經脈循行理論的形成具有密切關係，黃龍祥先生認為，體表上下特定部位間的聯繫是基於脈診的實踐發現，又通過相關的刺脈治療加以確認的，古人又根據體表上下特定部位連線上的脈動點或診脈點，對經脈循行的中間過程作更具體的描記。這種體表不同部位脈動的相關性，促成了經脈循行的基本觀念[7]。細緻的脈動觀察，是古人診斷疾病的重要方法。早期醫書中稱之為「相脈之道」。張家山漢簡《脈書》中「相脈之道，左□□□□□案（按）之，右手直踝而簟之。它脈盈，此獨虛，則主

6　田代華等整理，《靈樞經》，第121–122頁。

7　見黃龍祥，《中國針灸學術史大綱》，北京：華夏出版社，2001年，第182頁；黃龍祥，〈經絡循行線是如何確定的〉，《中國中醫基礎醫學雜誌》，2001年第7卷第9期，第641–643頁。

病。它脈滑，此獨㴒（澀），則主病。它脈靜，此獨勭（動），則主病」[8]。馬王堆漢墓帛書《脈法》中記作：「相脈之道，左手上去踝五寸而按之，右手直踝而探之。它脈盈，此獨虛，則主病。它脈滑，此獨澀，則主病。它脈靜，此獨動，則主病。」[9] 到《素問・三部九候論》，則有了更為詳細的記錄：「帝曰：何以知病之所在？岐伯曰：察九候，獨小者病，獨大者病，獨疾者病，獨遲者病，獨熱者病，獨寒者病，獨陷下者病。」[10] 應當是以上簡帛醫書的繼承。《素問・三部九候論》部分脈診部位的名稱頗有意味：

> 上部天，兩額之動脈；上部地，兩頰之動脈；上部人，耳前之動脈。中部天，手太陰也；中部地，手陽明也；中部人，手少陰也。下部天，足厥陰也；下部地，足少陰也；下部人，足太陰也。[11]

「手太陰」、「手陽明」、「手少陰」、「足厥陰」、「足少陰」、「足太陰」等在該篇中是指具體脈診部位，但現在成為我們耳熟能詳的經脈名。此處「手太陰」等術語對於熟悉針灸理論的人而

---

8 張家山二四七號漢墓竹簡整理小組編，《張家山漢墓竹簡（二四七號墓）》，北京：文物出版社，2001 年，第 245 頁。

9 馬繼興，《中國出土古醫書考釋與研究》，上海：上海科學技術出版社，2015 年，下卷第 97–98 頁。

10 田代華整理，《黃帝內經素問》，第 43 頁。

11 田代華整理，《黃帝內經素問》，第 42 頁。

言，極容易認為是某「條」經脈，這一固執之見往往將人們帶入歧途。趙京生先生曾經論述過經脈概念的形成與脈診實踐的關係，認為兩者密切相關[12]。此處的疑似經脈名稱其實是脈診部位，這也說明了脈診是經脈觀念形成的基礎之一。

有時候，動脈也作為體表標誌，用來闡述經脈的循行與取穴。如《靈樞・本輸》中「足陽明挾喉之動脈也，其腧在膺中。」[13]

㈢體表靜脈的診察

與動脈相類，體表靜脈的觀察與觸診也是古人對經脈的重要認知方法。《靈樞・經脈》:「經脈十二者，伏行分肉之間，深而不見；其常見者，足太陰過於內踝之上，無所隱故也。」[14] 這裡足太陰脈的循行描述，用現代的解剖學知識印證，當是指大隱靜脈。

體表動脈的觸診固然是經脈觀念的基礎，但動脈不能作為針刺的直接治療點，在動脈上直接針刺，會出血過多，引起事故。《素問・刺禁論》是一篇專門記述針刺事故的文獻，對刺中動脈出血可能引發的事故作了記錄。但是體表靜脈，尤其是那些形態異常的病理性絡脈，則具有診斷與治療的雙重價值。古人對體表病理性絡脈的認識手段既有觸診又有視覺的觀察，如《靈樞・九針十二原》:「血脈者，在腧橫居，視之獨澄，切之獨堅。」[15]《內

---

12 趙京生，〈經脈與脈診的早期關係〉，《南京中醫藥大學學報（自然科學版)》，2000 年第 16 卷第 3 期，第 168–171 頁。

13 田代華等整理，《靈樞經》，第 8 頁。

14 田代華等整理，《靈樞經》，第 38 頁。

經》中有大量刺血絡的記述，這一刺法是《內經》時代醫生治病的主要手段。經脈理論成熟之後，以補虛瀉實與導氣治亂作為主要治療思想的微針刺法成為主流，刺血絡，尤其是靜脈的大量刺血法，則退而居於次要位置。

㈣其他形態的脈

除了血脈之外，一些其他的組織也稱為脈。古人在體表診察時，對體表的軟組織異常改變，如肌束、筋膜等組織痙攣，認為是異常的脈。「脈淖澤者刺而平之，堅緊者破而散之，氣下乃止。此所謂以解結者也。」[16]「解結」類似於《靈樞・官針》中「刺大經之結絡經分」[17]之經刺，這裡的「大經之結絡經分」與「堅緊者」之脈，從形態描述來看，似乎不是指血脈，而是其他軟組織的異常。另外，督脈與任脈的早期認識亦較為樸素，指的是具體的組織。督脈與中醫學早期對脊柱的認識有關（見本章第二節）。黃龍祥先生認為[18]，妊娠女性腹部的色素沉澱可能是古人提出任脈循行的重要根據。有些神經組織也被認為是經脈，如《靈樞・寒熱病》：「足太陽有通項入於腦者，正屬目本，名曰眼系。」[19]

---

15 田代華等整理，《靈樞經》，第 2 頁。

16 田代華等整理，《靈樞經》，第 149 頁。

17 田代華等整理，《靈樞經》，第 23 頁。

18 黃龍祥，《中國針灸學術史大綱》，第 461 頁。

19 田代華等整理，《靈樞經》，第 60 頁。

二、比附自然的經水觀念

如上所述，早期人們對經脈的認識方法是樸素的，主要是解剖與體表的診察。經脈在早期的含義較廣，包括解剖與體表觸摸與觀察到的血脈、部分神經組織；在病理狀態下，體表軟組織異常改變，也被認為是脈的變化；其他如任脈、督脈，則是其他生理現象與體表結構的觀察記錄。細緻的觀察、樸素的經驗，是古人認識經脈的基本方法。

然而，在形成理論表達時，起主導作用的是天人同構的基本觀念。人體、社會與自然界相應，這是早期思維世界的基本思想。《內經》中記錄的形形色色的脈都有一個共同的特徵：類似於管渠狀或條系狀的結構，這是由經脈「行血氣而營陰陽」(《靈樞・本藏》) 的功能所決定的。如果嚴格一點界定，脈的形態應該只有管渠狀，如此才能夠「行血氣」，而且從「脈」的文字學意義上來看，亦當如此（見本節下文)。

經脈的這一結構特點與自然界的河流相似，兩者自然地被互相比附，所以，在經脈體系化的過程中，經脈與自然界的河流便產生了聯繫，「經脈十二者，外合於十二經水，而內屬於五臟六腑……夫經水者，受水而行之；五臟者，合神氣魂魄而藏之；六腑者，受谷而行之，受氣而揚之；經脈者，受血而營之……此人之所以參天地而應陰陽也，不可不察。」(《靈樞・經水》) [20] 經水是自然界十二條大的河流，「水之出於山而流入於海者，命曰經水」[21]，《內經》則將人體的十二經脈與之對應。同時，在非醫學文獻裡，經脈與河流的互相比附也不鮮見，如「水者，地之血氣，如筋脈之通流者也」(《管子・水地》)[22]；「夫地之有百川也，猶人之有血脈也（《論衡・書虛》）[23]；」「火之在鑪，水之在溝，氣之在軀，其實一也」(《論衡・寒溫》)[24]。《管子・度地》篇中還有一段描述城市設計的文字：「故聖人之處國者，必於不傾之地。而擇地形之肥饒者，鄉山，左右經水若澤，內為落渠之寫，因大川而注焉。」[25]都市依「經水」而建，城中有「落渠」。這裡值得注意的是經和落（絡）之詞，與人體的經絡用詞相同。經水是縱貫流通到海之川；落渠是橫著與經水聯絡的溝渠。

三、文字中的觀念考查

再從脈的早期的文字來看：《說文解字》(簡稱《說文》)中的「脈」字可隸定為「衇」，馬王堆漢墓帛書《陰陽十一脈灸經》甲本、《脈法》、《陰陽脈死候》中的「脈」字，均寫作「脈」，乙本

20 田代華等整理，《靈樞經》，第 42–43 頁。

21 黎翔鳳撰，梁運華整理，《管子校注》，北京：中華書局，2004 年，第 1054 頁。

22 黎翔鳳撰，梁運華整理，《管子校注》，第 813 頁。

23 黃暉，《論衡校釋》，北京：中華書局，1990 年，第 184 頁。

24 黃暉，《論衡校釋》，第 627 頁。

25 黎翔鳳撰，梁運華整理，《管子校注》，第 1051 頁。

與《靈樞・經脈》中則寫作「脈」,《足臂十一脈灸經》中「脈」則寫作「温」[26]。從字形看,「𠂢」與「永」同源,《說文》:「永,長也,象水巠理之長」[27],「𠂢,水之衺流別也,從反永」,脈字從「𠂢」,字形象分汊的河流,「温」字的解釋,筆者認為馬王堆漢墓帛書整理小組[28]的意見較為合理:温中𥁐的部分是衇的省文,氵與𠂢同義,與衇可視為異體字(同字異形之謂)。「洫,田間水道也」[29],相關用例如《論語・泰伯》:「盡力乎溝洫」[30]。

由脈的文字看,脈的概念形成與水是交織在一起的,又從「血」或「肉」,與人體聯繫起來。《難經・二十七難》中有:「聖人圖設溝渠,通利水道,以備不然。天雨降下,溝渠溢滿,當此之時,雱霈妄行,聖人不能復圖也。此絡脈滿溢,諸經不能復拘也。」[31]人體之經脈用自然界之溝渠作比非常自然,這一觀念也貫穿在古人對經脈生理病理認識與治療方式的思維過程中。

「温」與「脈」兩種寫法中還有「目」,說明脈與「相視」有關。無論是地脈還是血脈,都是古人較早進行細緻觀察的結構。

---

26 韓建平,《馬王堆古脈書研究》,北京:中國社會科學出版社,1999年。

27 (漢)許慎撰,《說文解字》,北京:中華書局,1996年,第240頁。

28 馬王堆漢墓帛書整理小組,《馬王堆漢墓帛書出土醫書釋文㈠》,《文物》,1975年第6期,第5頁。

29 (清)朱駿聲,《說文通訓定聲》,北京:中華書局,1984年,第635頁。

30 楊伯峻譯注,《論語譯注》,北京:中華書局,2006年,第97頁。

31 高丹楓、王琳校注,《黃帝八十一難經》,北京:學苑出版社,2007年,第87–88頁。

《國語・周語上》:「古者，太史順時覛土，陽癉憤盈，土氣震發，農祥晨正，日月底於天廟，土乃脈發。」[32] 是視地脈；出土經脈文獻中的「相脈之道」是視人體之脈。兩個脈字從「目」的寫法也提示了古人較早即有相脈的實踐。

由是，古人認識經脈的主要方法樸素而實證，古人眼中的經脈有著具體的實體形態，這是經脈概念形成的基礎。然而，經脈理論體系化的過程中，由於天人觀念的影響，古人自覺地將經脈與河流互相比附，經水概念由此形成，同時，從「脈」的文字分析中，也佐證了以上論點。無論是醫學領域或者社會一般領域，人體的經脈與自然界的溝渠被互相用來說理。

第二節　經脈數目——因天而數

人體有經脈十二，絡脈則遍布全身，似乎是針灸理論中的常識。其數字的意義如何，古人又是如何形成這一經絡數目觀念？本節從幾個概念入手作簡要解讀。

---

[32] 上海師範大學古籍整理組校點，《國語》，上海：上海古籍出版社，1978年，第15頁。

一、厥陰脈與十二脈理論

十二經脈中，手厥陰的出現最不易理解，也最能標記出經脈理論形成過程的痕跡。「手厥陰」作為經脈名稱首次出現於《靈樞・經脈》，全稱為「心主手厥陰心包絡之脈」，考查其來源，可以看到一條經脈理論構建的隱約軌跡。

一般認為，簡帛醫書中的十一脈理論是《靈樞・經脈》中十二脈系統的早期形式，兩者有先後的傳承關係。簡單地比較，十二經系統比十一脈系統最為明顯的就是多了一條「手厥陰脈」，由於手厥陰脈的引入，十二脈系統理論趨於完善，並占據了經脈理論的主流地位。

古代醫學思想滲透著當時數術思想的力量。根據一般的認識規律，由十一脈演變為十二脈理論，是由於手厥陰脈的發現而完成的，實則不然。有學者研究[33]，十一脈理論形態的出現，不是一種經脈學說尚不完善的結果，而是由「天六地五」這種陰奇陽偶的數術觀念決定的。「天六地五」是春秋時期占有重要思想地位的一組數字，《國語》:「天六地五，數之常也。」[34]而早期的十一脈學說正好包含五條陰脈和六條陽脈，符合「天六地五」的數術觀念。然而，自然界的運行規律更容易讓人相信「十二」才是符合天道的數字，「六律建，陰陽諸經而合之十二月、十二辰、十二

---

33 廖育群，《岐黃醫道》，瀋陽：遼寧教育出版社，1992年，第187頁。

34 上海師範大學古籍整理組校點，《國語》，第98頁。

節、十二經水、十二時、十二經脈者，此五臟六腑之所以應天道」[35]。所以，十一脈與十二脈理論分別受到不同的數術思想影響。「天道十二」的思想與「天六地五」的思想相比之下更為直觀，所以在秦漢文化的格局中占了上風，在《呂氏春秋》、《淮南子》等集大成的文獻著作中均有明顯的體現。

十一脈與十二脈理論相比較，手足厥陰脈值得探討。足厥陰是早於手厥陰出現的，在十一脈體系中即有足厥陰脈。在「天六地五」的數術思想影響下，十一脈中有六條陽脈、五條陰脈，同時有六條手脈、五條足脈才更為合理，十一脈體系中為什麼不是手厥陰？

考查古今文獻，厥陰一詞僅在醫學領域內出現，是醫學領域的特有詞彙。但厥陰的確切意義一直以來卻處於迷霧之中，《素問・至真要大論》:「帝曰：厥陰何也？岐伯曰：兩陰交盡也。」[36]這一解釋僅僅說明了作者對厥陰「氣之多少」的判斷，並沒有對厥陰的由來與內涵給出答案。韓建平先生對厥陰的內涵與由來提出己見，根據《素問・厥論》:「前陰者，宗筋之所聚」，該條文在《甲乙經》異文：「厥陰者，眾筋之所聚」，結合全元起注：「前陰者，厥陰也」，從而推論「厥陰」即是前陰，「厥陰脈」即是指「前陰脈」[37]。趙京生先生的研究提供了更有價值的證據[38]：簡帛醫

---

35 田代華等整理，《靈樞經》，第 40–41 頁。

36 田代華整理，《黃帝內經素問》，第 185 頁。

37 韓建平，《馬王堆古脈書研究》，第 29 頁。

38 趙京生，《針灸經典理論闡釋（修訂本）》，上海：上海中醫藥大學出版

書以及《內經》中將小溲病、前陰病歸於厥陰脈的疾候，同時，在闡述足六經意義的根結理論中，厥陰結於「玉英」(「玉英」是男性陰器的婉辭)。所以，厥陰與前陰有著密切聯繫。與前陰部位聯繫的經脈顯然應該是足厥陰而不能是手厥陰，所以，十一脈理論中出現的是足厥陰這一相對具體的經脈。當古人在構建十二脈理論時，需要在十一脈基礎上增加一條手脈，既然已經有了足厥陰，自然就增加了一條手厥陰脈，對於足厥陰脈而言，基本上只存在理論價值。增加手厥陰脈，以完成十二脈循環往復的理論體系，必然會對原來的十一脈理論作一些改造，所以，古人將十一脈中手太陰的循行與病候作為主要藍本，移植為手厥陰，又另外描述了手太陰脈，並增加了手太陰脈的病候，相關研究見趙京生先生論著[39]。

所以，手厥陰脈的產生是經脈理論受到古代哲學數術思想影響的產物，它的基本形態與主病係從簡帛醫書的手太陰脈移植而來。手厥陰脈的名稱是由古人參考足厥陰脈直接命名，楊上善云：「厥陰之脈，行至於足，名足厥陰；行至於手，名手厥陰。以陰氣交盡，故曰厥陰。」[40]

社，2003 年，第 58 頁。

39 趙京生，《針灸經典理論闡釋（修訂本)》，上海：上海中醫藥大學出版社，2003 年，第 58 頁。

40 (隋) 楊上善撰注，《黃帝內經太素》，第 108 頁。

二、三百六十五絡與三百六十五脈

絡與經脈均是氣血運行的通道，而且《內經》中對經與絡的認識是大者為經，小者為絡，所以經的基本意義是較大的縱行主幹，十二經脈可以解釋為十二條大脈。與之對舉，絡即是細小的氣血通路。絡的本義為細小的絮絲，由此義引申出連絡、網絡、廣泛分布的意義，如班固〈西都賦〉:「罘網連紘，籠山絡野」[41]。《素問・針解》篇有：「人九竅三百六十五絡應野」[42]，這裡的「三百六十五絡」是否具有行血氣的功能，在此句中未能體現，但突出的是遍布全身這一特徵。看後世注家對該句的解釋：

> 《素問注證發微》：三百六十五絡為之相攝者應野，蓋野分為九，而野之中萬物紛雜，其象相類也。[43]
>
> 《類經・十九卷・素問針解篇》：形體周遍，野之象也。[44]
>
> 《素問集注》：人之三百六十五絡。猶地之百川流注。通會於九州之間。[45]

---

41 (漢) 班固著，(明) 張溥輯，白靜生校注，《班蘭臺集校注》，鄭州：中州古籍出版社，2002 年，第 17 頁。

42 田代華整理，《黃帝內經素問》，第 103 頁。

43 (明) 馬蒔，田代華主校，《黃帝內經素問注證發微》，北京：人民衛生出版社，1998 年，第 335 頁。

44 (明) 張景岳，《類經》，太原：山西科學技術出版社，2013 年，第 621 頁。

《素問經注節解》：經絡之多，如九野之廣。[46]

《針灸逢源》：形骸周，遍野之象也。[47]

三百六十五絡遍布全身，如九野之廣，故曰應野。所以，對《內經》中「三百六十五絡」，可以理解為遍布全身、溝通運行氣血的細小絡脈。至於三百六十五這個數字的意義，也是古人天人相應觀念的體現。三百六十五日為完整的一年，人體之絡脈遍布全身，亦是體現了完整的身形，故絡有三百六十五。《內經》以降，從未有人追究三百六十五絡的具體名稱與分布。正如後世《針灸大成・頭不可多灸策》:「天地且然，而況人之一身？內而五臟六腑，外而四體百形，表裡相應，脈絡相通，其所以生息不窮，而肖形於天地者，寧無所網維統紀於其間耶！故三百六十五絡，所以言其煩也，而非要也。」[48]

再看「三百六十五脈」,《素問・氣穴論》:「孫絡之脈別經者，

45 (清) 張志聰,《黃帝內經素問集注》,裘沛然主編,《中國醫學大成・黃帝內經素問集注・卷六》,上海：上海科學技術出版社，1990 年，本卷第 13 頁。

46 (清) 姚止庵撰,《素問經注節解》,北京：人民衛生出版社，1983 年，第 460 頁。

47 (清) 李學川，上海中醫文獻研究所古籍研究室選,《針灸逢源》,上海：上海科學技術出版社，1987 年，第 56 頁。

48 (明) 楊繼洲原著，黃龍祥、黃幼民點校,《針灸大成》,收入黃龍祥主編,《針灸名著集成》,北京：華夏出版社，1996 年，第 845 頁。

其血盛而當瀉者，亦三百六十五脈，並注於絡，傳注十二絡脈，非獨十四絡脈也，內解瀉於中者十脈。」[49] 後世對該術語的應用若非引用本句，即是對本句的注釋，所以，「三百六十五脈」的語境局限在《素問・氣穴論》。回顧該篇，首先探討的是「氣穴三百六十五以應一歲」，並詳細列舉了三百六十五氣穴所在（筆者檢索本篇，具體的氣穴數目與三百六十五有出入）。下文又討論了孫絡、谿谷，「孫絡三百六十五穴會，亦以應一歲」、「谿谷三百六十五穴會，亦應一歲」，最後，「岐伯曰：孫絡之脈別經者，其血盛而當瀉者，亦三百六十五脈。」[50]

如前所述，三百六十五是天之數，凡是遍布全身而數目繁複（而又不能確定）的組織結構，一般都被賦以三百六十五這個數字，如三百六十五節、三百六十五穴、三百六十五絡、三百六十五脈、三百六十五會等。古典概念的邊緣界定不是很清楚，上述概念的意義互有交叉。醫學是以實踐為旨歸的，沒有實踐價值的數術意義在醫學語境中會被漸漸淡化，所以，三百六十五在醫學語境中一般不指確切的數字，更多地是表達一個完整身形的虛數，只有「三百六十五穴」大體形成了與天數相應的具體腧穴體系。

「三百六十五脈」與「三百六十五絡」兩術語十分相似，均是行血氣的通道，大而縱者的主幹為經脈，小而遍布的分支為絡脈。雖然《內經》中也有經脈與絡脈通用的例子，但三百六十五脈顯然不是指大的脈，而是指遍布全身的細小絡脈，這層涵義與

49 田代華整理，《黃帝內經素問》，第 108 頁。

50 田代華整理，《黃帝內經素問》，第 108 頁。

「三百六十五絡」有所交叉。細究概念的內涵，兩者還有微小的不同，《素問・氣穴論》:「孫絡之脈別經者，其血盛而當瀉者，亦三百六十五脈。」對於細小的遍布全身的絡脈而言，別正之經已經沒有實際意義了，然而，經文中有「其血盛而當瀉者」卻是有具體意義的。「三百六十五脈」側重在「血盛」這一臨床指徵，指可以診察到的「血盛」之脈，而「三百六十五絡」則傾向於全身血脈之意。

第二章　論身形

第一節　經　筋

《靈樞・經筋》篇按照手足三陰三陽的模式描述了人體筋肉系統的分布，即十二經筋，有起、結、聚、布等分布特點，其走行方向均起於四肢末端，終止於頭面軀幹，分布區域大致與同名經脈的體表線路相吻合。

《說文》:「筋，肉之力也。從力，從肉，從竹。竹，物之多筋者。」[1] 古人對運動系統的解剖並不細緻，筋的意義內涵也較為模糊，肌腱、韌帶、條狀的肌肉以及一部分靜脈（青筋），都可以稱為筋。筋是一種分布廣泛的組織，從力，與脈、皮、肉、骨等組織並列，被古人視為一大類組織形式。《說文・糸部》:「經，

1　(漢) 許慎撰，《說文解字》，第 91 頁。

織也，从糸，巠聲」[2]，本義為織布機上的縱線，後引申指較大的縱行主幹，多指直行的（一般是南北方向）的道路，也指主要的河流水道。所以，經筋本義是指縱行的主要的筋。

經脈與經筋均是具體組織，有具體的形態基礎，經脈系統在發展過程中被添加了許多理論內容，所以十二經脈理論漸漸地遠離了最初脈的實體形態基礎。筋相對於脈而言，更加具體，而且分布淺表，亦可通過簡單的解剖而得到較為明確的形態認識，所以，經筋系統不容易被抽象化，理論一旦形成之後，未再有較大的改造。十二經筋通過主幹及其分支的廣泛分布，基本上覆蓋了體表主要的肌肉、肌腱與韌帶。

《靈樞・經筋》:「經筋之病，寒則反折筋急，熱則筋弛縱不收，陰痿不用。陽急則反折，陰急則俛不伸。」[3] 這一認識也符合臨床實際，而且，經筋分為陰陽，陰陽又分為三陰三陽，符合人體運動系統的生理特點，人體的運動是由若干塊骨骼肌互相協調與拮抗完成的，所以可將十二經筋的分類方式看作古人樸素的運動系統軟組織（肌肉、肌腱、韌帶、部分筋膜）的分組方法。

---

2 （漢）許慎撰，《說文解字》，第 271 頁。

3 田代華等整理，《靈樞經》，第 49 頁。

第二節　四　海

《靈樞・海論》是討論「四海」這一中醫學概念的專篇，在《靈樞・五癃津液別》、《靈樞・官能》、《素問・徵四失論》等《內經》諸篇中亦有涉及。其中，《素問・徵四失論》中「道之大者，擬於天地，配於四海」[4]，這裡的「四海」非醫學專用術語，不作討論，《靈樞・五癃津液別》、《靈樞・官能》二篇中僅僅提到了「四海」，沒有詳細的闡述。所以，有關「四海」的概念詮釋主要依據《靈樞・海論》：

> 人亦有四海、十二經水。經水者，皆注於海。海有東西南北，命曰四海。黃帝曰：以人應之奈何？岐伯曰：人有髓海，有血海，有氣海，有水谷之海，凡此四者，以應四海也。[5]

在古人的地理觀念裡，我們所居住的大地周圍是由海來包圍的，所以說，「海有東西南北，命曰四海」。《尚書・益稷》：「予決九川，距四海」，孔穎達傳：「距，至也。決九州名川，通之至

4 田代華整理，《黃帝內經素問》，第196頁。

5 田代華等整理，《靈樞經》，第77頁。

海」[6]。《孟子・告子下》：「禹之治水，水之道也，是故禹以四海為壑」[7]，晉・葛洪《抱朴子・明本》：「所謂抱螢燭於環堵之內者，不見天光之焜爛；侶鮋鰕於迹水之中者，不識四海之浩汗」[8]，在此基礎上，「四海」引申出天下的涵義，猶言各處。《素問・徵四失論》「道之大者，擬於天地，配於四海」[9]即是這層意義，這一涵義在現代漢語中仍在應用。

基於人法天道的思維，古人認為人體亦有「四海」以應天地之「四海」，所以，《靈樞・海論》謂：「人有髓海，有血海，有氣海，有水穀之海，凡此四者，以應四海也」[10]，然後下文又對「四海」進一步闡述：「胃者水穀之海，其輸上在氣街，下至三里。衝脈者為十二經之海，其輸上在於大杼，下出於巨虛之上下廉。膻中者為氣之海，其輸上在於柱骨之上下，前在於人迎。腦為髓之海，其輸上在於其蓋，下在風府。」[11]這是對「四海」的經典論述，後世多數醫家或注家都是在此段基礎上演繹，但是縱觀歷代注文，還是要對「四海」作進一步的說明。

其一，為什麼是氣、血、髓、穀四海？「四海者，百川之宗」[12]，所以，流注並貯藏於四海的物質必然具備流動的特性。

---

6 《十三經注疏》整理委員會整理，《十三經注疏・尚書正義》，第 113 頁。

7 萬麗華、藍旭譯注，《孟子》，北京：中華書局，2007 年，第 281 頁。

8 （晉）葛洪撰，《抱朴子》，上海：上海古籍出版社，1990 年，第 70 頁。

9 田代華整理，《黃帝內經素問》，第 196 頁。

10 田代華等整理，《靈樞經》，第 77 頁。

11 田代華等整理，《靈樞經》，第 78 頁。

古人對四海所貯納的物質還是經過選擇的，《內經》亦有五臟六腑之海或十二經之海之說，其實也是指五臟六腑與十二經之氣血之海。氣、血、髓、穀四海本質是古人對人體四種具有流動特性的重要物質的強調。

楊上善對四海的形成亦有自己的觀點：「五味走於五臟四海，肝心二臟主血，故酸苦二味走於血海。脾主水穀之氣，故甘味走于水穀海。肺主於氣，故辛走於膻中氣海。腎主腦髓，故鹹走髓海也。」[13] 楊氏認為五穀五味各注其海，其實是強調了水穀對於人體生命活動的重要性。這一觀點在古代醫家中具有一定的代表性，張介賓亦云：「水穀入口，五液之所由生也。五味之入，各有所歸，辛先入肺，苦先入心，甘先入脾，酸先入肝，鹹先入腎也。各注其海者，人身有四海，腦為髓海，衝脈為血海，膻中為氣海，胃為水穀之海也。五臟四海，各因經以受水穀之氣味，故津液隨化而各走其道。」[14]

所以，四海是古人對人體四種重要物質貯藏器官（經脈）的統稱，其中以水穀之海最受醫家重視。

其二，衝脈為什麼既是血海，又是十二經之海，同時，「夫衝脈者，五臟六腑之海也，五臟六腑皆稟焉」[15]，與同為五臟六腑之海的胃（足陽明）的關係如何？對此，張介賓的論述可循：「〈動

---

12 （明）張景岳，《類經》，第 293 頁。

13 （隋）楊上善撰注，《黃帝內經太素》，第 545 頁。

14 （明）張景岳，《類經》，第 532 頁。

15 田代華等整理，《靈樞經》，第 85 頁。

輸篇〉曰：胃為五臟六腑之海，〈太陰陽明論篇〉曰：陽明者表也，五臟六腑之海也，〈逆順肥瘦篇〉曰：夫衝脈者，五臟六腑之海也，五臟六腑皆稟焉。此篇言衝脈者，為十二經之海，若此諸論，則胃與衝脈皆為十二經之海，亦為五臟六腑之海，又將何以辨之？故本篇有水穀之海、血海之分。水穀之海者，言水穀盛貯於此，營衛由之而化生也。血海者，言受納諸經之灌注，精血於此而畜藏也。此固其辨矣，及考之〈痿論〉曰：陽明者，五臟六腑之海，主潤宗筋，宗筋主束骨而利機關也。衝脈者，經脈之海也，主滲灌谿谷，與陽明合於宗筋，陰陽揔宗筋之會，會於氣街，而陽明為之長。蓋陽明為多血多氣之腑，故主宗筋而利機關。衝脈為精血所聚之經，故主滲潤灌谿谷。且衝脈起於胞中，並少陰之大絡而下行。陽明為諸經之長，亦會於前陰。故男女精血皆由前陰而降者，以二經血氣總聚於此，故均稱為五臟六腑十二經之海，誠有非他之可比也。」[16]

其三，近世中西匯通派醫家對髓海、氣海的新認識。西學東漸以來，催生了一批中西匯通派醫家。唐宗海在《中西匯通醫經精義》中，借用解剖與生理知識，對髓海有了新的闡發：「西醫論髓，以為知覺運動之主，謂腦髓筋，達於臟腑肢體而後能司知覺運動也，西醫知腦髓之作用而不知腦髓之來歷，所謂腦筋，但言其去路而不知髓有來路，所以西法無治髓之藥也，不知背脊一路髓筋，乃是髓入於腦之來路也。蓋《內經》明言腎藏精，精生髓，

16　(明) 張景岳，《類經》，第 293–294 頁。

細按其道路則以腎系貫脊而生脊髓，由脊髓上循入腦，於是而為腦髓，是腦非生髓之所，乃聚髓之所，譬猶海非生水之所，乃聚水之所，故名髓海。」[17] 張錫純亦語涉髓海的近代生理：「《內經》論人身有四海，而腦為髓海。人之色欲過度者，其腦髓必空，是以內煉家有還精補腦之說，此人之所共知也。人之腦髓空者，其人亦必頭重目眩，甚或猝然昏厥，知覺運動俱廢，因腦髓之質原為神經之本源也。其證實較腦貧血尤為緊要。」[18] 另外，張錫純還辨別了先天氣海與後天氣海：「按人之氣海有二，一為先天之氣海，一為後天之氣海。《內經》論四海之名，以膻中（即膈上）為氣海，所藏者大氣，即宗氣也，養生家及針灸家皆以臍下為氣海，所藏者元氣，即養生家所謂祖氣也。」[19] 誠如張氏所言，後天之氣海是養生家後世的發揮，按《內經》之本義，氣海還是應該指膻中，其藏宗氣，是一身之氣海。

其四，後世醫家有將「四海」理解為四個腧穴名稱的觀點，雖然與經義不合，但作為一家之言可存，《針灸資生經》：「人身有四海，氣海、血海、照海、髓海是也」；《勉學堂針灸集成》：「身有四海：氣海、血海、照海、髓海」[20]。

---

17 （清）唐宗海編，《中西匯通醫經精義》，千頃堂書局，光緒 18 年，下卷第 5 頁。

18 （清）張錫純著，王云凱、李福強、王克宸校點，《醫學衷中參西錄》，石家莊：河北科學技術出版社，2016 年，第 535 頁。

19 （清）張錫純著，王云凱、李福強、王克宸校點，《醫學衷中參西錄》，第 890 頁。

綜上，四海是古人在天人相應的觀念影響下，對人體四種具有流動性特徵的重要物質氣、血、髓、水穀的強調，其中，衝脈為血海，同時亦為十二經之海、五臟六腑之海，與同為五臟六腑之海的胃（足陽明），一從氣血生化之源言，一從氣血灌注而言。明清以降的中西匯通派醫家借助西方醫學的知識對髓海作了闡發。另，亦有醫家將四海解釋為四個腧穴名。

第三節　骨　節

與經脈一樣，人身遍布骨節。《內經》中有十二節、三百六十五節兩個術語，本節試從這兩個術語入手，討論古人對「節」的相關認識。

一、十二節

《靈樞・經別》:「六律建陰陽諸經而合之十二月、十二辰、十二節、十二經水、十二時、十二經脈者，此五臟六腑之所以應天道」[21]。《靈樞・邪客》、《素問・寶命全形論》中表述為「人有

[20] （清）廖潤鴻，《勉學堂針灸集成・卷二・虛勞》，北京：北京天華館，1930 年，第 20 頁。

[21] 田代華等整理，《靈樞經》，第 40–41 頁。

十二節」[22]，《素問・生氣通天論》表述為「九竅、五臟、十二節」[23]，而《靈樞・官針》中則表述為「凡刺有十二節，以應十二經」[24]。分析《內經》中「十二節」，可以看出這一術語有三層含義。

其一，十二時節。節本義是指竹節，古寫作「節」。「節」由竹節的節段性特徵引申出時節的意義，即時間的節段。所以，古以立春、立夏、立秋、立冬及春分、秋分、夏至、冬至為八節；後一年分為二十四節，也可以月為劃分標準，將一年分為十二節。《靈樞・經別》「六律建陰陽」所合之「十二節」，屬於「天道」系統的概念，所以楊上善注云：「諸經，謂人之十二經脈也，與月、辰、節、水、時等諸十二數合也。十二節，謂四時八節也，又十二月各有節也。」[25]又，張介賓有語：「天有四時十二節，氣候之所行也；人有四肢十二經，營衛之所通也。」[26]此處之「十二節」的認識，與楊上善同。清初姚止庵《素問經注節解》注《素問・寶命全形論》「天有陰陽，人有十二節」亦謂：「節謂節氣，外所以應十二月，內所以王十二經脈也。」[27]

---

22 田代華等整理，《靈樞經》，第 137 頁；田代華整理，《黃帝內經素問》，第 52 頁。

23 田代華整理，《黃帝內經素問》，第 4 頁。

24 田代華等整理，《靈樞經》，第 23 頁。

25 （隋）楊上善撰注，《黃帝內經太素》，第 121 頁。

26 （明）張景岳，《類經》，第 380 頁。

27 （清）姚止庵撰，《素問經注節解》，第 112 頁。

其二，十二骨節。根據古人的觀念，天道運行有十二時節，人體自然亦有十二節與之相應。人體四肢的十二大關節，由於其形象與竹節相似，非常自然地被古人統稱為人體的「十二節」：

> 歲有十二月，人有十二節。(《靈樞・邪客》)[28]
>
> 天地之間，六合之內，其氣九州、九竅、五臟、十二節，皆通乎天氣。(《素問・生氣通天論》)[29]
>
> 天有陰陽，人有十二節。(《素問・寶命全形論》)[30]

以上「十二節」均指人體具體組織，即人體的十二個大關節。看一下注家對《素問・生氣通天論》的注解：

> 楊上善：十二節者，謂人四支各有三大節也。(《黃帝內經太素・卷第三・調陰陽》)[31]
>
> 張志聰：十二節者，骨節也，兩手兩足各三大節，合小節之交，共三百六十五會。(《黃帝內經素問集注・生氣通天論》)[32]

---

[28] 田代華等整理，《靈樞經》，第 137 頁。

[29] 田代華整理，《黃帝內經素問》，第 4 頁。

[30] 田代華整理，《黃帝內經素問》，第 52 頁。

[31] (隋) 楊上善撰注，《黃帝內經太素》，第 35 頁。

[32] (清) 張志聰，《黃帝內經素問集注》，裘沛然主編，《中國醫學大成・黃帝內經素問集注・卷一》，本卷第 11 頁。

高世栻：十二節，兩手、兩肘、兩臂、兩足、兩膕、兩髀，皆神氣之遊行出入也。(《黃帝素問直解・生氣通天論》)[33]

丹波元簡：《春秋繁露》云：天數之微，莫若於人。人之身有四肢，每肢有三節，三四十二。十二節相待，而形體立矣。(《素問識・生氣通天論》)[34]

對於《素問・寶命全形論》之「十二節」的注解：

楊上善：天有十二時，分為陰陽，子午之左為陽，子午之右為陰，人之左手足六大節為陽，右手足六大節為陰，此為一合也。(《黃帝內經太素・卷第十九・知針石》)[35]

張志聰：十二節者。手足之十二大節也。(《黃帝內經素問集注・寶命全形論》)[36]

高世栻：天有陰陽，人有十二節者，人身手足十二骨節之氣，開闔運行，一如天晝開夜闔之陰陽也。(《黃帝素問直解・寶命全形論》)[37]

---

[33] (清) 高士宗，《黃帝素問直解》，北京：科學技術文獻出版社，1982年，第18頁。

[34] (日) 丹波元簡，《皇漢醫學叢書・素問識・卷一》，北京：人民衛生出版社，1957年，第9頁。

[35] (隋) 楊上善撰注，《黃帝內經太素》，第326頁。

[36] (清) 張志聰，《黃帝內經素問集注》，裘沛然主編，《中國醫學大成・黃帝內經素問集注・卷四》，本卷第28頁。

> 丹波元簡：十二節者，手足之十二大節也。蓋天有陰陽寒暑以成歲，人有十二節，以合手足之三陰三陽。(《素問識·寶命全形論》)[38]

另，張介賓注《靈樞·邪客》「歲有十二月，人有十二節」云:「四肢各三節，是為十二節」[39]。可見,「十二節」是中醫學人體觀的一個重要概念，以古人對人體結構的直觀認識為基礎，參合了天人同構的觀念而形成。

其三，十二節刺。比較難以理解的是《靈樞·官針》中的「凡刺有十二節，以應十二經」[40]，本篇論述了十二種刺法：一曰偶刺，二曰報刺，三曰恢刺，四曰齊刺，五曰揚刺，六曰直針刺，七曰輸刺，八曰短刺，九曰浮刺，十曰陰刺，十一曰傍針刺，十二曰贊刺[41]。這十二種刺法與「十二節」有何關聯？

首先，天有十二節氣，地有十二經水，人有十二經脈，則有十二種刺法以應之。本篇中尚有「凡刺有九，以應九變」、「凡刺有五，以應五臟」，與此理同。其次，將十二種刺法稱為「十二節」，仍然沒有離開「節」的基本內涵。《說文》:「節，竹約也」，節有節要的意義。這裡的十二節刺，可以理解為「十二要刺」，就

---

37 (清) 高士宗，《黃帝素問直解》，第195頁。

38 (日) 丹波元簡，《皇漢醫學叢書·素問識·卷三》，第125頁。

39 (明) 張景岳，《類經》，第72頁。

40 田代華等整理，《靈樞經》，第23頁。

41 田代華等整理，《靈樞經》，第23頁。

是十二種重要的刺法。楊上善注「凡刺有十二節，以應十二經」謂：「節，約也」[42]。馬蒔：「此言刺法有十二節要，所以應十二經也」[43]。均言簡意達。張志聰注：「節，制也。言針有十二節制。以應十二經也」[44]，意稍欠。

二、三百六十五節

「節」本義是指竹節。節的其他意象均是從竹節引申而來，如人體的骨節（形似），自然界的節氣（時間上的節段）等。《史記・太史公自序》：「夫陰陽四時、八位、十二度、二十四節各有教令。」[45]如果進一步細分，一日亦為一節。中國古人對天文的觀察由來已久，《淮南子・天文訓》：「日行一度，以周於天，日冬至峻狼之山，日移一度，凡行百八十二度八分度之五，而夏至牛首之山，反覆三百六十五度四分度之一而成一歲。」[46]在古人眼裡，太陽周行於天，日行一度，約三百六十五又四分之一日為一年。時空借助太陽的運行而聯繫起來。日行一度，也可以說日行

---

[42] （隋）楊上善撰注，《黃帝內經太素》，第 371 頁。

[43] （明）馬蒔著，王洪圖、李硯青點校，《黃帝內經靈樞注證發微》，北京：科學技術文獻出版社，1998 年，第 50 頁。

[44] （清）張隱庵集注，《黃帝內經靈樞集注》，上海：上海科學技術出版社，1957 年，第 50 頁。

[45] （漢）司馬遷，《史記》，北京：中華書局，1959 年，第 3290 頁。

[46] （漢）劉安撰，《淮南子》，上海：上海商務印書館，第 18 頁。

一節。

天以一年（三百六十五日）為完整週期，相應於人體，三百六十五節為完整身形，故其代表全身；其次，天有三百六十五日，亦即三百六十五時節，人體氣血運行與天同律，亦有三百六十五節，所以，「三百六十五節」的另一層意義應為氣血運行的三百六十五節律，是一個虛擬的節度概念。

《素問・六節藏象論》「計人亦有三百六十五節，以為天地久矣」[47]，《素問・調經論》「人有精氣津液，四肢九竅，五臟十六部，三百六十五節」[48]，「夫十二經脈者，皆絡三百六十五節」[49]，這裡體現的是完整身形的意義，可以理解為人體各個部位具體組織的統稱，與《靈樞・小針解》「節之交，三百六十五會者，絡脈之滲灌諸節者也」[50]之「三百六十五會」義近，但「三百六十五會」已經有了骨空或腧穴的涵義。相似的語句還出現在非醫學文獻中，如《韓非子・解老》:「人之身三百六十節，四肢、九竅，其大具也。」[51]

《靈樞・九針十二原》中「五臟之所以稟三百六十五節氣味也」[52]，《素問・針解》之「九針通九竅，除三百六十五節

[47] 田代華整理，《黃帝內經素問》，第 18 頁。

[48] 田代華整理，《黃帝內經素問》，第 116 頁。

[49] 田代華整理，《黃帝內經素問》，第 120 頁。

[50] 田代華等整理，《靈樞經》，第 10 頁。

[51] （戰國）韓非著，鄭之聲、江濤編著，《韓非子》，北京：北京燕山出版社，1995 年，第 139 頁。

氣」[53]，兩處之「三百六十五節」應是指氣血運行的節律。對此，《脈經・診損至脈》中的描述更為明確：「人一息，脈十一動，氣行尺三寸。人十息，脈百一十動，氣行丈三尺。一備之氣，脈二百二十動，氣行二丈六尺。一周於身，三百六十五節，氣行過五百四十度。再周於身，過百七十度。一節之氣，而至此。」[54]

「三百六十五節」作為人體節律的意義因為缺乏實際應用的價值，這一涵義漸漸隱晦，後世多將「三百六十五節」解釋為人體的具體部位，但具體指的是什麼，歧義叢生。《太素・知針石》「九野一節輸應之以候閉」，楊上善注：「九野一分之義，候三百六十五節氣輸穴閉之不洩也」[55]。《太素・虛實所生》：「夫十二經脈者，皆絡三百六十五節，節有病必被經脈，經脈之病皆有虛實。」楊注：「節，即氣穴也。但十二經脈被三百六十五穴，則三百六十五穴所生之病甚多，非唯五藏五脈獨生十種虛實者。」[56] 從以上看，楊上善將節解釋為氣穴，即腧穴，「三百六十五節」即「三百六十五穴」。王冰注《素問・調經論》時引用了《靈樞・九針十二原》：「三百六十五節者，非謂骨節，是神氣出入之處也。《針經》曰：所謂節之交，三百六十五會，皆神氣出入遊行之所，非骨節也。」[57] 認為三百六十五節為神氣遊行出入之所，即《九

52 田代華等整理，《靈樞經》，第 3 頁。

53 田代華整理，《黃帝內經素問》，第 103 頁。

54 （晉）王叔和，《脈經》，第 26 頁。

55 （隋）楊上善撰注，《黃帝內經太素》，第 334 頁。

56 （隋）楊上善撰注，《黃帝內經太素》，第 421 頁。

針十二原》所謂「節之交，三百六十五會」。實際上該觀點與楊上善同，將三百六十五節視為腧穴。對此，張介賓《類經》注〈調經論〉時較為明確地指出：「所謂節者，神氣之所會也，以穴俞為言，故有三百六十五節。」[58] 後世汪機（《針灸問對》）、馬蒔（《素問注證發微》）、丹波元堅（《素問紹識》）與王冰持同一觀點。《素問經注節解・六節藏象論》姚止庵：「節謂骨節」[59]，又姚氏注〈調經論〉：「三百六十五節，注（王冰注）謂非骨節，是神氣出入之處。按本篇後言：『夫十二經脈者，皆絡三百六十五節，節有病，必被經脈』，其為骨節，居然無疑。且果非骨節，何以言絡也。」[60]《素問識》丹波元簡引子華子云：「一身之為骨，凡三百有六十。」[61] 以上諸家認為三百六十五節指的是骨節。

所以，「三百六十五節」或指腧穴，或指骨節，不同注家觀點有歧。張志聰將兩種觀點作了調和，注〈五藏別論〉：「骨有三百六十五節。節之交，神氣之所遊行出入。」[62] 又注〈骨空論〉：「夫人有三百六十五節，節之交，神氣之所遊行出入。骨空者，

---

57 （唐）王冰著，范登脈校注，《重廣補注黃帝內經素問》，北京：科學技術文獻出版社，2011 年，第 405 頁。

58 （明）張景岳，《類經》，第 439 頁。

59 （清）姚止庵撰，《素問經注節解》，第 42 頁。

60 （清）姚止庵撰，《素問經注節解》，第 119 頁。

61 （日）丹波元簡，《皇漢醫學叢書・素問識・卷六》，第 243 頁。

62 （清）張志聰，《黃帝內經素問集注》，裘沛然主編，《中國醫學大成・黃帝內經素問集注・卷二》，本卷第 8 頁。

節之交會處也」[63]，又云：「骨節之空處，即脈之穴會」[64]。

綜上，三百六十五節是在古人天人同構同律的一般觀念下形成的人體生理與結構觀，《內經》中有兩層涵義：一指周身的具體部位；二指人體氣血的節律。氣血節律的涵義後世無所發揮。具體到人體的組織結構，有腧穴與骨節兩種觀點。張志聰借用「骨空」作為媒介，將兩者調和，認為「三百六十五節」是骨節之空處，即脈之穴會，將「骨空」、「節」、「腧穴」等同起來。實際上，骨節與腧穴的概念在原始的內涵上是相通的，均有神氣出入或者居舍之處的意義。

如今，由於對人體解剖結構的深入認識，「三百六十五節」作為骨節的觀點漸不被接受，提到「三百六十五節」多認為是三百六十五腧穴的代名詞。由於「三百六十五穴」的觀點一直被沿用，所以在一般中醫學書籍中，亦不再提「三百六十五節」。

---

63 （清）張志聰，《黃帝內經素問集注》，裘沛然主編，《中國醫學大成・黃帝內經素問集注・卷七》，本卷第 19 頁。

64 （清）張志聰，《黃帝內經素問集注》，裘沛然主編，《中國醫學大成・黃帝內經素問集注・卷七》，本卷第 19 頁。

第三章　論腧穴

第一節　基於體表解剖與觸診的腧穴形態

一般認為，腧穴是經脈氣血輸注的部位，腧穴有名稱、有定位，部分腧穴還歸屬經脈，腧穴定位多借助於骨度分寸。然而，在早期的腧穴觀念中，除了名稱、定位、歸經等內容之外，古人更為關注的是腧穴的形態，而腧穴的形態特徵往往為當前醫者所忽視。筆者梳理了《內經》對腧穴形態的認識並試分析之。

一、氣　穴

《素問・氣穴論》是腧穴專篇，「氣穴」也是《內經》中對腧穴的常用稱謂，這一稱謂本身就含有腧穴的形態意義。《說文・穴部》:「穴，土室也」[1]，既為土室，可視為蟄居之所，《大戴禮記・夏小正傳》:「穴，言蟄也。」[2]《說文》段玉裁注:「穴，引申之凡空竅皆為穴。」[3]《玉篇・穴部》:「穴，孔穴也。」[4] 所以，穴有兩層涵義：一為孔穴，一為居所。「氣穴」即藏氣的孔穴。考查〈氣穴論〉中的「氣穴」，多數可在體表診察到凹陷，說明體表的陷穴是古人對「氣穴」的直觀認識。

如本篇指到的熱俞五十九穴與水俞五十七穴。熱俞五十九穴出於《靈樞・熱病》與《素問・水熱穴論》，兩者的論述不同：

> 《靈樞・熱病》：所謂五十九刺者，兩手外內側各三，凡十二痏；五指間各一，凡八痏，足亦如是；頭入髮一寸傍三分各三，凡六痏；更入髮三寸邊五，凡十痏；耳前後口下者各一，項中一，凡六痏；巔上一，聰會一，髮際一，廉泉一，風池二，天柱二。[5]
>
> 《素問・水熱穴論》：夫子言治熱病五十九俞，……頭上五行、行五者，以越諸陽之熱逆也，大杼、膺俞、缺盆、背俞，此八者，以瀉胸中之熱也。氣街、三里、巨虛上下廉，

1 （漢）許慎撰，《說文解字》，第 152 頁。

2 （漢）戴德著，謝墉校，《欽定四庫全書・經部・大戴禮記・卷二・夏小正》，本節第 16 頁。

3 （漢）許慎撰，（清）段玉裁注，《說文解字注》，鄭州：中州古籍出版社，2006 年，第 343 頁。

4 （梁）顧野王，《宋本玉篇》，北京：中國書店，1983 年，第 225 頁。

5 田代華等整理，《靈樞經》，第 64 頁。

此八者，以瀉胃中之熱也。雲門、髃骨、委中、髓空，此八者，以瀉四肢之熱也。五臟俞傍五，此十者，以瀉五臟之熱也。[6]

水俞在《素問・骨空論》有較細緻的論述：

《素問・骨空論》：水俞五十七穴者，尻上五行、行五；伏菟上兩行、行五，左右各一行、行五，踝上各一行、行六穴。[7]

《素問・水熱穴論》：腎俞五十七穴……尻上五行、行五者，此腎俞……伏菟上各二行、行五者，此腎之街也，三陰之所交結於腳也。踝上各一行、行六者，此腎脈之下行也，名曰太沖。[8]

雖然不同篇章對熱俞、水俞的部位論述有所不同，但從各部分腧穴的部位來看，多數腧穴所在部位均為體表的凹陷。〈氣穴論〉提到的其他腧穴也多有此特徵，如：大椎上兩傍、目瞳子浮白、兩髀厭分中、犢鼻、耳中多所聞、曲牙、天突、天府、天牖、扶突、天窗、肩解、關元、委陽、肩貞、喑門等。

但也有少數「氣穴」與體表凹陷無關，如「頭上五行行五，

6 田代華整理，《黃帝內經素問》，第 114–115 頁。

7 田代華整理，《黃帝內經素問》，第 112 頁。

8 田代華整理，《黃帝內經素問》，第 113–114 頁。

五五二十穴」，由此提示，〈氣穴論〉中的「氣穴」漸已形成一種理論形態，開始漸離「穴」的基礎涵義，但體表凹陷無疑是古人對腧穴形態的基本認識。

二、骨 空

「骨空」從字面上理解當是骨之孔竅，考查《素問・骨空論》中涉及的骨空，多在關節間的凹陷處，如：風府、肩上橫骨間、脊中、八髎、寒府。本篇中還專門列舉了髓空一節：

> 髓空在腦後三分，在顱際銳骨之下，一在齦基下，一在項後中復骨下，一在脊骨上空，在風府上。脊骨下空，在尻骨下空。數髓空在面俠鼻，或骨空在口下當兩肩。兩髆骨空，在髆中之陽。臂骨空在臂陽，去踝四寸兩骨空之間。股骨上空在股陽，出上膝四寸。䯒骨空在輔骨之上端。股際骨空在毛中動脈下。尻骨空在髀骨之後相去四寸。扁骨有滲理湊，無髓孔，易髓無空。（《素問・骨空論》）[9]

「骨空」後來成為腧穴體系的重要組成部分，〈骨空論〉單獨成篇提示了古人對腧穴的另一種分類觀點：將「骨空」，即骨節之空視為特殊形態的腧穴。今天臨床上習用的腧穴明顯有「骨空」

9 田代華整理，《黃帝內經素問》，第 112 頁。

形態特徵的非常常見，如八髎、四白、上關、下關、膝眼、大椎等。

另，《靈樞・九針十二原》中有「節之交，三百六十五會」的概念，這裡的「三百六十五會」可以理解為人體腧穴的統稱，「節之交」也有腧穴形態的意義。張志聰《素問集注》注〈骨空論〉：「夫人有三百六十五節，節之交，神氣之所遊行出入。骨空者，節之交會處也」[10]，又云：「骨節之空處，即脈之穴會」[11]。將「骨空」與「節之交」並提。

三、谿　谷

《素問・氣穴論》中尚有「谿谷三百六十五穴會」的說法：

> 肉之大會為谷，肉之小會為谿，肉分之間，谿谷之會，以行榮衛，以會大氣。邪溢氣壅，脈熱肉敗，榮衛不行，必將為膿，內銷骨髓，外破大膕。留於節湊，必將為敗。積寒留舍，榮衛不居，卷肉縮筋，肋肘不得伸。內為骨痹，外為不仁，命曰不足，大寒留於谿谷也。谿谷三百六十五穴會。亦應一歲。其小痹淫溢，循脈往來，微針所及，與法相同。（《素問・氣穴論》）[12]

10 （清）張志聰，《黃帝內經素問集注》，裘沛然主編，《中國醫學大成・黃帝內經素問集注・卷七》，本卷第19頁。

11 （清）張志聰，《黃帝內經素問集注》，裘沛然主編，《中國醫學大成・黃帝內經素問集注・卷七》，本卷第19頁。

篇中解釋說：「肉之大會為谷，肉之小會為谿，肉分之間，溪谷之會，以行榮衛，以會大氣」，該篇將肉分之間的縫隙，名之為「三百六十五穴會」，亦有腧穴形態的旨趣。谿谷是一種比喻的說法，本義是指陸地上的河澗深谷，用於人體，可以理解為肌肉、肌腱、骨骼的間隙處。這一腧穴形態特點符合古人的取穴實踐：

> 《千金要方・灸例》：（孔穴取谷）其尺寸之法，依古者八寸為尺，仍取病者男左女右手中指上第一節為一寸。亦有長短不定者，即取手大拇指第一節橫度為一寸，以意消息，巧拙在人。其言一夫者，以四指為一夫，又以肌肉、紋理、節解、縫會、宛陷之中，及以手按之，病者快然，如此仔細安詳用心者，乃能得之耳。[13]

《千金要方》闡發了取穴的同身寸法，但又強調「以肌肉、紋理、節解、縫會、宛陷之中，及以手按之，病者快然」，即腧穴取法最終還是要根據其體表形態。

四、絡　脈

《素問・氣穴論》提及：「孫絡三百六十五穴會，亦以應一歲，以溢奇邪，以通榮衛，榮衛稽留，衛散榮溢，氣竭血著，外

[12] 田代華整理，《黃帝內經素問》，第 108 頁。

[13] （唐）孫思邈著，《備急千金要方》，第 518 頁。

為發熱，內為少氣，疾瀉無怠，以通榮衛，見而瀉之，無問所會。」[14] 孫絡是遍布全身的細小絡脈，「孫絡三百六十五穴會」的稱謂以及孫絡「溢奇邪，通榮衛」的功能特點反映了該篇作者將細小絡脈（體表可見的細小靜脈）視為腧穴的認識。

在經脈與腧穴理論的形成初期，有一個以砭刺脈的過程，以砭刺脈最初是用以排膿，是一種外科的手段，脈作為直接刺激的部位，本身即有腧穴的特徵。《內經》中保留了大量刺脈的內容，如《素問‧刺腰痛》篇中所述[15]：

> 厥陰之脈令人腰痛，腰中如張弓弩弦，刺厥陰之脈，在腨踵魚腹之外，循之累累然，乃刺之，其病令人言默默然不慧，刺之三痏。
>
> 解脈令人腰痛如引帶，常如折腰狀，善恐，刺解脈，在郄中結絡如黍米，刺之血射以黑，見赤血而已。
>
> 同陰之脈令人腰痛，痛如小錘居其中，怫然腫。刺同陰之脈，在外踝上絕骨之端，為三痏。
>
> 陽維之脈令人腰痛，痛上怫然腫。刺陽維之脈，脈與太陽合腨下間，去地一尺所。
>
> 飛陽之脈令人腰痛，痛上怫怫然，甚則悲以恐。刺飛陽之脈，在內踝上二寸，少陰之前與陰維之會。

14 田代華整理，《黃帝內經素問》，第 108 頁。

15 田代華整理，《黃帝內經素問》，第 81 頁。

有一組典型的腧穴，即從體表診察到的浮而常見的絡脈，漸漸轉化為固定的有名稱的一組穴——十五絡穴。《靈樞・經脈》描述了十五絡脈的分布與虛實病候。本篇提出了經脈與絡脈的區別：

> 經脈十二者，伏行分肉之間，深而不見；其常見者，足太陰過於外踝之上，無所隱故也。諸脈之浮而常見者，皆絡脈也……雷公曰：何以知經脈之與絡脈異也？黃帝曰：經脈者常不可見也，其虛實也以氣口知之，脈之見者皆絡脈也。雷公曰：細子無以明其然也。黃帝曰：諸絡脈皆不能經大節之間，必行絕道而出入，復合於皮中，其會皆見於外。(《靈樞・經脈》)[16]

十五絡脈為絡脈中之大絡，但體表所見的絡脈其循行多模糊且局限，並時隱時現，所以十五絡脈循行描述多較簡潔。如：「手太陰之別，名曰列缺，起於腕上分間，並太陰之經直入掌中，散入於魚際」[17]，「手少陰之別，名曰通里，去腕一寸，別而上行，循經入於心中，系舌本，屬目系」[18]，「脾之大絡，名曰大包，出淵腋下三寸，布胸脅」[19]。這明確的起始部位漸漸演變為腧穴，絡脈名自然就演變為腧穴名了。

[16] 田代華等整理，《靈樞經》，第 38 頁。

[17] 田代華等整理，《靈樞經》，第 39 頁。

[18] 田代華等整理，《靈樞經》，第 39 頁。

[19] 田代華等整理，《靈樞經》，第 40 頁。

五、脈　動

刺脈的部位多是靜脈，動脈雖不能作為常規的砭刺部位，但是古人對動脈的觀察非常細緻，脈動之處多認為是氣之出入之門戶或藏氣之所。

《靈樞・九針十二原》中提出「守神」的概念，據筆者考查，「守神」即是脈診的過程（見第四章第三節），通過對脈動的體察來判斷氣血的變化狀態，對脈動的診察既是古人認識經脈的方法，也是古人發現腧穴的途徑。從這種意義上說，經脈與腧穴的概念在早期是互相糾葛，難以明確區分的。這一認識符合古人將腧穴稱之為「氣府」、「氣穴」的觀念。《內經》中對脈動作為腧穴形態的描述多有體現，如：

> 五臟有六腑，六腑有十二原，十二原出於四關，四關主治五臟。五臟有疾當取之十二原。十二原者，五臟之所以稟三百六十五節氣味也。五臟有疾也，應出十二原，而原各有所出，明知其原，睹其應，而知五臟之害矣。（《靈樞・九針十二原》）[20]

此處，「出」於四關，「睹」其「應」等用語，都洩露了古人

[20] 田代華等整理，《靈樞經》，第 3–4 頁。

對「四關」處原穴的診察思路。黃龍祥先生對四肢原穴有詳細的論證，認為原穴多從相應的「經脈穴」演變而來，所謂「經脈穴」即是早期四肢腕踝關節附近的脈口處，是古人診脈的部位，多直接命名為「某某脈」[21]。

另外，從後來有了固定名稱與部位的諸多腧穴名稱中，也可以看出這部分腧穴是來源於動脈，如太衝、急脈、衝陽、氣衝、人迎、大迎等。

六、筋 結

《靈樞・刺節真邪》提出「解結」的概念[22]：

> 治厥者，必先熨調和其經，掌與腋、肘與腳、項與脊以調之，火氣已通，血脈乃行，然後視其病，脈淖澤者刺而平之，堅緊者破而散之，氣下乃止。此所謂以解結者也。(《靈樞・刺節真邪》)
>
> 用針者，必先察其經絡之實虛，切而循之，按而彈之，視其應動者，乃後取之而下之。六經調者，謂之不病，雖病，謂之自已也。一經上實下虛而不通者，此必有橫絡盛加於大經，令之不通，視而瀉之。此所謂解結也。(《靈樞・刺節真邪》)

---

21 黃龍祥，《中國針灸學術史大綱》，第 209–234 頁。

22 田代華等整理，《靈樞經》，第 149 頁。

所謂的橫絡盛加於大經，未必是血脈，以臨床證之，應當視為局部筋膜、肌肉的損傷區域，或者稱為軟組織異常改變區域。以針具疏導局部氣血，鬆解局部筋肉結聚，故稱為「解結」。與此類似的還有《靈樞・九針十二原》中所述及的「血脈者，在腧橫居，視之獨澄，切之獨堅」[23]，「切之獨堅」的也應是筋結。

這些筋結之處既是病灶的反應點，又是針刺的治療部位，當然具備腧穴的特徵，應當視為腧穴。刺筋結《內經》中常態刺法：

> 病在肉，調之分肉；病在筋，調之筋；病在骨，調之骨。（《素問・調經論》）[24]
>
> 經刺者，刺大經之結絡經分也。（《靈樞・官針》）[25]
>
> 恢刺者，直刺傍之，舉之前後，恢筋急，以治筋痹也。（《靈樞・官針》）[26]

「解結」的刺法在現代臨床上也很常用，多用於痹痛，臨床上多簡單地視之為阿是穴，其實，這一刺法的核心思想是對腧穴局部形態的認識。

---

[23] 田代華等整理，《靈樞經》，第 2 頁。

[24] 田代華整理，《黃帝內經素問》，第 120 頁。

[25] 田代華等整理，《靈樞經》，第 23 頁。

[26] 田代華等整理，《靈樞經》，第 23 頁。

七、壓　痛

局部的壓痛也可以視為腧穴的形態內容，因為壓痛本身即是腧穴取用的有形指標。壓痛的經典描述出於《靈樞·經筋》，本篇主要論述了十二經筋起止結聚的部位與十二筋痹的症狀，除手太陰之筋外，每一段末均有該句：「治在燔針劫刺，以知為數，以痛為輸」。「以痛為輸」的字面意思即以疼痛的部位作為腧穴，簡單地說，就是哪兒痛就在哪兒針刺，痛處即腧穴，即針刺治療的部位，這在某種程度上是符合臨床實際的。對於經筋病症而言，疼痛是最為常見的症狀。多數情況下，病痛處即為病灶，也是治療部位。對此，歷代注家論述：

> 楊上善：輸，謂孔穴也，言筋但以筋之所痛之處，即為孔穴，不必要須依諸輸也。以筋為陰陽氣之所資，中無有空，不得通於陰陽之氣上下往來，然邪入腠襲筋為病，不能移輸，遂以病居痛處為輸。（《黃帝內經太素·經筋·卷十三》）[27]
>
> 張志聰：以痛為腧者，隨其痛處而即為其所取之俞穴也。（《黃帝內經靈樞集注》）[28]

[27] （隋）楊上善撰注，《黃帝內經太素》，第 220 頁。

[28] （清）張隱庵集注，《黃帝內經靈樞集注》，第 122 頁。

其實，除了筋痹等症，壓痛作為腧穴的核心形態特徵幾乎可以應用於所有腧穴的臨床取用過程。腧穴作為反映病候的區域，壓痛是最一般的疾病反應形式。

八、小　結

腧穴的本質特徵是具備特定的形態，這對於臨床應用腧穴以診療疾病提供了方便的依據。現代腧穴理論很完善，但腧穴的有形形態這一重要特徵，令腧穴的臨床應用不時陷於無形的境地。結合腧穴的形態取穴，可以令臨床取穴有形跡可循，這正是《內經》中早期腧穴理論的特點。後世由於腧穴的定位漸趨於固化，以骨度分寸作為主要取穴依據的方法成為腧穴應用的常態，雖然看似簡單，但卻與經典與臨床實際疏離了。

另外，除了上述的腧穴形態之外，伴隨著臨床發展，我們尚可以發現其他形態的腧穴，如皮膚的突起、皮損、色素沉著等，都可以在臨床上參考。

第二節　「三百六十五穴」背後的腧穴觀

《素問・氣穴論》有「氣穴三百六十五以應一歲」、「孫絡三百六十五穴會」與「谿谷三百六十五穴會」的表達[29]，《素問・氣府論》篇末云「手足諸魚際脈氣所發者，凡三百六十五穴也」[30]，本節從「三百六十五穴」入手討論古人的腧穴觀。《素問》的〈氣穴論〉、〈氣府論〉、〈骨空論〉都是腧穴專篇，分別是《素問》的第五十八、五十九、六十篇共三篇，在《太素》中也同列於卷十一的「腧穴」卷下。討論「三百六十五穴」，需要先澄清氣穴、氣府、骨空三者的內涵是否一致，各代表了什麼樣的腧穴觀念？

一、氣穴、氣府、骨空

穴有兩層涵義：一為孔穴，一為居所。上節已經闡述，體表凹陷是腧穴的主要形態特點之一，考查〈氣穴論〉中的「氣穴」，多數可在體表診察到凹陷。同時，「氣穴」可以理解為氣之穴居之所。古人對氣的認識，來源多端，其中自然界的風是來源之一，氣之與風，異名同類，《莊子・齊物論》：「夫大塊噫氣，其名為風」[31]。人體有氣穴，自然界有風穴，鳳是風的化身，其「羽翼弱水，暮宿風穴」(《淮南子・覽冥訓》)[32]，又《詩經・桑柔》：「大風有隧，有空大谷」[33]，兩者的觀念相似，提示其內在的聯繫。「氣穴」與《靈樞・九針十二原》之「節之交，三百六十五

---

29 田代華整理，《黃帝內經素問》，第 107–108 頁。

30 田代華整理，《黃帝內經素問》，第 110 頁。

31 方勇譯注，《莊子》，北京：中華書局，2010 年，第 16 頁。

32 (漢) 劉安撰，《淮南子》，第 41 頁。

33 程俊英譯注，《詩經譯注》，第 576 頁。

會」之「節」義近。〈九針十二原〉曰:「所言節者，神氣之所遊行出入也，非皮肉筋骨也。」[34]〈氣穴論〉所論之「氣穴」成為《明堂經》、《甲乙經》腧穴的重要部分。「氣府」與「氣穴」相類似，府，《說文・广部》:「府，文書藏也」[35]，是古代藏書的地方，後泛指藏物之所。「氣府」即是藏氣之所，與《素問・脈要精微論》中「夫脈者，血之府也」[36]語例相似，所以，「氣府」與「氣穴」的名稱中隱含著相似的腧穴觀念。

比較〈氣府論〉與〈氣穴論〉可以發現，〈氣穴論〉對「三百六十五氣穴」是根據部位分類的，其主體是臟俞五十穴，腑俞七十二穴，熱俞五十九穴，水俞五十七穴，然後根據部位列出了其他氣穴。臟俞、腑俞指的是《靈樞・九針十二原》之「五臟六腑所出之處」，即分布四肢部位的五輸穴以及原穴。熱俞與水俞亦是有部位分布特點的類穴[37]，所以，〈氣穴論〉之「三百六十五穴」體現的是以部位為立論基礎的腧穴分類觀。

《素問・氣府論》不同，其「三百六十五穴」的分布依據是經脈，其表述方式是「……脈氣所發」，這種分類方法體現了本篇作者分經類穴的腧穴分類觀，可以說是後世腧穴歸經的濫觴。「脈氣所發」洩露了古人對腧穴的另一種形態認識。《說文・弓部》

---

[34] 田代華等整理，《靈樞經》，第 3 頁。

[35] (漢) 許慎撰，《說文解字》，第 192 頁。

[36] 田代華整理，《黃帝內經素問》，第 30 頁。

[37] 趙京生，〈熱俞水俞析〉，《南京中醫藥大學學報》，2004 年第 20 卷第 1 期，第 24 頁。

「發：鉃發也。」[38]《說文・弓部》「引」字朱駿聲《說文通訓定聲》:「離弦曰發」[39]。腧穴為「脈氣所發」，提示腧穴的早期形態與脈動有關。體表的脈動部位，最容易被直觀地捕捉到，也較容易被古人認為是神氣之遊行出入之所，〈九針十二原〉提出「守神」，〈小針解〉釋為:「守人之血氣有餘不足，可補瀉也」[40]，筆者認為「守神」即是通過脈診實現的[41]。同時，脈動也較早成為灸刺施治的部位，黃龍祥認為十二經脈的名稱最早指的是四肢腕踝關節附近的脈動，是腧穴部位而非具有相當循行路線的經脈，並將之命名為「經脈穴」[42]。

另外，〈氣府論〉僅列出了六陽經脈氣所發之穴，以及任督衝脈氣所發的腧穴，涉及陰經的腧穴只有六個，另外還有陰陽蹻脈的兩個腧穴。不知是作者脫漏還是認為三百六十五穴主要在陽經而不在陰經，需進一步考查。

「骨空」從字面上理解當是骨之孔竅，考查〈骨空論〉中涉及的骨空，多在關節間的凹陷處，「骨空」後來成為腧穴體系的重要組成部分，〈骨空論〉單獨成篇提示了古人對腧穴的另一種分類觀點，將「骨空」，即骨節之空這一特殊形態的腧穴單獨分類。

所以，從〈氣穴論〉、〈氣府論〉、〈骨空論〉看，「三百六十五

---

[38] （漢）許慎撰，《說文解字》，第 270 頁。

[39] （清）朱駿聲，《說文通訓定聲》，第 842 頁。

[40] 田代華等整理，《靈樞經》，第 9 頁。

[41] 張樹劍，〈「守神」辨析〉，《中國針灸》，2009 年第 29 卷第 1 期，第 59 頁。

[42] 黃龍祥，《中國針灸學術史大綱》，第 209 頁。

穴」的本質內涵是古人的腧穴形態觀、功能觀與分類觀。

1.**形態觀**：腧穴被認為是體表的凹陷，包括骨節之間的凹陷；體表的動脈、絡脈；肉分之間隙等。在腧穴理論體系化的過程中，這些早期的形態特點漸漸模糊。

2.**功能觀**：腧穴是氣的居舍與出入之會。

3.**分類觀**：早期對腧穴的分類存在根據部位類穴、分經類穴以及根據形態類穴的多種形式。尤其是〈氣穴論〉與〈氣府論〉兩篇分別代表根據部位類穴與分經類穴作為兩種腧穴分類方法，是後世對腧穴分類理論的淵藪，《甲乙經》的腧穴編排方法即結合了兩種分類方法，四肢部以經類穴，頭面軀幹分部位類穴。一般認為腧穴歸經是後世腧穴分類方法的主流，但仔細思考卻不盡然。腧穴歸經分類固然其理論形態更為穩定，也更易被理解、掌握和傳承，以部位類穴的方法也一直在沿用，而且更具有臨床價值，至今仍具有活躍臨床意義的原穴、絡穴、五輸穴、（下）合穴、背俞、募穴、郄穴、八脈交會穴等，都是以部位類穴的。

二、三百六十五穴

〈氣穴論〉與〈氣府論〉記述了各類腧穴的數目，其累計數目都不是準確的三百六十五，不過相差不遠。對此，部分注家以為脫簡，如：「凡三百六十五穴，針之所由行也」，馬蒔注：「通共計之有三百五十七穴，其天突、大椎、上脘、關元俱在內，天突、關元、環跳俱重複，想有脫簡，故不全耳。」[43] 張志聰亦持脫簡論：「共計三百六十四穴，然內多重複，想有簡脫，故不全耳。」[44] 張介賓亦云：「蓋去古既遠，相傳多失，必欲考其詳數不能也。」[45] 固然有脫簡的可能，但以古為尊卻是以上諸家的注解思路。按古人的觀念，腧穴數目依天數而設，在腧穴數目上膠柱於三百六十五以合天數，亦不符合實際。歷代不乏有見地的注家，如楊上善：「總二十六脈，有三百八十四穴。此言三百六十五穴者，舉大數為言，過與不及，不為非也。」[46]

需要說明的是，《內經》中腧穴數目指的是腧穴的具體個數，雙穴是按照兩個腧穴來計算的，這一計數方式體現了古人對腧穴應天數的基本思想。周年三百六十五天，周身三百六十五穴以應一歲，體現的是周身的概念內涵，所以雙穴計為兩穴。自《明堂》始，腧穴即按照穴名來計數了。這一計數方式的改變體現了「三百六十五穴」概念內涵的變化，由相對樸素的周身之穴的內涵，轉變為含有理性分析成分的腧穴體系。

所以，在人副天數的觀念下，古人對腧穴的數目也賦之以三百六十五，與「三百六十五絡」、「三百六十五脈」術語的理解取向相似，「三百六十五穴」也是全身腧穴的代稱。不同的是，腧穴在針灸學理論體系中是具有極高實踐意義的概念之一，對腧穴名

---

43 (明) 馬蒔、田代華主校，《黃帝內經素問注證發微》，第 354 頁。

44 (清) 張志聰，《黃帝內經素問集注》，裘沛然主編，《中國醫學大成・黃帝內經素問集注・卷七》，本卷第 10 頁。

45 (明) 張景岳，《類經》，第 228 頁。

46 (隋) 楊上善撰注，《黃帝內經太素》，第 196 頁。

稱、部位與分類的理論描述自《內經》就開始了，並且腧穴有了具體的數目，雖然不完全合於「三百六十五」這一天數，但相差不多，無論是在理論傳承還是在實踐應用上，不能固執於腧穴數目的三百六十五。「三百六十五穴」同時體現了古人的腧穴形態觀、功能觀與分類觀。

第三節　從自然現象到腧穴的「八風」

八風是古代觀念系統中的一個重要概念，與四時、五音、六律、七星等都是古人對自然界基本現象的認識。其中，「四時八風」常連用，是與時節及方位相關的概念。《內經》中一方面直接引入了「四時八風」的概念，用以表達一般的時節與氣候，如：

> 《靈樞・官能》：五臟六腑，亦有所藏。四時八風，盡有陰陽，各得其位，合於明堂。[47]
>
> 《素問・上古天真論》：其次有聖人者，處天地之和，從八風之理，適嗜欲於世俗之間，無恚嗔之心。[48]
>
> 《素問・移精變氣論》：上古使僦貸季理色脈而通神明，合之金木水火土四時八風六合，不離其常，變化相移，以觀

[47] 田代華等整理，《靈樞經》，第142–143頁。

[48] 田代華整理，《黃帝內經素問》，第2頁。

其妙，以知其要，欲知其要，則色脈是矣。[49]

《素問・陰陽類論》：孟春始至，黃帝燕坐，臨觀八極，正八風之氣。[50]

另一方面，「八風」在《內經》中被賦予了病因的意義，與中醫學中獨特的風邪致病觀念產生了關係，如：

《靈樞・九宮八風》：是故太一入徙，立於中宮，乃朝八風，以占吉凶也……此八風皆從其虛之鄉來，乃能病人。[51]

《素問・金匱真言論》：黃帝問曰：天有八風，經有五風，何謂？岐伯對曰：八風發邪，以為經風，觸五臟，邪氣發病。[52]

《素問・八正神明論》：八正者，所以候八風之虛邪以時至者也。[53]

而對於精熟於中醫與針灸臨床的醫者而言，「八風」或為方劑名，如「八風湯」，或為腧穴名，是為「八風穴」。由此看來，「八風」這一特定的術語內涵豐富，其中頗多轉折。

---

49 田代華整理，《黃帝內經素問》，第 25 頁。

50 田代華整理，《黃帝內經素問》，第 197 頁。

51 田代華等整理，《靈樞經》，第 155–156 頁。

52 田代華整理，《黃帝內經素問》，第 6 頁。

53 田代華整理，《黃帝內經素問》，第 54 頁。

一、八節之風

風是最常見的自然現象之一，古人很容易對風產生直觀的認識。不同的季節有來自不同方向的風，如冬季風多從北方來，夏季風多從南方來，這一自然現象，被古人觀測到，同時機械地與其他知識系統結合起來，形成了古人「八風」的基本觀念。

古人對方位與時節有個基本的配合規律，即是北方應冬至，東北方應立春，東方應春分，東南方應立夏，南方應夏至，西南方應立秋，西方應秋分，西北方應立冬，將八方分別對應四立、二至、二分。形成這一觀念是古人對多種自然現象觀察的結果，不同時節的風向是其中的一個因素，而最主要的因素是古人對北斗的觀察。《鶡冠子‧環流》有「斗柄東指，天下皆春，斗柄南指，天下皆夏，斗柄西指，天下皆秋，斗柄北指，天下皆冬。斗柄運於上，事立於下，斗柄指一方，四塞俱成。此道之用法也。故日月不足以言明，四時不足以言功。」[54] 八方與八個時節的對應關係成為古人觀念系統的基本法則。準確的授時是農業社會中至關重要的事，古人判斷時節的一個重要方法是在不同的時節以律管來候氣。音律思想在古代社會中影響至深，律管中空，以候八節之氣，在古代被賦予了一定的神秘色彩[55]。同時，風與氣在

[54] 黃懷信，《鶡冠子彙校集注》，北京：中華書局，2004 年，第 76–77 頁。

[55] 馮時，《中國天文考古學》，北京：中國社會科學出版社，2007 年，第 267 頁。

古典文獻中常通用，如《莊子》也將風稱之為「大塊噫氣」。據小野澤精一等研究[56]：氣的概念原型，或可在殷代甲骨卜辭中所見的「風」和「土」中求得，風是氣的別名。所以，風與氣異名同類，候八節之氣，即是候八節之風。如《呂氏春秋・察傳》：「昔者舜欲以樂傳教於天下，乃令重黎舉夔於草莽之中而進之，舜以為樂正。夔於是正六律，和五聲，以通八風，而天下大服。」[57]《淮南子・原道訓》：「師曠之聰，合八風之調，而不能聽十里之外。」[58]

由是，八風的基本意義是八方之風與八節之風，《呂氏春秋・有始覽》、《淮南子・墬形訓》、《史記・律書》中均有八風的記述，互相之間名稱很相似，以《史記・律書》為例，八風名為：條風、明庶風、清明風、景風、涼風、閶闔風、不周風、廣莫風[59]。不難看出，《史記・律書》中的八風有著一定的季節特徵，對應八個時節。

---

56 小野澤精一、福永光司、山井湧編，李慶譯，《氣的思想——中國自然觀與人的觀念的發展》，上海：世紀出版集團，上海人民出版社，2007 年，第 19–20 頁。

57 （漢）高誘注，（清）畢沅校，徐小蠻標點，《呂氏春秋》，上海：上海古籍出版社，2014 年，第 545 頁。

58 （漢）劉安撰，《淮南子》，第 3 頁。

59 （漢）司馬遷，《史記》，第 1243–1248 頁。

二、致病八風

《內經》中明確提出八風名稱的篇章是《靈樞・九宮八風》，其八風名為：凶風、嬰兒風、弱風、大弱風、謀風、剛風、折風、大剛風[60]。從這一組八風的名稱中，很難看到季節特徵，卻隱涵著一定的災難象徵，與同時期文獻的八風來源明顯不同。據山田氏考證，《靈樞・九宮八風》中八風與兵家之風占一脈同源[61]。證據見《五行大義》:「《太公兵書》云：坎名大剛風，乾名折風，兌名小剛風，艮名凶風，坤名謀風，巽名小弱風，震名嬰兒風，離名大弱風。」[62]《內經》中的「八風」為什麼與風占家的「八風」有了瓜葛？其實，《靈樞・九宮八風》的八風本身即與占術有關：「是故太一入徙，立於中宮，乃朝八風，以占吉凶也。風從南方來，名曰大弱風，其傷人也，內舍於心……風從西南方來，名曰謀風，其傷人也，內舍於脾……風從西方來，名曰剛風，其傷人也，內舍於肺……風從西北方來，名曰折風，其傷人也，內舍於小腸……風從北方來，名曰大剛風，其傷人也，內舍於腎……風從東北方來，名曰凶風，其傷人也，內舍於大腸……風從東方來，

---

60 田代華等整理，《靈樞經》，第 155–156 頁。

61 （日）山田慶兒，《古代東亞哲學與科技文化——山田慶兒論文集》，瀋陽：遼寧教育出版社，1996 年，第 283–285 頁。

62 （隋）蕭吉著，錢航點校，《五行大義》，上海：上海書店出版社，2001 年，第 105 頁。

名曰嬰兒風，其傷人也，內舍於肝……風從東南方來，名曰弱風，其傷人也，內舍於胃……。此八風皆從其虛之鄉來，乃能病人。三虛相搏，則為暴病卒死。兩實一虛，病則為淋露寒熱。犯其雨濕之地則為痿。故聖人避風，如避矢石焉。其有三虛而偏中於邪風，則為擊仆偏枯矣。」[63]然而，本篇的指向卻非虛玄的占術，而是「此八風皆從其虛之鄉來，乃能病人」，落實到風可以致病的病因觀念上。《內經》中多見的「八風」除了一般意義上表示氣候與時節的「八風」之外，多數是以病因出現的。「風者百病之長也」[64]，「風者，百病之始也」[65]，甚至有日本學者認為《內經》信奉「疾病的風一元論」[66]。風氣致病的觀念由來已久，可以上溯到殷商時期古人的風神崇拜，而且，正常的風能夠帶來涼爽與雨水，異常的風則會帶來災害，風具有善惡兩性成為古人的一種基本認識[67]。惡風在《內經》中被描述成「虛邪賊風」，須「避之有時」[68]。

作為致病因素的「八風」概念在醫學領域中得到強化，在醫

63 田代華等整理，《靈樞經》，第155–156頁。

64 田代華整理，《黃帝內經素問》，第39頁。

65 田代華整理，《黃帝內經素問》，第5頁。

66 相關討論見何裕民、張曄，《走出巫術叢林的中醫》，上海：文匯出版社，1994年，第150頁。

67 見何星亮，《中國自然神與自然崇拜》，上海：生活・讀書・新知三聯書店上海分店，1992年，第310頁。

68 田代華整理，《黃帝內經素問》，第1頁。

學語境中，「八風」多數指代病邪，尤其是外感之邪，如《素問・金匱真言論》：「八風發邪，以為經風，觸五臟，邪氣發病。所謂得四時之勝者，春勝長夏，長夏勝冬，冬勝夏，夏勝秋，秋勝春，所謂四時之勝也。」[69]《素問・移精變氣論》：「中古之治病，至而治之，湯液十日，以去八風五痹之病，十日不已，治以草蘇草荄之枝，本末為助，標本已得，邪氣乃服。」[70]「八風五痹」之病的病狀大約是以關節拘攣疼痛為主，「八風」是病因，「五痹」是病狀。後世又出現了「八風十二痹」，與此思想頗為接近，《千金要方・卷八・諸風第二》：「大續命散：主八風十二痹，偏枯不仁。手足拘急疼痛，不得伸屈。」[71]金元時期，《內外傷辨惑論・卷上・辨外感八風之邪》徑謂：「辨外感八風之邪，或有飲食勞役所傷之重者，三二日間，特與外傷者相似，其餘證有特異名者，若不將兩證重別分解，猶恐將內傷不足之證，誤作有餘外感風邪。雖辭理有重複處，但欲病者易辨，醫者易治耳。」[72]

《靈樞・九宮八風》已有將八風分別內舍某臟腑，如「風從南方來，名曰大弱風，其傷人也，內舍於心」，所以後世有脾風、肺風、肝風等謂，如《小品方・治頭面風（論雜風狀）諸方》[73]：

---

[69] 田代華整理，《黃帝內經素問》，第 6–7 頁。

[70] 田代華整理，《黃帝內經素問》，第 25–26 頁。

[71] （唐）孫思邈著，《備急千金要方》，第 156 頁。

[72] （宋）李杲著，《內外傷辨惑論》，北京：人民衛生出版社，1959 年，第 5 頁。

[73] （南北朝）陳延之撰，高文鑄輯校，《小品方》，北京：中國中醫藥出版

春甲乙木，東方清風，傷之者為肝風，入頭頸肝俞中。

夏丙丁火，南方湯風，傷之者為心風，入胸脅腑臟心俞中。

仲夏戊己土，同南方湯風，傷之者為脾風，入背脊脾俞中。

秋庚辛金，西方涼風，傷之者為肺風，入肩背肺俞中。

冬壬癸水，北方寒風，傷之者為腎風，入腰股四肢腎俞中。

《小品方》五臟之風的觀念淵藪亦來自《靈樞・九宮八風》。另，《千金要方・治諸風方》中云：「治脾風（脾風者，總呼為八風）：灸脾俞挾脊兩邊各五十壯。凡人脾輸無定，所隨四季月應病，即灸藏輸是脾穴，此法甚妙。」[74] 將脾風總呼為八風，其理由大概是「凡人脾輸無定，所隨四季月應病」，這一理由也非由病狀推斷而出，而是與「脾旺四季」這一觀念有關。

三、八風散、八風湯、八風丹、八風穴

後世醫家對「八風」導致的諸般病症（多以痹症為主，後世風痹合用，成為常用病名）設了治療方劑，方名「八風散」、「八風湯」、「八風丹」等，如：《千金要方・卷八・治諸風方》：「八風散：主八風十二痹。」[75]、《扁鵲心書・神方・八風丹》：「治中風，半身不遂，手足頑麻，言語謇塞，口眼斜。服八風湯，再服

社，1995 年，第 54 頁。

[74] （唐）孫思邈著，《備急千金要方》，第 162 頁。

[75] （唐）孫思邈著，《備急千金要方》，第 157 頁。

此丹，永不再發。」[76]

金元時期，「八風」開始成為腧穴名，與「八風散」、「八風湯」的意味相似，「八風穴」的基本旨趣也指向可以驅八風之邪的一組腧穴 。《扁鵲神應針灸玉龍經》：「腳背紅腫疼 ： 八風 、 委中。」[77] 、《勉學堂針灸集成・卷一・別穴》：「陰獨二穴：一名八風，又名八邪。在足四趾間。主治婦人月經不調，須待經定為度；又治足背上紅腫。針三分，灸五壯。」[78]

八風穴至今在臨床上仍然常用，列為經外奇穴，定位與古未歧。與藥物的「八風湯」、「八風散」略有不同的是，八風湯等多治全身的風痹，而八風穴則多治療足部局限性疼痛，雖然不同的病症都可以認為是風邪作祟，其驅風的基本旨趣無異，但在臨床治療的具體病症上針刺與方藥之間出現了不同。

四、小　結

「八風」本是古人一般的自然觀念，與六律、七星、九野等結合成為一個具有一定術數色彩的知識體系，其基本涵義指八方之風與八節（時）之風，因為風被中醫學認為是主要的病因，所

---

[76] （宋）竇材輯，李曉露、于振宣點校，《扁鵲心書》，北京：中醫古籍出版社，1992 年，第 90 頁。

[77] （元）王國瑞編集，黃龍祥、黃幼民校注，《扁鵲神應針灸玉龍經》，收入黃龍祥主編，《針灸名著集成》，第 444 頁。

[78] （清）廖潤鴻，《勉學堂針灸集成・卷一・別穴》，第 13 頁。

以「八風」在醫學領域，更強化了它的致病色彩，因而產生了「八風五痹」、「八風十二痹」等病名。在此基礎上，以治療此類疾病的方劑與腧穴也為所世醫家所發明，名之為「八風湯」、「八風丹」、「八風散」、「八風穴」等。

第四節　阿是取穴法

「阿是穴」在臨床上應用很廣泛，一般認為，阿是穴是無具體名稱，也無固定部位，以痛處為穴，多治療局部筋傷疼痛等症的一類穴，與經穴、奇穴並列，但這一理解並不能揭示「阿是穴」的理論內涵。

一、阿是穴的本質是取穴法

「阿是穴」在醫學文獻中首見於唐人孫思邈《備急千金要方・灸例》:「故吳蜀多行灸法。有阿是之法，言人有病痛，即令捏其上，若裡當其處，不問孔穴，即得便快成（或）痛處，即云阿是。灸刺皆驗，故曰阿是穴也。」[79] 準確理解「阿是穴」的概念意義，首先需對本段文字作考查。一種觀點認為，「阿是之法」行於吳蜀

[79] （唐）孫思邈著，《備急千金要方》，第519頁。

之地，今天的吳地方言中「阿是」即是「是不是？」、「可是？」的意思，表示詢問，又說阿是「痛」的意思，因其按壓痛處，病人會「阿」的一聲，故名為「阿是」[80]。有研究者認為「阿是」係取穴時詢問患者該處是否舒快或酸痛之語，臨床上不能為「以痛為輸」所囿[81]。由是，《備急千金要方》的這段文字可以解釋為：醫者在病痛之所周圍按壓，尋找病痛的準確位置，按壓的同時詢問病人的感覺，語為「阿是？」若患者感覺疼痛明顯或者局部有舒快感，則該處即是治療的部位，或針或灸，皆驗。不過，有學者認為阿是沒有特定的意義，吳繼東提出所謂阿是通「阿氏」，泛指庖人、野老等鄉間之人，阿是穴即是來自於民間野老的治療方法[82]。于賡哲亦持類似觀點，認為阿是穴即「那個穴」，類似如「阿房宮」，即是那邊的大宮殿[83]。吳氏與于氏的觀點更為可信。

趙京生認為今人常有將「以痛為輸」泛化的趨向，將之於「阿是穴」混淆，實則兩者概念內涵不同，其原因是二法在痛症中常並用，僅從「以痛為輸」四字理解而不問限定原義的語境，誤解延續至今[84]。

---

80 比較詳實的討論見：李鋤，〈「阿是」辨釋〉，收錄於李鋤、趙京生、吳繼東編著，《針灸經論選》，北京：人民衛生出版社，1993 年。

81 葉明柱、馮禾昌，〈阿是穴命名辨〉，《上海針灸雜誌》，2005 年第 24 卷第 4 期，第 34 頁。

82 吳自東，〈「阿是之法」與「阿是穴」新釋〉，《醫古文知識》，1990 年第 2 期，第 17 頁。吳自東本名吳繼東，發表該文時署名為吳自東。

83 于賡哲沒有正式論文闡述該觀點，這一看法發表於其社交媒體上。

筆者認為，阿是穴的取穴其實是個診斷病位的過程，阿是不是一類穴，其本質是一種取穴法，應稱為「阿是之法」。阿是法的臨床思想不是從唐代才有的，查考古人尋取治療部位，多不拘泥於骨度分寸，《靈樞・經筋》中對手足十二經筋之痹以節氣命名，如孟春痹、季春痹等，其「治在燔針劫刺，以知為數，以痛為腧」[85]。「以痛為腧」本身就是古人對腧穴特性的一種理解，同時，古人對腧穴的定位不像後世所想象的具有嚴格尺寸標準，如：

> 邪在肺……取之膺中外腧，背三節之傍，以手疾按之，快然乃刺之（《靈樞・五邪》）。[86]
>
> 皆挾脊相去三寸所，則欲得而驗之，按其處，應在中而痛解，乃其俞也（《靈樞・背腧》）。[87]
>
> 灸譩譆，譩譆在背下俠脊傍三寸所，厭之令病者呼譩譆，譩譆應手（《素問・骨空論》）。[88]
>
> 邪客於足太陽之絡……刺之從項始數脊椎俠脊，疾按之應手如痛，刺之傍三痏，立已（《素問・繆刺論》）。[89]

---

[84] 趙京生，〈「以痛為輸」與「阿是穴」：概念術語考辨〉，《針刺研究》，2010年第35卷第5期，第388–390頁。

[85] 田代華等整理，《靈樞經》，第45頁。

[86] 田代華等整理，《靈樞經》，第58頁。

[87] 田代華等整理，《靈樞經》，第107頁。

[88] 田代華整理，《黃帝內經素問》，第111頁。

[89] 田代華整理，《黃帝內經素問》，第123頁。

缺盆骨上切之堅痛如筋者灸之（《素問・骨空論》）。[90]

可見，古人在選穴治病時，十分重視經脈與腧穴的切診，切有陽性反應，病者痛或快然，然後或針，或灸，或刺血。本章前文已述，《內經》中對腧穴的認識是有著具體組織形態特點的，按之有痛，即是腧穴的特徵之一。所以，「阿是之法」實是導源於《內經》，不過，這一思想在《備急千金要方》中有更為細緻的表述，而且，孫思邈還對其作出了理論解釋：「凡孔穴在身，皆是臟腑、榮衛、血脈流通，表裡往來各有所主，臨時救難，必在審詳。人有老少，身有長短，膚有肥瘦，皆須精思商量，准而折之，無得一概，致有差失。其尺寸之法，依古者八寸為尺，仍取病者男左女右手中指上第一節為一寸。亦有長短不定者，即取手大拇指第一節橫度為一寸，以意消息，巧拙在人。其言一夫者，以四指為一夫，又以肌肉、紋理、節解、縫會、宛陷之中，及以手按之，病者快然，如此仔細安詳用心者，乃能得之耳。」[91] 在「肌肉、紋理、節解、縫會、宛陷之中」以手按之，病者快然，這裡才是阿是之法的真意。後世對這一取穴法另有一術語名之「揣穴」，首見於《普濟方・針灸門・折量取腧穴法》：「或有人手長身短，或身長手短，或人長胸腹短，或人短胸腹長，揣穴尤宜用意。」[92]

---

[90] 田代華整理，《黃帝內經素問》，第 113 頁。

[91] （唐）孫思邈著，《備急千金要方》，第 518 頁。

[92] （明）朱橚等編，《普濟方（第十冊）》，北京：人民衛生出版社，1983 年，第 43 頁。

《針灸大成・經絡迎隨設為問答》記載:「凡下針之法,先用左手揣穴爪按,令血氣開舒,乃可納針。」[93] 同時《針灸大成・三衢楊氏補瀉》中對揣穴法有詳細的描述:「凡點穴,以手揣摸其處,在陽部筋骨之側,陷者為真。在陰部郄膕之間,動脈相應。其肉厚薄,或伸或屈,或平或直,以法取之,按而正之,以大指爪切掐其穴,於中庶得進退,方有準也」[94],與《備急千金要方》近述的取穴法一脈相承。

二、阿是穴演變為類穴

「阿是之法」被醫家多有驗證,《針灸資生經・背痛》中說:「背疼乃作勞所致。技藝之人,與士女刻苦者,多有此患(士之書學,女之針指,皆刻苦而成背疼矣)。色勞者亦患之,晉之景公是也,惟膏肓為要穴。予嘗於膏肓之側,去脊骨四寸半,隱隱微疼,按之則疼甚。謾以小艾灸三壯,即不疼。它日復連肩上疼,卻灸肩疼處愈。方知《千金方》阿是穴猶信云。」[95] 本是一種取穴法,但由於針灸臨床腧穴處方漸有體系,一病一症往往多穴治

93 (明)楊繼洲原著,黃龍祥、黃幼民點校,《針灸大成》,收入黃龍祥主編,《針灸名著集成》,第867頁。

94 (明)楊繼洲原著,黃龍祥、黃幼民點校,《針灸大成》,收入黃龍祥主編,《針灸名著集成》,第865頁。

95 (宋)王執中,《針灸資生經》,上海:上海科學技術出版社,1959年,第7頁。

療，腧穴也有了固定的部位與名稱，所以，原泛用於腧穴取穴的阿是之法，在後世漸漸演變成經穴之外的獨立類穴。

其實，從《備急千金要方》中提出「阿是穴」的名稱開始，這一傾向就開始了。後世的針灸著作中常將阿是穴與其他經穴並列作為針灸處方，如《勉學堂針灸集成・卷二・頰頸》:「項強：風門、肩井、風池、昆侖、天柱、風府、絕骨，詳其經絡治之，兼針阿是穴。隨痛隨針之法，詳在於手臂酸痛之部，能行則無不神效。」[96]

阿是穴在後世亦有其他稱謂，稱作「天應穴」、「不定穴」，亦有作「奇穴」者。《東醫寶鑑・針灸篇》中記載:「散刺者，散針也。因雜病而散用其穴，因病之所宜而針之，初不拘於流注，即天應穴。《資生經》所謂阿是穴是也。」[97]，《東醫寶鑑》云天應穴「不拘於流注」，即是《備急千金要方》之「不問孔穴」。《勉學堂針灸集成・卷一・別穴》記載:「阿是穴：謂當處也，又名天應穴也。」[98]丹波元簡則將「以痛為腧」釋為天應穴:「以痛為腧，馬云：其所取之俞穴，即痛處是也。俗云天應穴者。」[99]，王國瑞在《扁鵲神應針灸玉龍經》中首載〈玉龍歌〉，載:「渾身疼痛

---

96 （清）廖潤鴻，《勉學堂針灸集成・卷二・頰頸》，第 7 頁。

97 （朝鮮）許浚等著，《東醫寶鑑》，北京：人民衛生出版社，1955 年，第 777 頁。

98 （清）廖潤鴻，《勉學堂針灸集成・卷一》，第 10 頁。

99 （日）丹波元簡，《靈樞識・卷三》，上海：上海科學技術出版社，1957 年，本卷第 15 頁。

疾非常，不定穴中宜細詳。有筋有骨須淺刺，灼艾臨時要度量」[100]，提出了「不定穴」，王國瑞注曰：「不定穴：又名天應穴，但疼痛便針，針則臥，針出血無妨，可少灸。」[101]《針方六集・附針經不載諸家奇穴二十八》中謂：「天應穴，即《千金方》阿是穴，〈玉龍歌〉謂之不定穴。」[102]日本醫家原昌克《經穴匯解・奇穴部》記載：「奇穴者，乃所謂阿是、天應是也，而無共名目者，及此土灸法，傳漢地者，載在《神應經》」[103]，將奇穴與阿是穴、天應穴等同。

可見，阿是穴在後世有多種名稱，其基本特點是「不拘於流注」，以痛處為穴，而且漸將阿是穴視為獨立於經穴系統之外的類穴，這一分類取向與《內經》中普遍適用的阿是之法有所不同。

三、阿是法適用於所有腧穴

將阿是穴作為類穴認識，是基本孔穴定位漸漸固化之後的觀

---

[100] （元）王國瑞編集，黃龍祥、黃幼民校注，《扁鵲神應針灸玉龍經》，收入黃龍祥主編，《針灸名著集成》，第 428 頁。

[101] （元）王國瑞編集，黃龍祥、黃幼民校注，《扁鵲神應針灸玉龍經》，收入黃龍祥主編，《針灸名著集成》，第 428 頁。

[102] （明）吳崑編撰，黃龍祥、董秀琴點校，《針方六集》，收入黃龍祥主編，《針灸名著集成》，第 1067 頁。

[103] （日）原昌克編輯，《經穴匯解》，北京：中醫古籍出版社，1982 年，第 443 頁。

念，與經外奇穴獨立類穴的過程相似。經穴是腧穴歸經後的概念。《內經》中即有一定的腧穴歸經的思想，後《黃帝明堂經》、《針灸甲乙經》將四肢部分的腧穴歸經，宋代王惟一奉詔編修《銅人腧穴針灸圖經》時，「考明堂氣穴經絡之會，制銅人式，又纂集舊聞，訂正訛謬」[104]，在《黃帝明堂經》、《針灸甲乙經》的基礎上增補五穴，成三百五十四穴，全部歸於十二經脈與任督二脈，後世一直沿用。《黃帝明堂經》之外尚有的諸家腧穴記錄，如《備急千金要方》、《千金翼方》、《肘後備急方》、《外台秘要》中均載有不少腧穴，因未能歸經，後世均歸於奇穴。所以腧穴本無所謂奇正，歸經即經穴，未歸經者為奇穴。而且，在腧穴歸經過程中，尚有許多不確定因素都曾或多或少地產生過影響[105]。而阿是穴經由《備急千金要方》提出概念之後，自然獨立於經穴奇穴之後，成為一類穴。

由是，阿是穴的本質是取穴法，在肌肉、紋理、節解、縫會、宛陷之中以手按之，病者快然，即是腧穴所在。筆者查考《內經》中腧穴，發現早期的腧穴多具有實體形態，氣穴、骨空、谿谷、絡脈、脈動、筋結、壓痛等都是早期腧穴的形態（詳見本章第一節）。另外，伴隨著臨床發展，我們尚可以發現其他形態的腧穴，如皮膚的突起、皮損、色素沉著、溫度敏感區域等。彭增福[106]通

---

104 （宋）李燾著，（清）黃以周等輯補，《續資治鑑長編》，上海：上海古籍出版社影印浙江書局本，1985 年，第 942 頁。

105 王勇，《經穴定位分歧的基本因素分析》，北京：中國中醫科學院博士學位論文，2005 年。

過比較，提出西方針刺療法之激痛點與傳統針灸腧穴之間，在解剖部位、臨床主治及針刺引發的線性感傳諸方面，都十分相似。楊國法[107]等又進一步闡述了阿是穴與扳機點（即激痛點）的高度相似性，提出阿是穴很多時候可能是中央扳機點或附著扳機點，這時的阿是穴是可以立體定位的退變攣縮的肌小節。

所謂阿是穴，並不局限於痛處，以上所述的諸種體表形態都是阿是法取穴的依據。作為臨床上尋找腧穴的過程，阿是取穴之法可廣泛適用於所有腧穴。依據腧穴的形態運用阿是法取穴不僅是《內經》中腧穴理論的真義所在，同時符合臨床實際。從這一意義上說，所有腧穴都可以視為阿是穴（這裡的腧穴是指有治療價值的腧穴，單純的體表標誌沒有治療意義的腧穴不在其內，如乳中）。事實上，凡是有治療意義的腧穴都有一個共同的特徵，即是局部的異常變化，這正是阿是法取穴的依據，找到異常變化的區域即是治療的區域。由此可以設想，如果人體處於生理狀態是不需要治療的，所謂的阿是穴（腧穴）即不會反應出來，即使有異常變化亦無臨床意義，從這一角度言，腧穴只有在一定的病理狀態下才有意義。

總之，阿是穴本質上是一種取穴方法，此法導源於《內經》，與《內經》的腧穴形態相應，是早期的主要取穴方法。《備急千金

---

[106] 彭增福，〈西方針刺療法之激痛點與傳統針灸腧穴的比較〉，《中國針灸》，2008 年第 28 卷第 5 期，第 349–352 頁。

[107] 楊國法、靳聰妮、原蘇琴，〈阿是穴的現代醫學解析〉，《中國針灸》，2012 年第 32 卷第 2 期，第 180–182 頁。

要方》提出阿是穴的概念，在腧穴歸經的背景下，漸漸成為類穴。腧穴歸經與阿是穴類別化在客觀上造成了臨床取穴方法的變異：骨度分寸法取經穴、奇穴，阿是法成為阿是穴的特定取穴方法。這一背離經典、同時不符合臨床實際的趨勢影響至今。

第五節　根結標本——腧穴效應的表達

《標幽賦》言：「更窮四根三結，依標本而治無不痊」[108]。這裡提到了根結與標本，根結與標本理論是針灸經典理論特具特色的內容，理解標本根結，可以深化對經絡腧穴理論以及針灸治療規律的認識。

一、根　結

根結的內容出於《靈樞・根結》，部分亦見於《素問・陰陽離合論》。《靈樞・根結》：

> 太陽根於至陰，結於命門。命門者，目也。陽明根於厲兌，結於顙大。顙大者，鉗耳也。少陽根於竅陰，結於窗籠。

[108] (明) 楊繼洲原著，黃龍祥、黃幼民點校，《針灸大成》，收入黃龍祥主編，《針灸名著集成》，第 821 頁。

窗籠者，耳中也。[109]

太陰根於隱白，結於太倉。少陰根於湧泉，結於廉泉。厥陰根於大敦，結於玉英，絡於膻中。[110]

這裡的六經指的是足六經。足六經之根至陰、厲兌、竅陰、隱白、湧泉、大敦都是位於下肢末端的井穴，結位於胸腹頭面部。對於結部的理解有一些疑問，部分醫家認為結部是某些腧穴，如馬蒔《黃帝內經靈樞注證發微》對〈根結〉篇名的解釋：「根於某穴，結於某穴，故名篇。」[111]馬氏將六經之結解釋為：睛明、頭維、聽宮（或天窗）、中脘、廉泉、玉堂、膻中等腧穴。這一觀點其實是對經典的誤讀。《靈樞・根結》篇中已經對六經結部作了注解：命門者，目也；顙大者，鉗耳也；窗籠者，耳中也，三處均為頭面部的部位或器官。太陰結於太倉，雖然中脘穴一名太倉（據《甲乙》），但此處太倉指的是胃，《靈樞・脹論》：「胃者，太倉也」[112]。廉泉此處亦不指腧穴，《素問・刺瘧論》：「舌下兩脈者，廉泉也」[113]，指舌下。玉英此處指前陰部。膻中，指胸部，《靈樞・脹論》：「膻中，心主之宮城也」[114]。

---

[109] 田代華等整理，《靈樞經》，第17頁。

[110] 田代華等整理，《靈樞經》，第18頁。

[111] （明）馬蒔著，王洪圖、李硯青點校，《黃帝內經靈樞注證發微》，第37頁。

[112] 田代華等整理，《靈樞經》，第80頁。

[113] 田代華整理，《黃帝內經素問》，第74頁。

[114] 田代華等整理，《靈樞經》，第80頁。

根是下肢的井穴，結是胸腹部的某部位或器官。考根結的本義，根係植物之根，引申為根本，本原之義；結，《說文》:「締也」，引申為歸結，結果之義。如果將人體比喻成為一株植物，根在下，結在上，結之部位的病理狀態須在根部調整。所以，根結理論揭示了下肢肢端腧穴對頭面、胸、腹相應部位的治療效應。如果從經脈去理解，根與結可以理解為經脈的起始與終結部位，即經脈的「終始」，是故《靈樞・根結》首段云:「九針之玄，要在終始。故能知終始，一言而畢，不知終始，針道咸絕。」[115]

《靈樞・根結》篇後還有一段「根溜注入」的內容:「足太陽根於至陰，溜於京骨，注於昆侖，入於天柱、飛揚也。足少陽根於竅陰，溜於丘墟，注於陽輔，入於天容、光明也。足陽明根於厲兌，溜於衝陽，注於下陵，入於人迎、豐隆也。手太陽根於少澤，溜於陽谷，注於小海，入於天窗、支正也。手少陽根於關衝，溜於陽池，注於支溝，入於天牖、外關也。手陽明根於商陽，溜於合谷，注於陽谿，入於扶突、偏歷也。」[116]根結與根溜注入的內容有一些重疊的成分，兩者都是從四肢末端向心方向描述，所不同的是根溜注入說明了具體腧穴，這一形式與五輸穴有些類似，值得注意的是，根溜注入的「入」穴其中有一個分布於頸項部。可以基本確定的是，根結、根溜注入、五輸穴以及下文將闡述的標本等理論，形式之間在文本上有一定的親緣關係。

---

[115] 田代華等整理，《靈樞經》，第 17 頁。

[116] 田代華等整理，《靈樞經》，第 18 頁。

二、標　本

標本理論出於《靈樞・衛氣》:

> 足太陽之本在根以上五寸中，標在兩絡命門。命門者，目也。足少陽之本在竅陰之間，標在窗籠之前。窗籠者，耳也。足少陰之本在內踝下上三寸中，標在背腧與舌下兩脈也。足厥陰之本在行間上五寸所，標在背腧也。足陽明之本在厲兌，標在人迎頰挾頏顙也。足太陰之本在中封前上四寸之中，標在背腧與舌本也。[117]
>
> 手太陽之本在外踝之後，標在命門之上一寸也。手少陽之本在小指次指之間上二寸，標在耳後上角下外眥也。手陽明之本在肘骨中上至別陽，標在顏下合鉗上也。手太陰之本在寸口之中，標在腋內動脈也。手少陰之本在銳骨之端，標在背腧也。手心主之本在掌後兩筋之間二寸中，標在腋下三寸也。[118]

從描述句式以及內容來看，標本與根結理論有較多的重複內容，主要的不同是標本有手足十二標本，而根結僅描述了足六經根結。參考出土的早期經脈文獻《陰陽十一脈灸經》、《足臂十一

[117] 田代華等整理，《靈樞經》，第 108 頁。

[118] 田代華等整理，《靈樞經》，第 108–109 頁。

脈灸經》，經脈理論中足六經的意義較之手六經更為核心，所以根結理論較之標本理論更接近出土文獻中的經脈思想[119]。然而，手足十二標本因描述部位的增加，令當代學者有更多的思考空間來探討經脈的意義，黃龍祥先生通過對十二標本相關文獻的詳細考查，得到結論，十二經標本原本是脈診部位，其理論內涵是基於對四肢部與頭面胸腹部，分別有著相同主治效應的脈診部位，這一客觀經驗而得到的主觀聯繫[120]。

三、理論內涵

根結、標本理論比十二經脈流注理論更為樸素，從某些特點看與五輸穴亦有親緣。標本與根結理論共同提示了四肢肘膝關節以下的腧穴與頭面胸腹特定部位有關聯，可以推測，古人通過脈診、臨床觀察等實踐方式發現了人體上下某些部位的聯繫，而四肢部位的腧穴又可以對頭面胸腹某些特定器官的病症有治療效應，經驗的積累需要理論表達，所以古人借用根結與標本的比喻來說明人體四肢（治療部位）與頭面胸腹（效應部位）的關係。

---

[119] 參見趙京生、張民慶、史欣德，〈論足六經的特殊意義〉，《上海中醫藥雜誌》，2000 年第 12 期，第 36–37 頁。

[120] 黃龍祥，《中國針灸學術史大綱》，第 187–209 頁。

第四章　論刺法

第一節　鑱針之由來與早期經脈思想

「九針者，天地之大數也，始於一而終於九」[1]。九針體系的形成過程顯然有數術因素的影響。根據《靈樞・九針十二原》、《靈樞・九針論》，排在九針中第一位的是鑱針。這是古人的隨機排列，還是另有深意？據《靈樞・九針十二原》、《靈樞・九針論》的敘述，我們能得到關於鑱針的基本信息（見表 1）：

表 1：《內經》中鑱針形制與功能

篇　次	取　法	形　制	作　用
九針十二原		長一寸六分，頭大末銳	去瀉陽氣
九針論	巾針	去末寸半，卒銳之，長一寸六分	主熱在頭身

1 田代華等整理，《靈樞經》，第 157 頁。

鑱針「頭大末銳」的形制來源於什麼器具？其「取法於巾針」,「巾針」又是什麼工具？其「去瀉陽氣」的治療作用與其形制有什麼內在關聯？這種關聯與古人對經脈的認識思想有關嗎？

一、鑱、鑱石，鑱針

《說文・金部》:「鑱，銳也，从金，毚聲。」[2]《玉篇・金部》:「鑱，刺也。」[3]《新唐書・韋綬傳》:「(韋綬)有至性，然好不經，喪父，鑱臂血寫浮屠書。」[4] 鑱本是一種尖銳的器具，用作動詞作刺解。其在醫學上的重要用途，即以「鑱血脈」，稱之為「鑱石」，見《鶡冠子・世賢》:「若扁鵲者，鑱血脈，投毒藥，副肌膚，間而名出，聞於諸侯。」[5] 更多有關「鑱石」的資料見於《史記・扁鵲倉公列傳》中。扁鵲治虢太子案中，中庶子言上古醫有俞跗，治病不以「鑱石撟引，案抓毒熨，一撥見病之應」[6]，司馬貞索隱:「鑱，謂石針也」[7]。倉公在曹山跗病案中論及:「形弊者，不當關灸鑱石及飲毒藥也。」[8] 在齊王侍醫遂病

2 (漢) 許慎撰,《說文解字》, 第 296 頁。

3 (梁) 顧野王,《宋本玉篇》, 第 324 頁。

4 (宋) 歐陽修、宋祁撰,《新唐書》, 北京：中華書局, 1975 年, 第 4976 頁。

5 黃懷信,《鶡冠子彙校集注》, 第 337 頁。

6 (漢) 司馬遷,《史記》, 第 2788 頁。

7 (漢) 司馬遷,《史記》, 第 2789 頁。

8 (漢) 司馬遷,《史記》, 第 2802 頁。

案裡，倉公還引用了一則古文獻：「論曰『陽疾處內，陰形應外者，不加悍藥及鑱石』」[9]，同時，淳于意將「鑱石」作為與經脈腧穴密切關聯的一項重要技術工具傳授給弟子：「濟北王遣太醫高期、王禹學，臣意教以經脈高下及奇絡結，當論俞所居，及氣當上下出入邪逆順，以宜鑱石，定砭灸處，歲餘。」[10]可見，鑱石與毒藥、熨、案杌等治療方式多並舉，應該是當時外治法的一般稱謂，類似於砭石或針法。

針刺治療疾病之前，有一個以砭刺脈的過程，砭石是早期的針具。據山田氏考，鑱、砭所指示的形狀相同，一方面像枝頭開著的花蕾，另一方面模擬匙。同時，砭在古代又寫作「砚」，毚與㔾通，所以，鑱石是砭石的一種別名[11]。這一推論是可信的。按：鑱與砭的古音同屬談部，且同為開口呼，兩者疊韻，發音相似，有互借的可能。另據新校正《素問・寶命全形論》引全元起注：「砭石者，是古外治之法，有三名：一針石，二砭石，三鑱石，其實一也。古來未能鑄鐵，故用石為針，故名之針石……黃帝造九針以代鑱石」[12]，《素問・湯液醪醴論》：「必齊毒藥攻其中，鑱石針艾治其外也」[13]，針艾之外的「鑱石」，應當是指「以石刺

[9] （漢）司馬遷，《史記》，第 2811 頁。

[10] （漢）司馬遷，《史記》，第 2816 頁。

[11] 山田慶兒，〈針灸的起源〉，收入其著《中國古代醫學的形成》，臺北：東大圖書公司，2003 年，第 81–82 頁。

[12] （宋）高保衡、林億等，《黃帝內經》，光緒三年浙江書局據明武陵顧氏影宋嘉祐本刻，卷八。

病」(《說文・金部・砭》)的砭石。又，周秦文獻中將刺破血脈或癰腫時寫作「彈」。「秦醫雖善除，不能自彈也。」[14]「夫痤疽之痛也，非刺骨髓，則煩心不可支也；非如是，不能使人以半寸砥石彈之。」[15]「夫彈痤者，痛飲藥者苦。」[16]按：彈古音屬定紐元部，鑱在崇紐談部，根據音韻學上「古無舌上音」的規律，兩者同為舌音，可視為雙聲，又同屬陽聲韻，可旁轉，為疊韻，故兩者音諧可以互假。

由此推敲，鑱最早是刺脈的石制工具，後來隨著金屬應用於醫療用具，就成為《靈樞・九針十二原》中的「鑱針」。鑱針應該是聯繫砭石與後世針灸工具的重要橋梁，在一定時期，是外治針具的統稱，或者至少應該是當時的主要外治工具。後世的針法，以補瀉針法為主流，針刺的術式漸趨複雜，工藝更為精細的毫針成為主要的針刺用具，鑱石與鑱針在後世漸棄置不用。然而，〈九針十二原〉中將鑱針列為九針之首，卻仍然表示著鑱針在針灸工具發展史上的重要地位。

二、農具的鑱與針具的鑱

查考文獻，鑱的另一重要用途是鑱土，用作農具。《廣韻・銜

---

13 田代華整理，《黃帝內經素問》，第 26 頁。

14 (戰國) 韓非著，鄭之聲、江濤編著，《韓非子》，第 172 頁。

15 (戰國) 韓非著，鄭之聲、江濤編著，《韓非子》，第 303–304 頁。

16 (戰國) 韓非著，鄭之聲、江濤編著，《韓非子》，第 403 頁。

韻》:「鑱，吳人云犁鐵。」[17]《廣韻·鑑韻》:「鑱，鑱土具。」[18]、元·王禎《農書》卷十三:「長鑱，踏田器也。比之犁鑱頗狹。制為長柄……柄長三尺餘，後偃而曲，上有橫木如拐。以兩手按之，用足踏其鑱，柄後跟，其鋒入土，乃捩柄以起墢也……古謂之踉櫂，今謂之踏犁，亦耒耜之遺制也。」[19]清·郝懿行《證俗文》卷三:「今東齊呼枱下鐵葉為犁，犁下鐵刺土者為鑱。」[20]

農耕者與醫家所用工具居然名稱相同，其間是否存在著內在互相影響的因素呢？農具鑱的形制如何呢？農業科技史家徐中舒先生考證了古農具耒耜的形制，認為傳世古錢幣圜足布、方足布、尖足布者，即古農具的仿製品，其形見下圖（圖1）[21]，

---

[17] （宋）陳彭年等撰，《廣韻》（上冊），上海：商務印書館，1912年，第134頁。

[18] （宋）陳彭年等撰，《廣韻》（下冊），上海：商務印書館，1912年，第147頁。

[19] （元）王禎，《農書》，北京：中華書局，1956年，第182頁。

[20] （清）郝懿行撰，《證俗文·卷三》，揚州：廣陵書社，2003年，本卷第30頁。

[21] 徐中舒，〈耒耜考〉，原發表於1930年《國立中央研究院歷史語言研究所集刊》第二本第一分冊，本節引自《農業考古》，1883年第1期，第65頁。

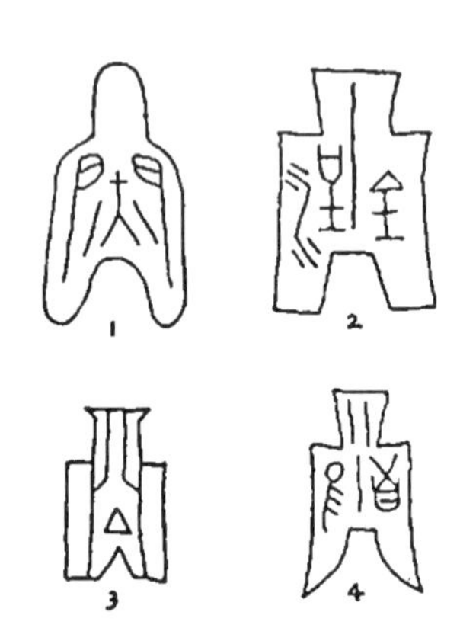

圖 1：1.圓足布；2.／3.方足布；4.尖足布

《考工記・匠人》鄭玄注：「古者耜一金，兩人併發之……今之相歧頭兩金，象古之耦也。」[22] 亦即古農具在早期並非歧頭，而是只有一個扁闊用以掘地的頭。這樣的形制，與「頭大末銳」的鑱針就很相似了。如果查考後世對鑱針的繪圖，鑱針的形制與未歧頭的耒耜可能只有大小的不同。筆者曾詢問膠東半島一帶的農人，當地直呼犁地的鐵制犁頭為「chan（鑱）頭」，其形亦是「頭大末銳」。

又《靈樞・九針論》中：「鑱針者，取法於巾針，去末半寸卒銳之，長一寸六分。」[23] 巾針是什麼，古今未詳其義。按：《靈

---

22 《十三經注疏》整理委員會整理，《十三經注疏・周禮注疏》，北京：北京大學出版社，1999 年，第 1157 頁。

23 田代華等整理，《靈樞經》，第 158 頁。該本中為「取法於布針」，據河北中醫學院《靈樞經校釋》改，該本以四部叢刊影印明趙府居敬堂刊本為底本，並參考多種《靈樞經》版本校勘，見河北中醫學院，《靈樞經校釋

樞・九針論》中九針有取法於「絮針」、「綦針」者，兩者當與織物有關。巾為束髮之物，《玉篇・巾部》：「巾，佩巾也，本以拭物，後人著之於頭。」[24]，「巾針」是否即是束巾持冠的器物，證據不足，存考。又《說文》：「布，从巾，父聲。」[25] 圖 1 刀布之形制與古農具相類，則「巾針」是否是一種形制類似於刀布的工具？俟後人考證。

由此，從形制上看，鑱針當與農具耒耜十分相似。不僅如此，針灸的早期方法是刺脈，用鑱針刺脈與用耒耜刺土是否有聯繫？醫學器械與農具形似的背後是否有著共同的理念基礎？

三、鑱針與經脈思想

「鑱血脈」是早期針刺的主要手段，鑱石亦是與經脈及腧穴密切相關的一種技術工具。而如今我們能夠回溯到的最早關於脈的文獻恰是一篇農業文獻：

> 《國語・周語上》：夫民之大事在農……古者，太史順時覛土，陽癉憤盈，土氣震發，農祥晨正，日月底於天廟，土乃脈發。先時九日，太史告稷曰：「自今至於初吉，陽氣俱蒸，土膏其動。弗震弗渝，脈其滿眚，穀乃不殖。」[26]

(第 2 版)》，北京：人民衛生出版社，2009 年，第 781 頁。

[24] (梁) 顧野王，《宋本玉篇》，第 498 頁。

[25] (漢) 許慎撰，《說文解字》，第 160 頁。

太史，大約是精通地理物候方面的專家，覛土，是觀測地表的意思。該篇文獻所記史事係周宣王時期，太史根據季節觀測土地，然後根據地脈的氣的情況決定耕作農事。認為「陽氣俱蒸，土膏其動」，需要及時耕作來疏泄地氣，否則會影響穀物的收成。

經脈概念形成的早期，古人對經脈形態的認識除了對身體的觸診與解剖之外，與自然界的溝渠互相比附也是認識經脈形態的重要方法。由《靈樞・刺節真邪》中的一段文字可見這一天人同構的觀念對古人認識「脈」的影響：「當是之時，善行水者，不能往冰；善穿地者，不能鑿凍；善用針者，亦不能取四厥；血脈凝結，堅摶不往來者，亦未可即柔。故行水者必待天溫冰釋，穿地者必待凍解，而水可行、地可穿也。人脈猶是也。」[27]

由此，經脈不僅在形態上與地脈相類，在生理上亦是受到地脈流行其氣疏泄為良好狀態的觀念影響。氣的壅滯不通成為地脈與經脈的共同的病態。這種思維傾向甚至影響到國家與民眾的領域：「夫民氣縱則底，底則滯，滯久而不振，生乃不殖。其用不從，其生不殖，不可以封。」[28] 掘地耕作的工具當是鑱或耒耜一類的農具，在同一種思維方式下的人體經脈的疏通工具，以農具的鑱直接賦形而來是很容易接受的思維。同時，「陽氣俱蒸，土膏其動」，然後以工具疏泄之，而鑱針在〈九針十二原〉中作用為「去瀉陽氣」，醫療用具與農具不僅形制相類，而且疏泄陽氣的作

---

[26] 上海師範大學古籍整理組校點，《國語》，第 15–17 頁。

[27] 田代華等整理，《靈樞經》，第 149 頁。

[28] 上海師範大學古籍整理組校點，《國語》，第 567 頁。

用亦相似，只是作用的對象不同。

所以，鑱針不僅是針具在某一特定時期的代表，而且揭示了早期人們對經脈的形態、生理、病理與治療的基本思想。脈與地脈形態相類，其常態當然是以通行為順，而以壅塞不通為病態，而泄氣通脈的工具，是與農具形制與功能相類的鑱。

四、小 結

針具的由來有多種假說，農具、兵器、縫紉器具、宰膳用具等都可能是針具的來源[29]。筆者認為，農具作為針具肇始的可能性較大，不僅僅是因為形制相似，更重要是經脈與地脈概念的互通，才促使針具的形制與功能由農具導源。

鑱是刺的意思，也是早期農耕時代用以刺土開掘的尖銳工具。古者，太史觀測地表，發現陽氣蒸騰，土膏其動，便令農耕者疏通地脈，認為這樣才會令穀物蕃熟。由於地脈與人體經脈形態上的相似性，促使掘土疏泄陽氣這一理念影響到功能領域，仿製類似於刺土之鑱的工具製作刺脈之鑱，以疏泄人體的陽氣，令脈氣通達，當是最為直接的思維。這一思維方向漸成為後世針灸醫學的重要治療理念。

在金屬未得到廣泛應用的時候，無論是農具還是醫療用具大都為石製的。又經考查，鑱石與砭石其實一也，是早期外治的代

---

[29] 李建民，《發現古脈》，第 233–248 頁。

表工具。當金屬應用廣泛，金屬之鑱，即是鑱針自然成為針刺的主要工具，〈九針十二原〉中將其列為九針之首，恐怕是鑱針在實際應用中重要性的暗示。同時，鑱針的由來與地位的發現亦揭示了早期醫者對經脈形態、生理、病理認識的思維取向，決脈通行的觀念亦由此引發。

第二節　「損益」思想與針刺補瀉

《內經》時代金屬針具已經廣泛應用了，以精細金屬針具為基礎的複雜補瀉方法業已形成。同時，作為《內經》中最為重要的治療方法，針刺補虛瀉實的治療思想不僅是後世針灸治則的淵藪，也奠基了中醫學最基本的治療原則。今日之臨床，補虛瀉實仍然是最具中醫學思維特徵的原則之一。

虛者補之，實則瀉之，這一極具直觀性的治療觀念，似乎不必要去深究其思維來源。然而，越是平平無奇的地方往往越值得探索。有學者[30]指出，針刺補瀉的指導思想基於中國古代「損有餘，益不足」的哲學觀點。技術思想離不開社會哲學思想的背景，這一推斷顯然是合理的。但「損有餘，益不足」的思想在早期社會中地位如何，又如何成為針刺補瀉的依據？在補瀉刺法賴以實

---

[30] 趙京生，《針灸經典理論闡釋（修訂本）》，第 112 頁。

施的金屬針具發明之前，早期的醫學治療實踐中存在補瀉嗎？是金屬針具催生補瀉刺法，還是補瀉思想借助金屬工具表達呢？

對於補瀉，過去我們較為關注其具體術式，然而，對這一於針灸理論與臨床都至關重要的範疇，缺乏對其思想肇始的深度理解，僅談論技術層面上的操作術式，則不免失去了根基。

一、損益的思想

古人對於符合自然界本質特徵的規律稱之為「天之道」。「損有餘，益不足」即是這樣一個終極規律：

> 天之道，其猶張弓歟？高者抑之，下者舉之；有餘者損之，不足者補之。天之道，損有餘而補不足。人之道則不然，損不足以奉有餘。（《老子・第七十七章》）[31]
>
> 天之道，裒多益寡，地之道，損高益下。（《文子・卷六》）[32]

這種認識源於古人對自然現象的觀察。中國地理上西北高東南低的地理特徵與星體西移的天文現象被古人以神話描述：

[31] （漢）河上公注，嚴遵指歸，（三國）王弼注，劉思禾校點，《老子》，上海：上海古籍出版社，2013 年，第 204 頁。

[32] （春秋）辛妍著，（元）杜道堅注，《文子》，上海：上海古籍出版社，1989 年，第 47 頁。

天之道，抑高而舉下，損有餘奉不足，江海處地之不足，故天下歸之奉之。(《文子・卷三》)[33]

〔天不足〕於西北，其下高以強；地不足〔於東南，其上低以弱。不足於上〕者，有餘於下；不足于下者，有餘於上。(《郭店楚簡・太一生水》)[34]

昔者共工與顓頊爭為帝，怒而觸不周之山。天柱折，地維絕。天傾西北，故日月星辰移焉；地不滿東南，故水潦塵埃歸焉。(《淮南子・天文訓》)[35]

古代思想世界向來是以「天」作為基本參照的，自然界具體的現象規律漸漸昇華為具有普遍性的觀念。在天人同構的思維邏輯下，這些觀念自然成為古人對社會與人體亦須遵循的規律。「損有餘益不足」的「天之道」由此便成為社會規範與人體生理解釋的依據：

天之道，損有餘而補不足。人之道則不然，損不足以奉有餘。(《老子・第七十七章》)[36]

大夫各運籌策，建國用，籠天下鹽鐵諸利，以排富商大賈，

---

33 (春秋) 辛妍著，(元) 杜道堅注，《文子》，第 20 頁。

34 李柏武、石鳴著，《郭店楚簡》，北京：中國三峽出版社，2009 年，第 65 頁。

35 (漢) 劉安撰，《淮南子》，第 17 頁。

36 (漢) 河上公注，嚴遵指歸，(三國) 王弼注，劉思禾校點，《老子》，第 204 頁。

> 買官贖罪，損有餘，補不足，以齊黎民。是以兵革東西征伐，賦斂不增而用足。夫損益之事，賢者所睹，非眾人之所知也。(《鹽鐵論・輕重》)[37]
>
> 天不足西北，故西北方陰也，而人右耳目不如左明也。地不滿東南，故東南方陽也，而人左手足不如右強也。(《素問・陰陽應象大論》)[38]

要之，「損有餘益不足」在早期的中國社會中被作為一種不證自明的公理，損與益作為一對相互對立的概念範疇，其應用領域非常廣泛。同時，損益的關係並非簡單的相互對立，善於思辯的古代哲學家將兩者關係作了進一步發揮，兩者凝煉成《周易》中的一對卦象。一般認為〈損〉、〈益〉為二卦，有學者研究，該篇稱「〈損〉、〈益〉一卦」，其中的「一」非「二」之誤，古代易學是以〈損〉、〈益〉為一卦的。孔子告戒弟子，要通過正反觀察〈損〉、〈益〉一卦，領會吉凶禍福同出於一個卦象，從而明白吉凶相伏、禍福相倚的道理[39]。同時，古人將損益視為相互依存的辯證關係，二者互為依據，互相轉化，損益的目的是一致的，即達到一種平和的狀態，從此意義上說，「損益一也」。如《文子・卷第十二》：「天地之道，極則反，益則損，故聖人治弊而改制，

---

37 (漢) 桓寬著，《鹽鐵論》，上海：上海人民出版社，1974 年，第 31 頁。

38 田代華整理，《黃帝內經素問》，第 12 頁。

39 劉彬，〈論帛書〈要〉篇「〈損〉〈益〉說」的兩個問題〉，《中國哲學史》，2008 年第 2 期，第 17–20 頁。

事終而更為，其美在和，其失在權。」[40]《淮南子・泰族訓》：「天地之道，極則反，盈則損。五色雖朗，有時而渝；茂木豐草，有時而落；物有隆殺，不得自若。」[41]

總之，損益是古人在對自然界的觀察基礎上總結出的一對概念範疇，二者對立而又相互依據。這一觀念深深植入了古代中國的思想風土之中。

二、損益與中醫治療思想

「損有餘益不足」的觀念被較為廣泛且深入地引入到醫學思想中，漢代的知識分子甚至可以較為熟練地應用其原理說明扁鵲的醫療思想，並進一步引申到社會分配領域：

> 文學曰：「扁鵲撫息脈而知疾所由生，陽氣盛則損之而調陰，寒氣盛則損之而調陽，是以氣脈調和，而邪氣無所留矣。夫拙醫不知脈理之腠，血氣之分，妄刺而無益於疾，傷肌膚而已矣。今欲損有餘，補不足，富者愈富，貧者愈貧矣。嚴法任刑，欲以禁暴止奸，而奸猶不止，意者非扁鵲之用針石，故眾人未得其職也。」（《鹽鐵論・輕重》）[42]

---

40 （春秋）辛妍著，（元）杜道堅注，《文子》，第 97 頁。

41 （漢）劉安撰，《淮南子》，第 153 頁。

42 （漢）桓寬著，《鹽鐵論》，第 31 頁。

醫學典籍中多見以損益作為治療原則的論述：「皮肉筋脈，各有所處，病各有所含（舍），針各有所宜，各不同形，各以任其所宜，無實實，無虛虛，無損不之（足）而益有餘，是謂重病，病益甚。」（《太素・九針要道》）[43]「損有餘，益不足，反者益甚。」（《靈樞・寒熱病》）[44]又《素問・奇病論》中引《刺法》曰：「無損不足，益有餘，以成其疹」[45]，《素問・調經論》同樣引用同一篇古文獻《刺法》：「余聞《刺法》言，有餘瀉之，不足補之」[46]，這裡「無損不足，益有餘」的表達已置換成「有餘瀉之，不足補之」了，在《內經》中補瀉與損益，無論在語境還是在詞彙的意義上，基本上可以互換，醫學文獻中對於損益的表述，漸漸轉化為補瀉。在早期中醫學治療手段中，無論針刺抑或湯液，均較早應用了補瀉的原則，如：「伯高曰：補其不足，瀉其有餘，調其虛實，以通其道而去其邪。飲以半夏湯一劑，陰陽已通，其臥立至。黃帝曰：善。此所謂決瀆壅塞，經絡大通，陰陽和得者也。」[47]

但是，《內經》中涉及的主要治法乃是針刺，補瀉作為刺法的重要理念在《內經》中尤為突出，「虛實之要，九針最妙，補瀉之

---

43 李克光、鄭孝昌主編，《黃帝內經太素校注》，北京：人民衛生出版社，2005 年，第 629 頁。

44 田代華等整理，《靈樞經》，第 60 頁。

45 田代華整理，《黃帝內經素問》，第 92–93 頁。

46 田代華整理，《黃帝內經素問》，第 116 頁。

47 田代華等整理，《靈樞經》，第 136 頁。

時，以針為之。」[48] 而且，《內經》有大量有關補虛瀉實針法的敘述，並形成了複雜的補瀉針法術式，此不贅述。

「損益」在哲學層面上的統一關係對醫學思想的影響不顯著，畢竟醫學治療作為一種技術手段，不可能完全與哲學概念相契合。有個別《內經》的篇章援用了「損益相從」的概念：「黃帝問曰：太虛寥廓，五運回薄，衰盛不同，損益相從，願聞平氣何如而名？何如而紀也？」（《素問・五常政大論》）[49]

三、針刺補瀉思想

回到導語中的問題，補瀉的術式，需要金屬工具的依託，但是在金屬針具普遍運用之前，是否存在補瀉的方法呢？出土張家山漢簡《脈書》的二段文字：

> 治病者，取有徐（餘）而益不足，故氣上而不下，則視有過之脈，當環而久（灸）之。病甚而上於環二寸益為一久（灸）。氣一上一下，當郄（郄）與胕（跗）之脈而砭（砭）之。[50]
>
> 脈盈而洫之，虛而實之，諍（靜）則侍（待）之。[51]

---

[48] 田代華等整理，《靈樞經》，第 2 頁。

[49] 田代華整理，《黃帝內經素問》，第 145 頁。

[50] 張家山二四七號漢墓竹簡整理小組編，《張家山漢墓竹簡（二四七號墓）》，第 244 頁。

「治病者，取有餘而益不足」，損益的思想在《脈書》中已經成為治療原則了，接下來的文字，闡述了兩種治法：灸法與砭法，明顯有補瀉的觀念。更為重要的是，《脈書》的「取有餘而益不足」已不僅僅限於中醫學的一般治療原則補虛瀉實了，因為治療的對象是「脈」。同時，脈的「盈虛」作為「洫之」與「實之」的依據。洫為溝渠，這裡是用作疏通之義。另外比較張家山《脈書》與《靈樞・官針》兩段有關聯的文字：

> 《脈書》：砭（砭）有四害，一曰農（膿）深而砭（砭）淺，胃（謂）之不還；二曰農（膿）淺而砭（砭）深，胃之泰（太）過；三曰農（膿）大而砭（砭）小，胃（謂）之澰（斂），澰（斂）者惡不畢；四曰農（膿）小而砭（砭）大，胃（謂）之泛，泛者傷良肉殹。[52]
>
> 《靈樞・官針》：病淺針深，內傷良肉，皮膚為癰；病深針淺，病氣不瀉，反為大膿。病小針大，氣瀉太甚，疾必為害；病大針小，氣不泄瀉，亦復為敗。夫針之宜。大者大瀉，小者不移。[53]

---

[51] 張家山二四七號漢墓竹簡整理小組編，《張家山漢墓竹簡（二四七號墓)》，第 243 頁。

[52] 張家山二四七號漢墓竹簡整理小組編，《張家山漢墓竹簡（二四七號墓)》，第 244 頁。

[53] 田代華等整理，《靈樞經》，第 22 頁。

前者當為後者的祖本，從而提示了砭法向針法的過渡，而簡文中的砭法效應在《靈樞》中以「氣瀉」來表述，亦說明簡文中的砭法被認為是「瀉」，亦即上文中與「實之」對舉的「洫之」。可見，《脈書》中的損益已經具體到根據脈的虛實狀態，對「脈」施以不同的治療手段以「取有餘而益不足」了，這一思想可以說是《內經》中針刺補瀉的先聲。

從「損有餘益不足」的一般治療原則，到對「脈」進行具體砭灸施治以補瀉的過程中，脈診起了重要的橋梁作用。進一步可以設想，當脈診實踐遇到損益思想，觀念的影響令古人在脈診實踐中主動探求脈之盈虛，又在脈之盈虛的診斷基礎上，對脈施以砭灸以「損有餘益不足」，在金屬工具發明並廣泛使用之後，繼而發明了複雜的針刺補瀉術式。

四、結　語

損益是中國古代一般社會觀念中彼此對立而又統一的範疇。古人根據對天文地理等現象的觀察，認為天傾西北，地陷東南，日月西行，江河東流是「損有餘益不足」的「天之道」。古人將「天之道」作為終極依據，以規範社會分配制度，同時醫學中用以解釋補虛瀉實的治療方法及其機理。補虛瀉實的原則在早期中醫學針刺、砭灸與湯液等諸治中均有體現，而在針刺臨床中表現最為突出。《內經》中已經形成了針刺補瀉的具體操作術式，但補瀉的思想卻在出土醫學文獻中即有啟源。損益在哲學層面上尚有彼此統一，可以互相轉化的性質，《內經》中亦有「損益相從」的記述，但這一觀念對醫學思想影響不顯著。

《內經》中針刺補虛瀉實的依據多來自脈診，按照一般的思維邏輯，當是先有了對脈的虛實體察，然後才會產生針刺的補瀉觀念。然而經本節分析，筆者設想：是在「損有餘益不足」思想影響下，古代醫者才會去探求脈的虛實，後又借助金屬針具的發明，才漸漸形成了針刺補瀉的操作術式。一般觀念對技術的影響可謂深矣。

第三節　守神、本神、治神

「神」作為先秦重要哲學範疇，其哲學意義與一般觀念對《內經》理論中「神」相關概念有著深入的影響。筆者試從古代「神」的觀念出發，探討針刺臨床的重要原則「守神」的理論內涵，並兼及《內經》中「治神」、「本神」等「神」相關概念的形成觀念基礎。

一、古代「神」的觀念

「神」字源於「申」，係閃電的象形，申是「電」的本字，該字源被大多數學者所認可[54]。由於古人對於電這種自然現象感到神秘，認為是由「神」所主宰，或者是「神」的化身。神從一開始就與神秘的自然現象有關，本義為莫測的變化，《周易・繫辭上傳》云：「陰陽不測之謂神」，王弼、韓康伯注云：「神也者，變化之極，妙萬物而為言，不可以形詰者也，故曰陰陽不測。」[55]《素問・天元紀大論》亦直接援引此語：「故物生謂之化，物極謂之變，陰陽不測謂之神，神用無方謂之聖。」[56]面對「陰陽不測」的萬物，古人一方面積極地探索其中的必然規律；另一方面將「神」置於高壇而頂禮膜拜。具化與抽象，科學認識與原始崇拜相融合，「神」漸成為天地間至高無上的法則。「神」本來與自然界有關，所以，神與天的觀念極其相似，二者重合形成了「天神」的觀念。許慎徑言：「神，天神，引出萬物者也。」（《說文・示部》）[57]朱熹亦曰：「天曰神」（《論語・述而》「禱爾於上下神祇」朱熹集注）[58]。

在一般語境中「天神」多被人格化，但《內經》時代的醫生基本上是反對人格化的神靈觀念的，「拘於鬼神者，不可與言至德」[59]；《史記・扁鵲傳》中亦語：「信巫不信醫，六不治也」[60]，

---

54 見於省吾主編，《甲骨文字詁林》，北京：中華書局，1996年，第1172頁。

55 《十三經注疏》整理委員會整理，《十三經注疏・周易正義》，北京：北京大學出版社，1999年，第272頁。

56 田代華整理，《黃帝內經素問》，第128頁。

57 （漢）許慎撰，《說文解字》，第8頁。

58 （宋）朱熹集注，郭萬金編校，《論語集注》，北京：商務印書館，2015年，第156頁。

所以本節不討論人格化的神靈或鬼神。這裡的天神，是自然界的法則，或者說是自然界萬物變化的內在根據。從某種意義上說，「神是天之別體」(《禮記・禮器》「鬼神之祭」孔穎達疏) [61]。這個「神」，與《老子》的「道」概念很接近了。其實，在先秦時代，神、天、道等用語概念常互相交叉，其實質都是古代哲學家對天人關係的內在規律，自然萬物普遍法則的表達。在《內經》中神的本層涵義多被表達為「神明」。「天地之動靜，神明為之綱紀」(《素問・陰陽應象大論》) [62]。

「神」無形無象，獨立不改，卻又支配著天地間的萬般變化，具化而言之，即是萬物的主宰。《莊子・齊物論》中將其稱為「真宰」或「真君」。由此，筆者將古人「神」的觀念表述為三個方面：莫測之變化、天地的法則、萬物的主宰。

二、守　神

「粗守形，上守神」[63]。此語一出，「守神」即成為針灸醫者百世不移的臨床追求，而今依然。然而，對於「守神」的理解，

---

59 田代華整理，《黃帝內經素問》，第 23 頁。

60 (漢) 司馬遷，《史記》，第 2794 頁。

61 《十三經注疏》整理委員會整理，《十三經注疏・禮記正義》，北京：北京大學出版社，1999 年，第 720 頁。

62 田代華整理，《黃帝內經素問》，第 12 頁。

63 田代華等整理，《靈樞經》，第 1 頁。

自古以降，均沒有詳細的探析，其原因是對「神」這一概念範疇缺乏深入認識。

㈠古今對「守神」的理解

《靈樞・小針解》應是最早對「守神」作出解釋的文獻，由於同被收錄於《靈樞》，所以本篇的解釋亦被歷代醫家奉為經典。篇中言：「上守神者，守人之血氣有餘不足，可補瀉也。」[64] 觀歷代《內經》注家，對「守神」的注解多宗《靈樞・小針解》：

> 楊上善：守血氣中神明，故工也（《太素》「上守神」作「工守神」）。（《太素・九針要解》）[65]
> 張介賓：上工察神氣於冥冥也。（《類經・九針之要》）[66]
> 張志聰：上守神者，守血氣之虛實而行補瀉也。（《靈樞集注・九針十二原》）[67]
> 馬蒔：上工則守人之神，凡人之血氣虛實，可補可瀉，一以其神為主。（《黃帝內經靈樞注證發微・九針十二原》）[68]

其中，張志聰與馬蒔的注解，直接遵循〈小針解〉，楊上善提

---

[64] 田代華等整理，《靈樞經》，第 9 頁。

[65] 李克光、鄭孝昌主編，《黃帝內經太素校注》，第 634 頁。

[66] （明）張景岳，《類經》，第 615 頁。

[67] （清）張隱庵集注，《黃帝內經靈樞集注》，第 2 頁。

[68] （明）馬蒔著，王洪圖、李硯青點校，《黃帝內經靈樞注證發微》，第 3 頁。

出「守血氣中神明」，將「神」理解為神明，但未對神明作進一步的解釋。除卻張介賓略有些語焉不詳的注解外，歷代對「守神」的解釋，多未離氣血變化的層面，忠實於〈小針解〉的主旨，亦未對「守神」的確切涵義作出更為深入的解答。

現代醫者對「守神」解釋漸呈多元，中醫院校教材《針灸醫籍選讀》的解釋：「上守神，指要把握病人的氣血變化，神即血氣，古人看來，氣血是人體生命的根本，病人的疾病均可反映到氣血變化上來，針刺就是要了解病人氣血變化情況，以判斷疾病的虛實。」[69] 此觀點與古代醫家一脈相承，與《靈樞・小針解》的解釋相去未遠。但教材中將神直接理解為血氣，似非真詮。而更多醫者對於「守神」的理解多與「治神」、「本神」等同，將「神」理解為精神活動。談到針刺「守神」，多理解為精神集中，心無旁騖，用心體察針下感覺與病人反應等，臨床中更有醫者將「神」延伸到患者之神與醫者之神的兩重含義，此與《靈樞・九針十二原》篇中「守神」的確切涵義大相逕庭。

《靈樞・小針解》之「守人之血氣有餘不足」，在當時的語境十分明確，這裡的「守神」是通過脈診實現的，可稱之為「脈神」。

㈡脈　神

醫家雖言「神」，但是沒有對「神」產生崇拜，反而不斷努力

---

[69] 吳富東主編，《針灸醫籍選讀》，北京：中國中醫藥出版社，2003 年，第 22 頁。

去探求「神」的客觀指徵。早期的醫學實踐中，通過對脈的診察以找尋「神」的規律，就是典型的例子。早期的脈與後世的經脈概念不同，在很大程度上，早期的脈是指可以度量與切循的具體組織。而且，脈診與針刺是密切相關的，在中醫理論的形成階段，診察之脈與經脈之脈是同一所指[70]。脈變動不居的微妙狀態，符合古人對「神」的認識，可將這一狀態命名為「脈神」，即脈的微妙變化。對脈的微妙變化的觸診與體察，就是「守神」。古人通過「守神」診察到什麼具體的內容呢？又對臨床有什麼樣的啟示呢？

「守神」的直接對象是脈，目的是探索脈的精微變化。脈是血氣之舍，脈動的原因與動力是血氣的變化，所以，診脈的實質是診察血氣之變化。由此看來，血氣的變化是「脈神」的具體內容。《靈樞・小針解》對「守神」的解釋：「守人之血氣有餘不足」，其立意根據是血氣的「有餘不足」之變化，深得「守神」之要。古人通過「守神」的脈診過程，得到了血氣「有餘不足」的結果，然後，「可補瀉也」，與針刺臨床實踐聯繫起來。這是《靈樞・小針解》解釋的思維過程。

《靈樞・九針十二原》中與「上守神」涵義與句式均相似的是「上守機」。機，本意指弩機的機括，在這裡當指「神機」，與「神」意相通。下文曰：「機之動，不離其空，空中之機，清靜而微，其來不可逢，其往不可追。」[71] 涵泳本段文意，此處的「往」「來」亦當指血氣的往來，描述對脈中血氣變化之神機十分微妙

---

[70] 相關討論見趙京生，《經脈與脈診的早期關係》，第 168–171 頁。

[71] 田代華等整理，《靈樞經》，第 1 頁。

的體察。「守機」與「守神」前後印證，文意暢達。後文又言：「凡將用針，必先診脈，視氣之劇易，乃可以治也」[72]，本句亦不離脈診，幾乎與《靈樞・小針解》對「守神」的解釋意義完全相同。

古人對脈變動不居的微妙狀態以及脈所藏血氣的精微變化難以把握，稱之為「神」，同時，古人又積極地通過脈的診察去捕捉此變化之神機，以探索氣血的虛實，確定針刺補瀉。「神」由神秘莫測漸漸可以被體察，而其變化的規律成為臨床治療的依據。這一過程即是「守神」，亦即《靈樞・小針解》之解釋：「上守神者，守人之血氣有餘不足，可補瀉也。」

三、本　神

「本神」，出於《靈樞・本神》：「凡刺之法，先必本於神」[73]。本篇的主旨是探討五臟功能與精神活動的關係，將「神」理解為精神活動當無不可。然而，該處的「神」卻不是心神。本句而下，「血、脈、營、氣、精神，此五臟之所藏也。至其淫佚離臟則精失，魂魄飛揚，志意恍亂，智慮去身者，何因而然乎」[74]，然後是岐伯對「神」淫佚離臟而致的病理變化的解釋。全篇討論了五藏與精神活動之間的病理影響。

---

72 田代華等整理，《靈樞經》，第 3 頁。

73 田代華等整理，《靈樞經》，第 24 頁。

74 田代華等整理，《靈樞經》，第 24 頁。

所以，這裡的「神」是「五藏之神」，有學者認為，「五藏神」的涵義在於把五臟看成一個整體，把神志活動（主要指認知、思維、意志過程）看成一個密不可分的整體，理解為五臟整體協調配合而完成對人精神活動的主宰作用，其形成依據與心主神相類，與古人尚中思想有關[75]。所以，「本神」之「神」的深層涵義來自萬物主宰的觀念。楊上善在《太素・知針石》中對《素問・寶命全形論》「凡刺之真，必先治神」的注解云：「凡得針真意者，必先自理五神。」[76] 據楊峰研究，楊上善對該篇的注文在注釋資源與詮釋傾向上均與《靈樞・本神》密切相關[77]。這裡的「五神」，即是《靈樞・本神》的「五藏神」。

四、治　神

「治神」在《內經》中凡兩見，均出於《素問・寶命全形論》。其一為：「凡刺之真，必先治神」[78]。王冰注曰：「專其精神，寂無動亂，刺之真要，其在斯焉。」[79] 該句下文接著闡述了針刺前具體的「治神」過程：「五藏已定，九候已備，後乃存針。

---

[75] 翟双慶、孔軍輝、王長宇，《論心主神與五臟藏神的異同》，第 9–11 頁。

[76] （隋）楊上善撰注，《黃帝內經太素》，第 329 頁。

[77] 楊峰，《〈素問〉楊王注比較與針灸理論傳承》，博士學位論文，南京中醫藥大學，2008 年。

[78] 田代華整理，《黃帝內經素問》，第 53 頁。

[79] （唐）王冰著，范登脈校注，《重廣補注黃帝內經素問》，第 190 頁。

眾脈不見，眾凶弗聞。外內相得，無以形先。可玩往來，乃施於人。」[80] 可見，「治神」的過程主要體現在精神活動，王冰所注為妥。後世乃至如今，對此多有發揮，但對神的理解多未有歧義。「必先治神」，是從心神的概念出發衍生出的術語，是針刺時的具體原則。「神」的內涵還是從主宰的意義而來，是為「心神」。楊上善氏以「自理五神」釋該處之「治神」，顯然模糊了「五藏神」與「心神」概念的區別。趙京生先生對「治神」的概念、條件、方法、目的等有專論，是迄今對針刺「治神」較為全面與深入的研究[81]。

較易有歧義的是「故針有懸布天下者五……一曰治神，二曰知養身，三曰知毒藥為真，四曰制砭石小大，五曰知腑臟血氣之診」[82]。此處「治神」與「凡刺之真，必先治神」同在一篇中出現，文句相去未遠，一般多作同一意義理解。如王冰注：「專精其心，不妄動亂也。所以云手如握虎，神無營於眾物。蓋欲調治精神，專其心也。」[83] 涵泳文句，將該處「治神」理解為治理「心神」似未得本義，二處「治神」的涵義顯然是不同的。這裡岐伯提出了五個法則，是指「寶命全形」的五個重要方面，包含養生、診斷、治療等多個方面，非獨針石然。其一曰「治神」，其二曰

---

80 （唐）王冰著，范登脈校注，《重廣補注黃帝內經素問》，第 190 頁。

81 趙京生，〈「治神」精義〉，《南京中醫學院學報》，1999 年第 7 卷第 3 期，第 164–165 頁。

82 田代華整理，《黃帝內經素問》，第 53 頁。

83 （唐）王冰著，范登脈校注，《重廣補注黃帝內經素問》，第 189 頁。

「知養身」，符合先秦哲學中形神觀的一般順序。值得注意的是楊上善的注解：「存生之道，知此五者以為攝養，可得長生也。」[84] 同時，下文楊氏又注有「玄元皇帝曰：太上養神，其次養形」。楊峰氏研究了楊上善對該段文本的注文，認為楊上善氏係從養生角度注解「治神」[85]，頗有見地。但楊上善注文又言：「魂神意魄志，以神為主，故皆名神。欲為針者，先須理神也。」又將該處之「神」與「五藏神」混淆了，與達訓僅一步之遙。其實，緊接的〈寶命全形論〉下文已經將「治神」的意義解答了，「今末世之刺也，虛者實之，滿者泄之，此皆眾工所共知也。若夫法天則地，隨應而動，和之者若響，隨之者若影，道無鬼神，獨來獨往。」作者批評了末世之刺法，認為「虛者實之，滿者泄之」而徒守「刺」法（亦可以理解為「粗守形」）則落於下乘，真正的針法是「法天則地，隨應而動，和之者若響，隨之者若影」。「法天則地」，是對「治神」的真正詮釋。結合本節前述「神」的一般觀念，此處的「神」意義層面較高，指的是自然法則。「治神」，是「寶命全形」的首要方面。

對此，高士宗的解釋亦有識見：「寶命全形者，寶天命以全人形也。形之疾病，則命失其寶，形不能全。若欲全形，必先治神，治神，所以寶命；寶命，則能全形矣。」[86]

---

84 （隋）楊上善撰注，《黃帝內經太素》，第 328 頁。

85 楊峰，《〈素問〉楊王注比較與針灸理論傳承》，博士學位論文，南京中醫藥大學，2008 年。

86 （清）高士宗，《黃帝素問直解》，第 193 頁。

五、小　結

由上可知，從古代「神」的觀念的基本內涵：莫測之變化、天地的法則，萬物的主宰出發，分別形成了《內經》中不同「神」的相關概念。其中，「上守神」指的是守脈中血氣的變化，其概念內涵係從「神」的基礎涵義「莫測之變化」引申而來。「凡刺之法，先必本於神」的「神」在〈本神〉篇中係指「五藏神」。〈寶命全形論〉中二見之「治神」內涵不同，「凡刺之真，必先治神」的「神」指「心神」，古今認識無較大分歧；「一曰治神」的「神」，其認識來源來自「神」的重要觀念：天地的最高法則，所以，「治神」是「法天則地」的養生原則。

第四節　從律管候氣到針刺候氣

得氣一向被認為是針刺取效的關鍵。今人所注重的針刺得氣，大約等同於針感，而將針感等同於得氣是民國時期才有的[87]。《內經》中對得氣一般稱之為「氣至」，所謂「刺之要，氣至而有效」[88]。氣不至，則需要「候氣」。《內經》中涉及候氣理論的主

[87] 譚源生，《民國時期針灸學之演變》，碩士學位論文，中國中醫科學院，2006年。

要篇章有：《素問・八正神明論》：「凡刺之法，必候日月星辰、四時八正之氣，氣定乃刺之。」[89]《靈樞・衛氣行》：「衛氣之在於身也，上下往來不以期，候氣而刺之奈何？」[90]《素問・離合真邪論》：「帝曰：候氣奈何？岐伯曰：夫邪去絡入於經也，舍於血脈之中，其寒溫未相得，如湧波之起也，時來時去，故不常在。」[91]三篇所述的「候氣」是否一致？其間是否有著內在的聯繫，所候的是什麼氣？

一、律管候氣

候氣不獨出現在醫學文獻中，也是一個古代天文學的名詞。我們先考查這一種似乎與醫學毫不相涉的候氣法。《史記・律書》：「王者制事立法，物度軌則，壹稟於六律，六律為萬事根本焉。」[92]在中國傳統文化中，幾乎任何領域都與律曆有關。《漢書・律曆志上》：「天地之氣合以生風，天地之風氣正，十二律定。」[93]至於天地之風氣以生律的原理，在《後漢書・律曆志》中：「夫五音生於陰陽，分為十二律，轉生六十，皆所以紀斗氣，

---

[88] 田代華等整理，《靈樞經》，第 3 頁。

[89] 田代華整理，《黃帝內經素問》，第 53 頁。

[90] 田代華等整理，《靈樞經》，第 152 頁。

[91] 田代華整理，《黃帝內經素問》，第 56 頁。

[92] （漢）司馬遷，《史記》，第 1239 頁。

[93] （漢）班固撰，（唐）顏師古注，《漢書》，第 959 頁。

效物類也。天效以景，地效以響，即律也。」[94]「天效以景，地效以響」，是天地之氣以生音律的原因，反之，可以通過聲律以候天地之氣。以律候氣的工具是律管，即是一種樂器，所候之氣是天之節氣。律管候氣的由來很久，1980年代中期，河南省舞陽縣的賈湖新石器時代遺址出土了二十二支用丹頂鶴腿骨製作的骨笛，製作年代迄今逾九千年[95]。

以律候氣是為了授時。授時則是貫穿整個古代社會生活的核心，準確地授時不僅直接關係到農業生產，而且是統治者代天行令的證明。古來授時的方法有多種：觀星、物候、測景、候氣等，都是早期巫史的工作。觀察天道的儀器，當是以圭表之類的儀器，而對地氣的測定則需要樂器，所謂「天效以景，地效以響」。

律管候氣與中醫學中針刺候氣的內在聯繫，以下將詳細論述。但古來醫書中鮮見對律管候氣的說明。惟張介賓《類經圖翼・律原・候氣辨疑》對此有記述：

> 候氣之說，古之所無，埋管飛灰以候十二月之氣，不經之談也，學者惑之久矣，自宋元以來，諸儒皆未嘗辨論，近賴本朝二三儒臣，漸得辨明，今採其略，以解後世之疑，或有不無少補者。[96]

---

94 （宋）范曄撰，（唐）李賢等注，《後漢書》，北京：中華書局，1965年，第3016頁。

95 蕭興華，〈中國音樂文化文明九千年——試論河南舞陽賈湖骨笛的發掘及其意義〉，《音樂研究》，2000年第1期，第3–14頁。

> 又按劉氏《樂經元義》曰：六律為陽，陽數九而始於子，故黃鐘象陽，以次而短，至無射而極；六呂為陰，陰數六而始於未，故林鐘象陰，以次而短，至仲呂而極。此十二律取象取義於十二月之微旨也。後世既不識月令肇造之原，又不識聖王造律簡易之心，遂以十二律為神物，真可以通天地而合神明。[97]

張氏以律管候氣，「古之所無，為不經之談也」，但又說：「此十二律取象取義於十二月之微旨也」，承認十二律取義於十二月。殊不知，十二律候十二時節的微旨正是古人所信奉的，以十二律為神物，可以通天地合神明，這一制律思想已經滲透到醫學觀念中來。

二、候氣、望氣、風占

古籍中常風氣同用，候管所候不同時節的氣，實際上就是不同時節的風。由十二律候十二月的節氣，因古音有陽律陰呂的不同，所以，古制是十二律應二十四節氣之變，馮時認為，這是在一種更原始的形式基礎上發展起來的。原始的候氣形式很可能是在陰陽律管數量相等的情況下以律呂匹配主候一氣。準確地說，古人最初的做法應是用四律四呂八律管主候四氣，而後用八律八

96　(明) 張介賓，《類經圖翼》，北京：人民衛生出版社，1965 年，第 417 頁。

97　(明) 張介賓，《類經圖翼》，第 418 頁。

呂十六律管主候八節，八節即所謂八風[98]。

《靈樞・九宮八風》、《呂氏春秋》、《淮南子》、《史記》篇中均有對八風的記述，查證之，八風名稱不同：

表 2：不同文獻中的八風

	東北	東方	東南	南方	西南	西方	西北	北方
《靈樞・九宮八風》	凶風	嬰兒風	弱風	大弱風	謀風	剛風	折風	大剛風
《呂氏春秋・有始覽》	炎風	滔風	熏風	巨風	淒風	飂風	厲風	寒風
《淮南子・墬形訓》	炎風	條風	景風	巨風	涼風	飂風	麗風	寒風
《史記・律書》	條風	明庶風	清明風	景風	涼風	閶闔風	不周風	廣莫風

看一下《靈樞・九宮八風》的記述：「是故太一入徙，立於中宮，乃朝八風，以占凶吉也。……此八風皆從其虛之鄉來，乃能病人。」[99]山田慶兒氏考證：《靈樞》的八風與兵家之風占一脈同源，認為《靈樞》中「能病人的八虛風」的病理原亦與兵家風占的主客勝負有關，此是醫家之風占，可能是兵家風占派生的支流[100]。張介賓語：「與冬至登臺望雲物以占吉凶，蓋同一意也」[101]，頗有識見。按《說文・人部》：候，伺望也[102]。候的基本

---

98 馮時，《中國天文考古學》，第 267 頁。

99 田代華等整理，《靈樞經》，第 156 頁。

100 （日）山田慶兒，《古代東亞哲學與科技文化——山田慶兒論文集》，第 283–285 頁。

涵義即是望，秦漢典籍中用例多矣，不贅述。候氣與望氣、風占的目的也是一致的，無非是占候凶吉，在兵家常用，如《史記·律書》:「（六律）於兵械尤所重，故云『望敵知吉凶，聞聲效勝負』，百王不易之道也。武王伐紂，吹律聽聲，推孟春以至於季冬，殺氣相並，而音尚宮。同聲相從，物之自然，何足怪哉？」[103]

候氣、風占等技術的目的相同，但操作上或有不同，用律管候氣是一法，登臺望氣是一法，閉戶計算也是一法。閉戶占算所用的工具是占盤，1977 年，安徽省阜陽縣的西漢汝陰侯墓，出土了天文學與占星術用的三種器具[104]，其中包括太一九宮占盤。由方形的天盤支撐著地盤組成，天盤上有數字排列，占盤上根據方位有一些文字，據山田氏考查，占盤上的文字與《靈樞·九宮八風》中太一遊居的相關內容非常相似，甚至可以將〈九宮八風〉徑視為太一九宮占盤的解說，或者說不定完全取材於當時有關這種占法或占盤的文章[105]。

結合前面所述，《靈樞·九宮八風》確是與古代占術關係密切。太一之神在一年中八個時段分居八宮，將時間與方位結合起

---

[101] （明）張介賓著，《類經圖翼》，第 419 頁。

[102] （漢）許慎撰，《說文解字》，第 165 頁。

[103] （漢）司馬遷，《史記》，第 1240 頁。

[104] 安徽省文物工作隊等，〈阜陽雙古堆西漢汝陰侯墓發掘簡報〉，《文物》，1978 年第 8 期，第 12–31 頁。

[105] （日）山田慶兒，《古代東亞哲學與科技文化——山田慶兒論文集》，第 271 頁。

來，實際表現了古代的一種宇宙圖式。以《靈樞・九宮八風》為代表的篇章，將這一圖式引入到人體的疾病與治療理論中來。

三、八風、八節與身形

《靈樞・九宮八風》篇在《太素》有同名篇，不同的是《太素》中繪有九宮八風圖，該圖將人體的九個部位分別配屬九宮[106]：

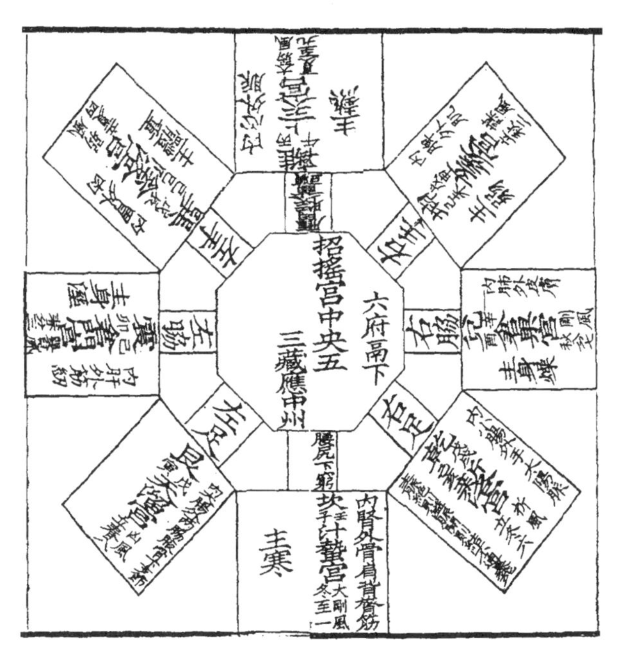

圖 2：九宮八風圖

《靈樞・歲露論》:「人與天地相參也，與日月相應也。」[107]

[106] （隋）楊上善撰注，《黃帝內經太素》，第 527 頁。

[107] 田代華等整理，《靈樞經》，第 162 頁。

四時八風的宇宙時空觀與人體被機械地聯繫起來，圖 2 人體部位與九宮配屬的文字說明在《靈樞・九針論》：

> 請言身形之應九野也，左足應立春，其日戊寅己丑；左脅應春分，其日乙卯；左手應立夏，其日戊辰己巳；膺喉首頭應夏至，其日丙午；右手應立秋，其中戊申己未；右脅應秋分，其日辛酉；右足應立冬，其日戊戌己亥；腰尻下竅應冬至，其日壬子。六腑、膈下三臟應中州，其大禁，大禁太一所在之日及諸戊己。凡此九者，善候八正所在之處。[108]

細究身體部位與九宮、時節的聯繫規律，不難發現，這是古人想像人體頭南足北俯臥，然後太一所向的方位即是所連屬的身體部位。關於「太一」，有多種說法，這裡指的是北斗。古人掌握時節的方法，日間是觀察日影，所謂「天效以景」，夜間則以觀察北斗為主。由此，天之八節、地之八風與人體的八個部位就聯繫起來了。

《靈樞・九宮八風》中「太一移日，天必應之以風雨，以其日風雨則吉，歲美民安少病矣。先之則多雨，後之則多旱」[109] 與下文「是故太一入徙，立於中宮，乃朝八風，以占吉凶也」[110] 仍

---

[108] 田代華等整理，《靈樞經》，第 159 頁。

[109] 田代華等整理，《靈樞經》，第 155 頁。

[110] 田代華等整理，《靈樞經》，第 155 頁。

然是占術家言。直到《靈樞・歲露論》:「黃帝問於少師曰:余聞四時八風之中人也，故有寒暑，寒則皮膚急而腠理閉，暑則皮膚緩而腠理開 。 賊風邪氣因得以入乎 ？ 將必須八正虛邪乃能傷人乎？」[111] 本段已擺脫了占風的理論，向實質性的病理邁進。

人與天地相參也，與日月相應也。故月滿則海水西盛，人血氣積，肌肉充，皮膚緻，毛髮堅，腠理郄，煙垢著，當是之時，雖遇賊風，其入淺不深。至其月郭空，則海水東盛，人氣血虛，其衛氣去，形獨居，肌肉減，皮膚縱，腠理開，毛髮殘，膲理薄，煙垢落，當是之時，遇賊風則其入深，其病人也卒暴。(《靈樞・歲露論》) [112]

乘年之衰，逢月之空，失時之和，因為賊風所傷，是謂三虛。故論不知三虛，工反為粗……逢年之盛，遇月之滿，得時之和，雖有賊風邪氣，不能危之也。(《靈樞・歲露論》) [113]

這裡討論的邪風致病的原理，雖然還沒有完全離開節令的因素，但關注點已經改變，將致病因素歸結到人體與自然界節律的互相影響上，這一觀點顯然是進步的。與此相仿，以下兩段闡述，

---

[111] 田代華等整理，《靈樞經》，第 162 頁；(隋) 楊上善撰注，《黃帝內經太素》，第 530 頁。

[112] 田代華等整理，《靈樞經》，第 162 頁。

[113] 田代華等整理，《靈樞經》，第 162 頁。

八正之虛風與人有八虛，其觀念來源亦與時節方位有關，但應用到人體病理層面則非常具體，與占風術的距離很遠了：

> 九針者……八以法風……八者風也，風者人之股肱八節也，八正之虛風傷人，內舍於骨解腰脊節腠之間。為深痹也。（《靈樞・九針論》）[114]
>
> 黃帝問於岐伯曰：人有八虛，各何以候？岐伯答曰：以候五臟。黃帝曰：候之奈何？岐伯曰：肺心有邪，其氣留於兩肘；肝有邪，其氣流於兩腋；脾有邪，其氣留於兩髀；腎有邪，其氣留於兩膕。（《靈樞・邪客》）[115]

四、針刺候氣

最後，回到候氣的概念。「岐伯曰：凡刺之法，必候日月星辰、四時八正之氣，氣定乃刺之」[116]，這是《內經》中提到刺法候氣的一個重要方面，此處的候氣當如何理解呢？下文：「星辰者，所以制日月之行也。八正者，所以候八風之虛邪以時至者也。四時者，所以分春秋冬夏之氣所在，以時調之也。八正之虛邪，而避之勿犯也。以身之虛，而逢天之虛，兩虛相感，其氣至骨，

[114] 田代華等整理，《靈樞經》，第 157–158 頁。

[115] 田代華等整理，《靈樞經》，第 138 頁。

[116] 田代華整理，《黃帝內經素問》，第 53 頁。

入則傷五臟，工候救之，弗能傷也。故曰：天忌不可不知也。」[117]顯然，這裡的候氣與〈九宮八風〉的風占還是有聯繫的，所候之氣，來源於前文所述律管所候的天地之節氣。然而，與上述《靈樞・歲露論》相似，這裡的四時八正已經與機械的節氣虛風以及風占中的主客勝負分離了：

> 是故天溫日月，則人血淖液而衛氣浮，故血易瀉，氣易行；天寒日陰，則人血凝泣而衛氣沉。月始生，則血氣始精，衛氣始行；月郭滿，則血氣實，肌肉堅；月郭空，則肌肉減，經絡虛，衛氣去，形獨居。是以因天時而調血氣也。是以天寒無刺，天溫無疑。月生無瀉，月滿無補，月郭空無治，是謂得時而調之。因天之序，盛虛之時，移光定位，正立而待之。故日月生而瀉，是謂臟虛；月滿而補，血氣揚溢，絡有留血，命曰重實；月郭空而治，是謂亂經。(《素問・八正神明論》)[118]

本段與〈歲露論〉文字有同源的成分。風占中的四時八正已經轉化為人體與自然界的節律相應了。所以，雖然醫學上的針刺候氣與天學的律管候氣有著內在淵源，但在具體技術上卻革命性地進步了。同樣，《靈樞・衛氣行》:「刺實者，刺其來也；刺虛者，刺其去也。此言氣存亡之時，以候虛實而刺之。是故謹候氣

---

117 田代華整理，《黃帝內經素問》，第 54 頁。

118 田代華整理，《黃帝內經素問》，第 54 頁。

之所在而刺之，是謂逢時。病在於三陽，必候其氣在於陽而刺之；病在於三陰，必候其氣在陰分而刺之。」[119] 本段所候之氣是衛氣，其醫學本身的意義比〈八正神明論〉又進了一步，衛氣，被古人認為是一種日行於體表，夜行於體內的氣：「故衛氣之行，一日一夜五十周於身，晝日行於陽二十五周，夜行於陰二十五周，周於五臟。」[120] 這裡所候的是人體本身的氣，從這種意義上說，〈衛氣行〉的候氣法較〈八正神明論〉的候氣，離天地的節律又遠了一步，而且有了人體生理觀的意義。然而，究之衛氣的運行規律，卻還是來自天地的度數：

> 歲有十二月，日有十二辰，子午為經，卯酉為緯，天周二十八宿，而一面七星，四七二十八星，房昴為緯，虛張為經。是故房至畢為陽，昴至心為陰。陽主晝，陰主夜。故衛氣之行，一日一夜五十周於身，晝日行於陽二十五周，夜行於陰二十五周，周於五臟。(《靈樞・衛氣行》)[121]

雖然衛氣的運行規律是天道的反映，但「刺實者，刺其來也；刺虛者，刺其去也。此言氣存亡之時，以候虛實而刺之。是故謹候氣之所在而刺之，是謂逢時」[122]，將所候之氣由天氣向人體之

---

[119] 田代華等整理，《靈樞經》，第 152–153 頁。

[120] 田代華等整理，《靈樞經》，第 151 頁。

[121] 田代華等整理，《靈樞經》，第 151 頁。

[122] 田代華等整理，《靈樞經》，第 152–153 頁。

氣轉變了。

最後，談一談《素問・離合真邪論》的候氣：

> 帝曰：候氣奈何？岐伯曰：夫邪去絡入於經也，舍於血脈之中，其寒溫未相得，如湧波之起也，時來時去，故不常在。故曰方其來也，必按而止之，止而取之，無逢其沖而瀉之。真氣者，經氣也。經氣太虛，故曰其來不可逢，此之謂也。故曰候邪不審，大氣已過，瀉之則真氣脫，脫則不復，邪氣復至，而病益蓄，故曰其往不可追，此之謂也。不可挂以髮者，待邪之至時而發針瀉矣。若先若後者，血氣已盡，其病不可下，故曰：知其可取如發機，不知其取如扣椎。故曰知機道者不可挂以髮，不知機者扣之不發，此之謂也。[123]

〈離合真邪論〉的主旨是討論針刺補瀉的術式，在討論針刺補瀉之前，本篇有一段這樣的敘述：「夫聖人之起度數，必應於天地，故天有宿度，地有經水，人有經脈。天地溫和，則經水安靜；天寒地凍，則經水凝泣；天暑地熱，則經水沸溢；卒風暴起，則經水波湧而隴起。夫邪之入於脈也，寒則血凝泣，暑則氣淖澤，虛邪因而入客，亦如經水之得風也，經之動脈，其至也亦時隴起，其行於脈中循循然，其至寸口中手也，時大時小，大則邪至，小

[123] 田代華整理，《黃帝內經素問》，第 56–57 頁。

則平，其行無常處，在陰與陽，不可為度，從而察之，三部九候，卒然逢之，早遏其路。」[124] 作者闡述了人體經脈與天地的關係，與〈八正神明論〉的觀點近似，但本篇比〈八正神明論〉的進步在於不僅僅將停留於天地與人體的節律對應，且進一步將氣候條件對人體血脈的影響提了出來，這樣，天地節律與氣候就成為純粹的外部條件，而脈診成為診斷血氣的關鍵因素，脈診的引入也令候氣有了具體的操作條件，為針刺補瀉的實施提供了依據，「候氣」真正成為可以具體操作的醫學技術，與占風觀念漸行漸遠了。

五、小　結

候氣本指古人用律管候四時八節之氣，是古人授時的方法之一。氣與風異名而同類，八節之氣即八節之風。早期的候氣與望氣、風占等有涉。根據古人對天文物候的觀察，斗柄指向可以反映時節變化，在天人相應的觀念系統裡，時節、方位與人體的身形被聯繫了起來。因為風是中醫學中的重要病因，邪風襲於虛鄉而中人，則身疾病，所以，候八節之風這一天文與風占意義上的候氣法便有了醫學的意義。

《內經》中討論的針刺候氣，其文化的始基意義來源於天文學的候氣，候氣即候風，古人的風占同時有兵家的意義，望氣以占凶吉，與中醫學中的八風致病觀念亦有同源的思想成分。作為

124 田代華整理，《黃帝內經素問》，第 56 頁。

《內經》的核心治法，針刺是針對風氣致病的病因治療，必然需要候氣乃刺之。然而，畢竟針刺是具體的技術，在臨床的應用過程中，「候氣」的概念內涵漸漸地由初始的文化意義，轉向技術層面的操作，以符合臨床實際。由是，「候氣」這一概念在醫學語境下悄然變化，成了醫者可以掌握的具體臨床技術。

第五節　治亂——導氣

《內經》中的主要針刺方法大抵是刺血與補瀉針法。刺血，在某種程度上也屬瀉法。補瀉刺法是基於脈或者是有機體狀態「有餘不足」而設，其基本思想與古人「損有餘益不足」的思想有關，可以說是針法中的主流。然而，《靈樞・五亂》中提出了「五亂」的病症，其病機「非有餘不足」，是氣機逆亂於心、肺、腸、胃、臂脛、頭等處，這種情況不宜再用補瀉的刺法了，本篇為此設了「導氣」針法：

> 黃帝曰：補瀉奈何？岐伯曰：徐入徐出，謂之導氣。補瀉無形，謂之同精。是非有餘不足也，亂氣之相逆也。黃帝曰：允乎哉道，明乎哉論，請著之玉版，命曰治亂也。[125]

[125] 田代華等整理，《靈樞經》，第 79 頁。

導氣針法的立意與操作，有學者作了精審的分析[126]。本節不打算對其具體術式再作討論，僅擬對導氣的目的「治亂」作探析。

一、治　亂

治亂是一組對舉的範疇，表示事物的順達與混亂。「五行有序，四時有分，相順則治，相逆則亂。」（《靈樞・五亂》）[127]古今多用來表達社會的狀態，政治清明，社會穩定為治，反則為亂。治世是古代明主、良臣與知識分子的一致追求。先秦時代，諸子爭鳴，大家對治國方略的主張有別，但是對治國的目的並無二致：

> 君子曰：「德，德成而教尊，教尊而官正，官正而國治，君之謂也。」（《禮記・文王世子第八》）[128]
>
> 教不善則政不治。（《國語・齊語》）[129]
>
> 始乎治，常卒乎亂。（《莊子・人間世》）[130]
>
> 今用義為政於國家，人民必眾，刑政必治，社稷必安。（《墨子・耕柱》）[131]

---

[126] 趙京生，《針灸經典理論闡釋（修訂本）》，第 118–122 頁。

[127] 田代華等整理，《靈樞經》，第 78 頁。

[128]（元）陳澔注，金曉東校點，《禮記》，上海：上海古籍出版社，2016 年，第 238 頁。

[129] 上海師範大學古籍整理組校點，《國語》，第 238 頁。

[130] 方勇譯注，《莊子》，第 61 頁。

君實欲天下之治而惡其亂也，當為宮室不可不節。（《墨子・辭過》）[132]

那麼，《靈樞・五亂》導氣針法的治亂與國家治亂有關聯嗎？或者說，導氣治亂是否受到了國家治亂思想的啟發？

二、身國同治

㈠天人同構

天人同構是古人的基本思維，古人天人同構的對象包括三個主體，天（自然界）、社會與人體。西漢著名儒生董仲舒的論述：

天地之符，陰陽之副，常設於身，身猶天也，數與之相參，故命與之相連也。天以終歲之數，成人之身，故小節三百六十六，副日數也；大節十二分，副月數也；內有五藏，副五行數也；外有四肢，副四時數也；乍視乍瞑，副晝夜也；乍剛乍柔，副冬夏也；乍哀乍樂，副陰陽也；心有計慮，副度數也；行有倫理，副天地也。此皆暗膚著身，與人俱生，比而偶之弇合。於其可數也，副數；不可數者，

131　（清）畢沅校注，吳旭民校點，《墨子》，上海：上海古籍出版社，2014年，第221頁。

132　（清）畢沅校注，吳旭民校點，《墨子》，第19頁。

副類。皆當同而副天，一也。(《春秋繁露・人副天數》)[133]

此段的內容與《靈樞・邪客》中有關文字很相似。許多觀念一脈相承，而這裡更為全面具體，所謂「人與天地相參也，與日月相應也」[134]的觀點在當時知識分子中，是作為一般背景的。又：

王者制官：三公、九卿、二十七大夫、八十一元士，凡百二十人，而列臣備矣。吾聞聖王所取，儀金天之大經，三起而成，四轉而終，官制亦然者，此其儀與……求天數之微，莫若於人。人之身有四肢，每肢有三節，三四十二，十二節相持而形體立矣。天有四時，每一時有三月，三四十二，十二月相受而歲數終矣。官有四選，每一選有三人，三四十二，十二臣相參而事治行矣。以此見天之數，人之形，官之制，相參相得也。人之與天多此類者，而皆微忽，不可不察也。(《春秋繁露・官制象天》)[135]

「天之數，人之形，官之制，相參相得也。」此句點明主旨，自然界、國家與人體三者被古人互相比附，彼此解釋，在此基礎上思考，早期醫學原理中的許多問題便可迎刃而解。

---

[133] (漢) 董仲舒撰，曾振宇注說，《春秋繁露》，開封：河南大學出版社，2009 年，第 311–312 頁。

[134] 田代華等整理，《靈樞經》，第 162 頁。

[135] (漢) 董仲舒撰，曾振宇注說，《春秋繁露》，第 220–223 頁。

㈡治國與治身

國家機構與人體結構均與天相參，天作為國家與人體的參照對象，其地位在互相聯繫與感應的天、國、人三端之中，是作為解釋原點的，政事與人體都要遵循天之道。所以無論是醫者還是一般知識分子，均將治身與治國都視為一理之術：

> 《呂氏春秋・審分》：凡人主必審分，然後治可以至，奸偽邪辟之塗可以息，惡氣苛疾無自至。凡治身與治國，一理之術也。（高誘注：身治則國治，故曰一理之術也。）[136]
>
> 以身為家，以家為國，以國為天下。此四者，異位同本。（《呂氏春秋・執一》）[137]

所以，董仲舒又在一篇〈通國身〉中，闡述了治國與治身的原理，可以為《呂氏春秋》的「一理之術」張本：「氣之清者為精，人之清者為賢。治身者以積精為寶，治國者以積賢為道。身以心為本，國以君為主。精積於其本，則血氣相承受；賢積於其主，則上下相制使。血氣相承受，則形體無所苦；上下相制使，則百官各得其所；形體無所苦，然後身可得而安也；百官各得其所，然後國可得而守也。夫欲致精者，必虛靜其形；欲致賢者，必卑謙其身。形靜志虛者，精氣之所趣也；謙尊自卑者，仁賢之

---

[136] （漢）高誘注，（清）畢沅校，徐小蠻標點，《呂氏春秋》，第 376 頁。

[137] （漢）高誘注，（清）畢沅校，徐小蠻標點，《呂氏春秋》，第 406 頁。

所事也。故治身者務執虛靜以致精，治國者務盡卑謙以致賢。能致精則合明而壽，能致賢則德澤洽而國太平。」[138]

醫家著作中同樣體現了這種思想:「夫九針者,始於一而終於九，然未得其要道也。夫九針者，小之則無內，大之則無外，深不可為下,高不可為蓋,恍惚無窮,流溢無極,余知其合於天道、人事、四時之變也,然余願雜之毫毛,渾束為一,可乎?岐伯曰:明乎哉問也！非獨針道焉，夫治國亦然。黃帝曰：余願聞針道，非國事也。岐伯曰：夫治國者，夫惟道焉，非道，何可小大深淺雜合而為一乎？」(《靈樞・外揣》)[139]

㈢上醫醫國

古人身國同治，不僅僅互相借喻，對於古代醫家而言，治身確是能夠影響到國的，這也是班固所言方技為「王官之一守」的意義吧。看秦醫和的一則案例：

> 平公有疾，秦景公使醫和視之，出曰:「不可為也。是謂遠男而近女，惑以生蠱；非鬼非食，惑以喪志。良臣不生，天命不佑。若君不死，必失諸侯。」趙文子聞之曰:「武從二三子以佐君為諸侯盟主，於今八年矣，內無苛慝，諸侯不二，子胡曰『良臣不生，天命不佑』?」對曰:「自今之謂。和聞之曰:『直不輔曲，明不規闇，拱木不生危，松柏

[138] (漢) 董仲舒撰，曾振宇注說,《春秋繁露》，第 208 頁。

[139] 田代華等整理,《靈樞經》，第 94 頁。

不生埤。』吾子不能諫惑，使至於生疾，又不自退而寵其政，八年之謂多矣，何以能久！」文子曰：「醫及國家乎？」對曰：「上醫醫國，其次疾人，固醫官也。」文子曰：「子稱蠱，何實生之？」對曰：「蠱之慝，穀之飛實生之。物莫伏於蠱，莫嘉於穀，穀興蠱伏而章明者也。故食穀者，晝選男德以象穀明，宵靜女德以伏蠱慝，今君一之，是不饗穀而食蠱也，是不昭穀明而皿蠱也。夫文，『蟲』、『皿』為『蠱』，吾是以云。」文子曰：「君其幾何？」對曰：「若諸侯服不過三年，不服不過十年，過是，晉之殃也。」是歲也，趙文子卒，諸侯叛晉，十年，平公薨。(《國語‧晉語八》)[140]

李建民對醫及國家提出兩種理解：一是醫者經由診斷國君的疾病來推知國情政事，二是從論病的道理類推及治理政事的原則[141]。李氏認為二者似乎都通。同時，李氏也認為：國君的身體狀況與國運有關，這可能是當時的一般觀念。另一個隱含的觀念是：國君的身體與國家本身存在一種內在的感應聯繫。所以，醫國君的身體便具有醫國的意味。這裡還不僅僅是由國君的疾病來推知政事這樣單純。

「上醫醫國」同時出現在漢代《潛夫論》，這裡的「上醫醫國」的原理比較明顯，指的是治國與養壽的道理相類：「是故養壽

[140] 上海師範大學古籍整理組校點，《國語》，第474頁。

[141] 李建民，《發現古脈》，社會科學文獻出版，2007年，第127頁。

之士，先病服藥；養世之君，先亂任賢，是以身常安而國脈永也。上醫醫國，其次下醫醫疾。夫人治國，國治身之象。疾者身之病，亂者國之病也。身之病待醫而愈，國之亂得賢而治。治身有黃帝之術，治世有孔子之經。」[142]

本層涵義比較容易被一般知識分子理解和運用：

> 顏回見仲尼，請行。曰：「奚之？」曰：「將之衛。」曰：「奚為焉？」曰：「回聞衛君，其年壯，其行獨，輕用其國，而不見其過。輕用民死，死者以國量乎澤若蕉，民其無如矣！回嘗聞之夫子曰：『治國去之，亂國就之，醫門多疾。』願以所聞思其則，庶幾其國有瘳乎？」（《莊子・人間世》）[143]

顏回適衛是準備去治理衛國，希望通過他的努力，令「國有瘳」，在顏回的心目中衛國好比是一位病人，需要他去治療，似乎可以將顏回視為「醫國之上醫」。典型的如《鹽鐵論》，御史與文學在治國方略上雖有不同政見，但俱借用扁鵲之醫理說理：

> 扁鵲撫息脈而知疾所由生，陽氣盛則損之而調陰，寒氣盛則損之而調陽，是以氣脈調和，而邪氣無所留矣。夫拙醫

[142] （漢）王符撰著，高新民、王偉翔釋注，《王符〈潛夫論〉釋讀》，寧夏：寧夏人民出版社，2009 年，第 54–55 頁。

[143] 方勇譯注，《莊子》，第 51 頁。

不知脈理之腠，血氣之分，妄刺而無益於疾，傷肌膚而已矣。今欲「損有餘，補不足」，富者愈富，貧者愈貧矣。嚴法任刑，欲以禁暴止奸，而奸猶不止。意者，非扁鵲之用針石，故眾人未得其職也。(《鹽鐵論·輕重》)[144]

御史曰：「……用針石調，均有無，補不足，亦非也。上大夫君與治粟都尉管領大農事，灸刺稽滯，開利百脈，是以萬物流通，而縣官富實。當此之時，四方征暴亂，車甲之費，克獲之賞，以億萬計，皆贍大司農。此者扁鵲之力，而鹽鐵之福也。」(《鹽鐵論·輕重》)[145]

三、導氣治亂

醫理可以用來表達治國方略，反之，對於「疾者身之病」[146]，醫者也能夠自然地運用國家治亂思想來思考，認為是其病為「亂」，身之治亂的思想與國之治亂理念相通。對於「身之亂」，醫者是如何察知並治理的呢？

察知「身亂」主要有兩個途徑，診察症狀與脈。《靈樞·五亂》中判斷「逆之則亂」主要是依據症狀：「故氣亂於心，則煩心密嘿，俯首靜伏。亂於肺，則俯仰喘喝，接手以呼。亂於腸胃，

144 (漢) 桓寬著，《鹽鐵論》，第31頁。

145 (漢) 桓寬著，《鹽鐵論》，第32頁。

146 (漢) 王符撰著，高新民、王偉翔釋注，《王符〈潛夫論〉釋讀》，第55頁。

則為霍亂。亂於臂脛，則為四厥。亂於頭，則為厥逆，頭重眩仆。」[147] 扁鵲判斷趙簡子的病情的良好預後則是通過脈診，扁鵲對脈的判斷是「治」，也就是非亂：「簡子疾，五日不知人，大夫皆懼，於是召扁鵲。扁鵲入視病，出，董安於問扁鵲，扁鵲曰：血脈治也，而何怪！昔秦穆公嘗如此，七日而寤……」(《史記・扁鵲傳》)[148] 扁鵲此案說明，在對脈的診察過程中，除了判斷脈氣的虛實，即「守人之血氣有餘不足」[149]，還需體會一種亂或治的狀態。《靈樞・五亂》中對氣亂描述為「清氣在陰，濁氣在陽，營氣順脈，衛氣逆行，清濁相干」[150]。因為氣亂非有餘不足，所以該文設了導氣針法，「徐入徐出，謂之導氣；補瀉無形，謂之同精」。「順而治，逆則亂」，所謂治亂，就是將逆的狀態調整到順的狀態，這是治亂的目的，也是導氣針法的基本立意。

《靈樞・師傳》有一段關於治民治身的討論：「黃帝曰：余聞先師，有所心藏，弗著於方。余願聞而藏之，則而行之，上以治民，下以治身，使百姓無病，上下和親，德澤下流，子孫無憂，傳於後世，無有終時，可得聞乎？岐伯曰：遠乎哉問也！夫治民與自治，治彼與治此，治小與治大，治國與治家，未有逆而能治之也，夫惟順而已矣。順者，非獨陰陽脈論氣之逆順也，百姓人民皆欲順其志也。」[151] 本段很能說明古代醫者的抱負，治國的本

---

[147] 田代華等整理，《靈樞經》，第 79 頁。

[148] （漢）司馬遷，《史記》，第 2786–2787 頁。

[149] 田代華等整理，《靈樞經》，第 9 頁。

[150] 田代華等整理，《靈樞經》，第 79 頁。

質是順達民意，而醫患的本質是令氣順，最終的目的是一致的：惟順而已矣。

四、小　結

天是身國共同的參照，在此觀念基礎上，人之形，國之制均象天，同時，人體之生理和病理狀態與國之治亂亦被相互借喻，由此，治國與治身就成了「一理之術」了。疾病是身體之亂，對疾病診斷過程的基本理路是判斷身體狀態或血脈治亂與否 。《靈樞・五亂》即是在這一思想影響下的一篇著述。

《靈樞・五亂》對亂狀態的診斷是通過一系列症狀觀察實現，與針法理論重視脈診以探求脈之虛實的觀念不同，本篇提出了一種對病理狀態的診斷思路。既非「有餘不足」，所以治療思路也不是補瀉了，而是一種「治亂」的導氣方法。由此，從身國同構到身國同理，再到相同的治理觀念，在一定程度上，可以折射出古人針灸治療思想形成思路。

---

[151] 田代華等整理，《靈樞經》，第 73 頁。

第六節　驅邪——守機

「守機」出自《靈樞・九針十二原》:「粗守關，上守機，機之動，不離其空，空中之機，清靜而微。其來不可逢，其往不可追。知機之道者，不可挂以發。不知機道，叩之不發。」[152] 對「上守機」的認識古今並沒有較大歧義，查氣至之動靜，掌握針刺的時機。當刺之時，如發弩機。「查氣至之動靜」的方法是脈診，下文「空中之機，清靜而微。其來不可逢，其往不可追」的微妙狀態也是由脈診來體查的。為什麼用弩機來表達針刺的時機？弩機作為兵器與針刺之間存在著內在關聯嗎？

一、弩機、兵家與刺法

無獨有偶，《素問・寶命全形論》中也用弩機比喻針刺的時機:「凡刺之真，必先治神，……靜意視義，觀適之變，是謂冥冥，莫知其形，見其烏烏，見其稷稷，徒見其飛，不知其誰，伏如橫弩，起如發機。」[153] 相似的比喻出現在兵家書中，《孫子・兵勢》:「激水之疾，至於漂石者，勢也；鷙鳥之疾，至於毀折者，

---

[152] 田代華等整理，《靈樞經》，第 1 頁。

[153] 田代華整理，《黃帝內經素問》，第 53 頁。

節也。故善戰者，其勢險，其節短。勢如擴弩，節如發機。」[154] 弩是一種兵器，原始木弩在遠古時已經出現，但其殺傷力較小，只有裝備金屬弩機後，它才成為一件強有力的武器[155]。弩機是兵器的關鍵構件，兵家書中用以比喻是很自然的。

再看兵家書中另一段與醫學著作相似的語句，《鬼谷子‧飛箝》:「用之於人，則量智能、權財力、料氣勢，為之樞機，以迎之、隨之，以箝和之，以意宣之，此飛箝之綴也。用之於人，則空往而實來，綴而不失，以究其辭，可箝可橫，可引而東，可引而西，可引而南，可引而北，可引而反，可引而覆，雖覆能復，不失其度。」[156] 本段的數句語句與《靈樞‧九針十二原》:「往者為逆，來者為順，明知逆順，正行無問。逆而奪之，惡得無虛，追而濟之，惡得無實，迎之隨之，以意和之，針道畢矣」[157] 之口氣與用語均非常相似，思維方式也有相通之處。《鬼谷子》在《隋書‧經籍志》始列為縱橫家，後世兵家以為兵書，然兵家與縱橫家頗有淵源，二者本難以區別。以上似乎提示，《內經》刺法理論中與兵家有一定的關係。實際上也的確如此，所以《靈樞‧逆順》

---

[154] （春秋）孫武著，（漢）曹操等注，袁嘯波校點，《孫子》，上海：上海古籍出版社，2013 年，第 61 頁。

[155] 相關研究見孫機，《漢代物質資料圖說》，上海：上海古籍出版社，2008 年，第 165 頁。

[156] （梁）陶宏景注，《鬼谷子》，北京：北京市中國書店，1985 年，卷中第 2 頁。

[157] 田代華等整理，《靈樞經》，第 1 頁。

直接援引兵法作為刺法的依據：「《兵法》曰：無迎逢逢之氣，無擊堂堂之陣。《刺法》曰：無刺熇熇之熱，無刺漉漉之汗，無刺渾渾之脈，無刺病與脈相逆者。」[158]

二、針具與兵器

刺法以兵法為依據，針刺時機以兵器為比喻，那麼針刺工具與兵器之間是否也有淵源呢？《靈樞・玉版》透露出這一信息：「黃帝曰：余以小針為細物也，夫子乃言上合之於天，下合之於地，中合之於人，余以為過針之意矣，願聞其故。岐伯曰：何物大於針乎？夫大於針者，惟五兵者焉。五兵者，死之備也，非生之具。且夫人者，天地之鎮也，其可不參乎？夫治民者，亦唯針焉。夫針之與五兵，其孰小乎？」[159]

早期的醫療器具來源多方，兵器也是針具的來源之一。對此，已有學者研究[160]。筆者再作一次梳理：

其一，從字形上看，針早期寫作咸，它在《易經》上已有多次用作治病，甲骨文作[illegible]，是一種斧形的武器與砭相類，有砍破決破的作用[161]。

---

158 田代華等整理，《靈樞經》，第 111 頁。

159 田代華等整理，《靈樞經》，第 118 頁。

160 黃龍祥，《黃龍祥看針灸》，北京：人民衛生出版社，2008 年，第 10 頁。

161 相關研究見范行准，《中國醫學史略》，北京：中醫古籍出版社，1986 年，第 15 頁。

其二，從形制上看，《靈樞・九針十二原》、《靈樞・九針論》之九針中，鈹針、鋒針與鍉針是與兵器有一定關係的，鋒針與鈹針的形制與先秦兵器相類似[162]，「鍉針」與箭鏃相類：

表 3：《內經》中的鈹針、鋒針、鍉針

	取　法	形　制	尺　寸	用　途
鈹　針	劍鋒	末如劍鋒	廣二分半，長四寸	以取大膿 主大癰膿，兩熱相爭也
鋒　針	絮針	1.筩其身，鋒其末 2.刃三隅	長一寸六分	以發痼疾 主癰熱出血
鍉　針	黍粟之銳		長三寸半	主按脈勿陷，以致其氣 主按脈取氣，令邪出

兵器與針具形制相似，《內經》針刺理論多次援用兵家用語說理，不禁讓人進一步去思索，醫家與兵家是否存在更深的溝通呢？

三、早期病因論

這要從早期的病因說起。人類的早期活動，難以擺脫鬼神觀念的糾纏，對於疾病的認識，也難以擺脫鬼神致病說。《玉篇・疒部》：「疫，癘鬼也」[163]；《釋名・釋天》：「疫，役也，言有鬼行役

---

[162] 相關研究見黃龍祥，《黃龍祥看針灸》，第 12 頁。

也」[164]，范行准先生也由對醫疫的文字考證，認為矢、殳為逐鬼之器物[165]。已有研究表明，在殷人眼裡（更不用說殷前先民），疾病或由鬼怪所致，或由祖先神靈作祟，或由蠱等異物引起，總之多緣於超自然因素[166]。

《左傳・成公十年》記載了一則早期醫事：

> 晉侯夢大厲，被髮及地，搏膺而踴，曰：「殺余孫，不義。余得請於帝矣！」壞大門及寢門而入。公懼，入於室。又壞戶。公覺，召桑田巫。巫言如夢。公曰：「何如？」曰：「不食新矣。」公疾病，求醫於秦。秦伯使醫緩為之。未至，公夢疾為二豎子，曰：「彼，良醫也。懼傷我，焉逃之？」其一曰：「居肓之上，膏之下，若我何？」醫至，曰：「疾不可為也。在肓之上，膏之下，攻之不可，達之不及，藥不至焉，不可為也。」公曰：「良醫也。」厚為之禮而歸之。[167]

---

[163] （梁）顧野王，《宋本玉篇》，第219頁。

[164] （漢）劉熙撰，《釋名》，北京：商務印書館，1939年，第9頁。

[165] 范行准，〈釋醫〉，《醫史雜誌》，1951年第3期，第5頁。

[166] 相關研究見嚴一萍，〈中國醫學之起源考略〉，《大陸雜誌》，1951年第2卷第8期，第917頁。此處轉引自何裕民、張曄，《走出巫術叢林的中醫》，第148頁。

[167] 楊伯峻編著，《春秋左傳注》，北京：中華書局，1981年，第849頁。

這裡雖然疾病化身鬼怪是在夢中，也說明了人們對疾病的一般認識，而且，晉侯病後先找到桑田巫，也期許巫能夠驅除鬼祟。這是成公十年的事，到了魯昭公元年，即是近四十年之後，晉侯有疾，卜人認為是山川星辰之神作祟，當時鄭國名臣公孫僑（子產）與秦醫醫和則分別闡述了較為進步的病因論，公孫僑云：

> 若君身，則亦出入飲食哀樂之事也，山川星辰之神，又何為焉？僑聞之，君子有四時：朝以聽政，晝以訪問，夕以修令，夜以安身。於是乎節宣其氣，勿使有所壅閉湫底，以露其體。茲心不爽，而昏亂百度。今無乃一之，則生疾矣。(《左傳・昭公元年》)[168]

醫和則論述了六氣致病論：

> 天有六氣，降生五味，發為五色，徵為五聲，淫生六疾。六氣曰陰、陽、風、雨、晦、明也。分為四時，序為五節，過則為災。陰淫寒疾，陽淫熱疾，風淫末疾，雨淫腹疾，晦淫惑疾，明淫心疾。(《左傳・昭公元年》)[169]

將醫和與子產分論的病因結合起來，似乎就是《素問・調經論》的病因論：「夫邪之生也，或生於陰，或生於陽。其生於陽

---

[168] 楊伯峻編著，《春秋左傳注》，第 1220 頁。

[169] 楊伯峻編著，《春秋左傳注》，第 1222 頁。

者，得之風雨寒暑；其生於陰者，得之飲食居處，陰陽喜怒。」[170]一般認為，醫和的六氣致病論是後世以氣為中心的病因論之濫觴，這標誌著人類理性的進步。

然而，六氣致病的觀念本身也是根植於鬼神致病的觀念土壤。風雨寒暑等外因致病，在《內經》中主要強調的是「風」，「風者百病之長也」（《素問・玉機真臟論》）[171]、「風者，百病之始也」（《素問・生氣通天論》）[172]。風氣致病的觀念，由來已久，也與鬼神觀念有瓜葛，甲骨文卜辭中即有「禍風有疾」，嚴一萍引葉玉森說，風乃天氣變化之風，連同雪、䨓（夜色昏），認為是醫和所論六氣致病的淵藪[173]。何星亮研究：中國古人對風的觀念中，風有善惡兩端，善風給人們帶來溫暖、涼爽和甘雨，惡風則帶災難。所以，人們對風既崇敬，又畏懼[174]。《內經》中對風的論述也有善惡兩個方面：「風從其所居之鄉來為實風，主生長養萬物；從其沖後來為虛風，傷人者也，主殺主害者。」[175]所以，何裕民[176]認為：

---

[170] 田代華整理，《黃帝內經素問》，第118頁。

[171] 田代華整理，《黃帝內經素問》，第39頁。

[172] 田代華整理，《黃帝內經素問》，第5頁。

[173] 嚴一萍，〈殷契徵醫〉，1951年，收入氏著《嚴一萍先生全集》，臺北：藝文印書館，1991年，此處轉引自杜正勝，《從眉壽到長生》，臺北：三民書局，2005年，第13頁。

[174] 何星亮，《中國自然神與自然崇拜》，第310頁。

[175] 田代華等整理，《靈樞經》，第155頁。

[176] 何裕民、張曄，《走出巫術叢林的中醫》，第151頁。

《內經》中「風為百病之始」、「風為百病之長」的重要觀點，儘管已明顯帶有自然主義的病因解釋，但它很可能仍是早期風神致病的巫術觀念滲透進入醫學領域的結果。

事實上，人類文明的早期，幾乎任何醫學都將疾病視為魔鬼[177]。醫學從原始觀念的叢林中跋涉出來，對於病因的認識也不斷地由鬼祟致病說向更為真實的氣血病因論轉變。《內經》中的病因學說已經從鬼神之域走出來，其基本病因論是以氣血為核心的病因學說，然而，對於疾病，仍然稱之為邪這一帶有原始思維色彩的名詞。

四、驅邪的觀念

具有樸素自然意義的邪風致病觀念仍然無法擺脫早期鬼祟致病的影響，所以，在治病的工具上與驅鬼的工具之間產生關係，亦不足為怪了。從驅鬼到驅邪，必然要用到武器，引入兵家器具是很自然的，所以黃龍祥說：「驅邪逐鬼的觀念應當是針法產生的初始因素之一」[178]。以上已述，從形制上看，早期的針具與兵戈相似，而兵戈之器也與鬼神有涉，趙晉忠等認為[179]：原始戰爭與

---

177 （義）卡斯蒂廖尼著，程之范、程振嘉、馬堪溫等譯，《醫學史》，桂林：廣西師範大學出版，2003年，第15頁。

178 黃龍祥，《黃龍祥看針灸》，第15頁。

179 趙晉忠、愛華、英子，〈夏商「干戚武舞」考辨〉，《體育文化導刊》，2004年第5期，第73頁。

巫術關係密切，干戚既是「玉兵」中理想化頗具威力的神性器具，在進行軍事征戰過程中，不免會充當戰爭巫術的有效工具。又據胡新生氏研究[180]，周代儺禮[181]有軍人參與，帶有某種軍事性質。漢代大儺中宮門衛士與五營騎士依次傳遞火炬遣送疫鬼的儀式，就是繼承了軍人驅疫的傳統。可見，兵戈的發端與原始思維亦難分解，針刺治病與巫者驅鬼、兵家制敵在思維觀念上應有著某種關聯。在以針驅邪的觀念下，醫者是如何具體操作的呢，又是在哪裡尋找病邪的呢？其實，風氣致病的病因觀念形成後，風便與人體的氣相結合，醫者以脈候氣以捕捉病機，認為邪客於脈，便直接在脈上施以針砭。

五、小　結

早期的病因論未離鬼神致病的觀念領域，醫者療疾、巫者驅鬼、兵家制敵亦有觀念上的因緣，其使用的工具也有淵源，針具與兵器在形制上的相似即是體現。原始戰爭與巫術關係也很密切，執戈而舞兼具巫術與戰爭的雙重意義。

據本節分析，針刺以驅邪的治療思想或與巫術及兵家思想有關。同時，兵家的作戰思想也影響醫家的治療觀念，《靈樞・逆

[180] 胡新生，《中國古代巫術》，濟南：山東人民出版社，1998年，第334頁。

[181] 儺禮，一種流傳廣泛的巫術活動，多於歲末舉行，為驅逐疫鬼的儀式，做法各地不一，常見的有巫師擊鼓吹長笛，一人化裝成疫鬼狀，眾人以兵器或棍棒設法驅逐之，此儀式後演化為節日演戲等民間活動。

順》直接將兵法作為刺法思想的依據，所以，醫家用兵器機弩作為比喻說明針刺的時機也非常自然了。針以刺脈在向更精微的針刺方法發展的過程中，工具的革新無疑起了很大的作用，後世的主流針刺工具是微針，針刺的部位也漸由刺脈向刺神氣所游行出入的腧穴發展。這一過程在《靈樞・九針十二原》中即有發端：「余欲勿使被毒藥，無用砭石，欲以微針通其經脈，調其血氣，營其逆順出入之會。」[182] 脈的變動不居本身即被視為有神妙的變化，同時，脈動與腧穴被認為是風氣出入之所，脈診的過程其實是一個探求神機，體會氣之逆順出入的過程，「守機」是在這一思維層面上形成的概念，其思維的起點受到持兵戈驅鬼邪觀念的影響。這裡雖然借用了兵家用具弩機作為說理工具，但是針刺實踐與理論已走出了原始思維的泥淖。守機，守的是神機，即氣血的微妙變化與針刺治療稍縱即逝的時機。

[182] 田代華等整理，《靈樞經》，第1頁。

第五章　針灸理論與概念的觀念再識與解析

第一節　針灸理論概念的基本觀念再識

> 古者包犧氏之王天下也，仰則觀象於天，俯則觀法於地，觀鳥獸之文與地之宜，近取諸身，遠取諸物，於是始作八卦，以通神明之德，以類萬物之情。(《周易・繫辭下》)[1]

人類從遠古走向近世，從蠻荒走向文明。在這漫長的過程中，最令古人感到神秘，也最被關注的課題便是我們身處的自然界與人體本身，太史公所謂「究天人之際，通古今之變」。人們對於自然界與人體現象的觀察及其規律的思考，貫穿於人類文明的歷史。

1 宋祚胤注釋，《周易》，第 346 頁。

對於身體結構與功能的觀察與思考是醫學產生的基礎，對於天人關係的探究，天地法則與生命規律的交互思考，則促成了醫學觀念的形成。而其中，氣作為天人同構的基礎性物質，在天人之間形成了功能媒介；脈，作為人體與自然界共有的結構，也共同承擔著氣的貯藏與運行的功能；神明，看似虛幻的概念，被視之為冥冥中的主宰，也由於氣的引入，與脈產生關係，以至於在針刺治療的過程中可以被醫者觸摸。

社會是由於人類群居而形成的組織，作為人的群體，社會結構的組成及運動規律也與人體及自然界相類，同時，社會本身的運動特點也影響著古人對人體生理病理的認識。天地－社會－人體，交互影響，彼此解釋，形成了極具東方文化特點的觀念系統。

《內經》是以經脈醫學為主體的醫學著作，針刺方法是早期醫療技術的主體。技術發生與進步的主要動力當然是經驗本身。然而，技術思想的系統化卻在很大程度上依靠了觀念的力量。正如韓建平所說：「在人類的知性活動中，觀念的力量往往讓經驗觀察變成它的婢女。」[2]

所以，古人對天道、社會與人體交織的認識觀念，被深深地植入醫學理論構建的過程中。要想獲得對早期醫學理論深入的理解，必須對藉以構建醫學理論的觀念思想進行解構。

2　韓建平，〈經脈學說的早期歷史：氣、陰陽與數字〉，《自然科學史研究》，2004 年第 23 卷第 4 期，第 326–333 頁。

一、經脈觀念——針灸理論的核心命題

㈠多元的經脈認識方法

人們對於身體的認識，必然遵循由表及裡的順序。也就是說，先認識體表的器官，進一步認識體內的器官。這一點，可以從甲骨文的卜辭中找到端倪。根據甲骨學者的考查[3]，卜辭占問的疾病約有二十多種，名稱多以頭臉、五官、胸腹、四肢等體表部位命名，僅有「腹不安」、「疾[illegible]」可視為與體內器官有關的疾病。即只有「體病」，沒有「藏病」[4]。這一規律與簡帛醫書的記述相吻合，馬王堆與張家山出土的古脈書中，涉及的病候也是以「體病」為主，「藏病」僅占極小的比例。

對於體內臟器的認識，還是要借助解剖的技術，古人的解剖技藝最早不是掌握在醫者手裡，多數還是在「庖丁」的群體中[5]。所以《漢書・王莽傳》中解剖王孫慶屍體的是「尚方與巧屠」。加

---

3 嚴一萍，〈殷契徵醫〉，收入氏著《嚴一萍先生全集》，此處轉引自杜正勝，《從眉壽到長生》，第83頁。

4 藏病又見於《漢書・翼奉傳》：人有五藏六體，「五藏象天，六體象地」，故藏病則氣色發於面，體病則欠伸動於貌。另，《傷寒論》也沿襲了藏病的說法：病人藏無他病，時發熱，自汗出，而不愈者，此衛氣不和也。先其時發汗則愈，宜桂枝湯主之。

5 范行准，《中國醫學史略》，第7頁。

之當時解剖的技術比較樸素，不可能達成對人體結構的精細認識，所以，古人對人體的認識途徑除了實證的解剖方法之外，還是要借助一些想像力。司外揣內便成了古代醫者發揮智慧的首選方法：

> 《靈樞・外揣》：黃帝曰：窘乎哉！昭昭之明不可蔽。其不可蔽，不失陰陽也。合而察之，切而驗之，見而得之，若清水明鏡之不失其形也。五音不彰，五色不明，五藏波蕩，若是則內外相襲，若鼓之應桴，響之應聲，影之似形。故遠者司外揣內，近者司內揣外，是謂陰陽之極，天地之蓋，請藏之靈蘭之室，弗敢使泄也。[6]

司外的方法有兩端，察視與按尋，所以，異常的體表組織與脈動便率先進入了古人的觀察範圍。加之解剖所得之脈的形態認識，一個「外可度量而切循之，其死可解剖而視之」的脈的知識體系便建立起來了。

脈的形態結構的特點足以令人產生聯想，認為脈是溝通內外、遍布全身的，事實上也確是如此。古人對於經脈的循環觀念並非來自實驗，更多地與古人「天道圜」的觀念有關[7]。不過是否來自實驗並不重要，重要的是古人找到了一種可以聯繫臟腑表裡的一種結構，這是中醫學詮釋生命現象的重要依據。

---

6 田代華等整理，《靈樞經》，第 94 頁。

7 相關研究見：朱玲，《道家文獻對〈內經〉針灸理論構建的影響》，南京：南京中醫藥大學博士學位論文，2008 年。

古人對人體之脈與自然界之脈的認識孰先孰後，文獻不足，難以考證，但兩者相互比附在早期卻是非常常見的，從《內經》以及先秦諸子著作中有類似的證據。古人由對人體的解剖經驗積累了血脈的一般知識，與此同時，對地表脈理的認識也經由細緻的觀察而得到，形態上的相似性，同樣有流動的液體，很容易將兩者聯繫起來。《靈樞・九針十二原》篇首言：「勿使被毒藥，無用砭石，欲以微針通其經脈，調其血氣，營其逆順出入之會」，篇末又言：「夫善用針者取其疾也，猶拔刺也，猶雪汙也，猶解結也，猶決閉也。疾雖久，猶可畢也。言不可治者，未得其術也」[8]，表達了作者對針法的信心。針法所施的具體部位，即是經脈。「經脈者，所以能決死生、處百病、調虛實，不可不通。」[9]可以設想，只有古人對經脈的認識程度相當全面時，才會建立這樣的信心。

古人通過三個途徑認識脈：解剖，診察，還有就是比附自然界的脈，加以想像。脈遍及周身、內外溝通的特點，令古人對脈的診察相對於其他組織而言更情有獨鍾，客觀上也促進了對脈的認識。同時，古人對自然界樸素的崇拜令天與神的觀念滲透到對人體變化狀態的體察過程中。神本是自然界神秘莫測的變化，其微妙之處難以捉摸，而脈變動不居的狀態最符合神的特性，《靈樞・九針十二原》中「上守神」，守的是脈之血氣的微妙變化，其思維來源與古人對自然之神的崇拜有關。

[8] 田代華等整理，《靈樞經》，第 1–4 頁。

[9] 田代華等整理，《靈樞經》，第 31 頁。

脈可以溝通內外，守其變化可以診察虛實，然後施以補瀉就可以「處百病」了，如此美好的思維圖景，足以令古人對脈這一特定的組織另眼相看。可以說，理解了脈在人體結構中的核心地位，也就理解了古人針法理念的基本觀念。

㈡樸素的經脈命名思想

脈的發現是漸進地完成的，一開始發現的肯定是一些體表較為明顯的動脈，黃龍祥研究[10]，位於腕踝關節附近的動脈容易被發現，而且，這些動脈的異常搏動對於遠端特定部位還具有明顯的診斷意義，同時，對這些脈動部位施以灸刺，則有治療遠端部位疾患的作用，這些部位早期被冠以陰陽的名稱而命名為太陰脈、少陰脈、太陽脈、少陽脈等，黃氏名之為「經脈穴」，後世則演變為原穴。蓋當時陰陽的觀念已經滲透到醫學領域，所以才有太少陰陽的命名，將位於身體內側的脈命名為陰脈，位於身體外側的脈命名為陽脈。

至於厥陰脈與陽明脈，這是陰陽觀念在醫學領域內的特例，查考古今文獻，惟在醫學文獻中才有厥陰與陽明的概念，為什麼在醫學領域出現這兩個關係陰陽的概念？其本質涵義是什麼？根據本篇的研究，我們對厥陰與厥陰脈的由來似可以通過前陰這一具體的部位去考查。至於陽明，韓建平發現了一個重要的證據：東漢經學家鄭玄在《周禮》的注文有：「脈之大候，要在陽明寸

---

10 黃龍祥，《中國針灸學術史大綱》，第 209 頁。

口」，在《內經》中與寸口脈對舉的部位只有人迎，而明、迎、亢在上古音中同屬陽韻，可以互諧，亢是一個象形字，《說文》:「象頸脈形」，與人迎所指實一。所以，陽明脈的早期涵義與人迎脈同[11]。同樣，與「厥陰」類似，對於陽明的來源也需要得到更多的證據之後才能回答。

奇經的命名也可以看出端倪。督脈的早期涵義僅指脊中，是實體組織的反映，與此相類，任脈由妊娠得名（亦或與衽有關，留考），衝脈係指對腹主動脈的觸診所得，帶脈亦或與衣物有關。另外，蹻脈的命名，據《太素・陰陽喬脈》楊上善注：「喬亦作蹻，禁嬌反，皆疾健皃。人行健疾，此脈所能，故因名也。喬，高也。此脈從足而出，以上於頭，故曰喬脈。」[12]此脈名稱意味樸素。維脈的命名與此相類，維的本義一指繫物之繩，《楚辭・天問》:「斡維焉系？天極焉加？」[13]又指角隅，《淮南子・天文訓》:「東北為報德之維也。」[14]提示陰陽維脈的命名意義係維絡之脈。

聯繫到簡帛醫書《陰陽》中稱上肢陽脈為「肩脈」、「耳脈」、「齒脈」，以局部部位命名，早期經脈的命名方式顯示出了極大的具體性傾向，即便有陰陽概念的滲透，也是對具體部位的分別。經脈的命名規律提示了早期人們對經脈認識的樸素觀念。

---

11 韓建平，《馬王堆古脈書研究》，第28頁。

12 （隋）楊上善撰注，《黃帝內經太素》，第146頁。

13 林家驪譯注，《楚辭》，第74頁。

14 （漢）劉安撰，《淮南子》，第19頁。

二、病因觀念——針刺治療思想的基礎

㈠血氣變動

「經脈者，所以行血氣而營陰陽」[15]，這是經脈所以能夠具有診斷與治療的雙重價值的依據。

《靈樞・經脈》中將經脈的病候名之為「是動」、「所生」(《陰陽》名之為「是動」、「所產」)，關於「是動」、「所生」的理解，歷代紛紜。最先對其作出詮釋的是《難經・二十二難》:「邪在氣，氣為是動；邪在血，血為所生病。氣主呴之，血主濡之。氣留而不行者，為氣先病也；血壅而不濡者，為血後病也。故先為是動，後所生也。」[16]根據詮釋學的觀點，歷代對「是動」、「所生」的解釋，是基於解釋者的知識結構、歷史背景、思維方式而不斷生成的意義，同時前人的解釋必然為後人造成「前理解」[17]。所以，《難經》在這裡對「是動」、「所生」的解釋必然代表了《難經》作者的理解取向。據此，《難經》本篇作者對經脈的病候是從氣血層面上來理解的。實際上，這一取向也基本符合《內經》的精神。

血氣的異常是《內經》中對疾病的主要認識。對於血氣的常

---

15 田代華等整理，《靈樞經》，第 96 頁。

16 高丹楓、王琳校注，《黃帝八十一難經》，第 70 頁。

17 楊峰、趙京生，〈中醫經典文獻研究的詮釋學向度〉，《醫學與哲學（人文社會醫學版)》，2007 年第 28 卷第 7 期，第 70–71 頁。

變狀態，是通過脈診來實現的。脈一旦與血氣結合，就成為中醫學中無法分割的概念。血與脈的關係容易由解剖所見而得到，具有明顯的實踐特徵。而氣與脈的關係則需要考查。

㈡陰陽二氣有沴

《說文》:「氣，雲氣也，象形」[18]，但是早期的「氣」並不具備雲氣的意義。殷與周代早期的氣多是由「乞」為構成要素，意指乞求與終迄[19]，但是戰國時代的文獻中卻不約而同地將氣作為自然與生命的重要元素提出來，獨具中國特色的氣一元論在這一時期形成。

小野澤精一等考查了戰國諸子中有關氣的論述，提出當時氣的一般思想是：萬物皆由「氣」形成，尤其是人的生死，被認為就是「氣的聚散」；自然界之氣，主要表現為「陰陽」或「天地之氣」，由於天地之氣和陰陽之氣的交流消長，就引起了四季的推移和氣象上其他各種各樣的變化；人之氣，主要表現為「血氣」、「精氣」、「精」等等，血氣被認為比起與精神的關係，與身體的關係更為密切[20]。《論語・季氏》孔子曰:「君子有三戒：少之時，

---

[18] (漢) 許慎撰，《說文解字》，第 14 頁。

[19] (日) 小野澤精一、福永光司、山井湧編，李慶譯，《氣的思想——中國自然觀與人的觀念的發展》，上海：世紀出版集團，上海人民出版社，2007 年，第 13 頁。

[20] 小野澤精一、福永光司、山井湧編，李慶譯，《氣的思想——中國自然觀與人的觀念的發展》，第 90 頁。

血氣未定，戒之在色；及其壯也，血氣方剛，戒之在鬥；及其老也，血氣既衰，戒之在得。」[21]《管子・內業》:「精存自生，其外安榮，內藏以為泉原，浩然和平，以為氣淵。淵之不涸，四體乃固，泉之不竭，九竅遂通，乃能窮天地，被四海。」[22]

而將氣與生命聯繫最為深入，影響也最為深遠的還是醫家。醫和提出六氣致病論，「天有六氣，降生五味，發為五色，徵為五聲，淫生六疾。六氣曰陰、陽、風、雨、晦、明也。分為四時，序為五節，過則為災。陰淫寒疾，陽淫熱疾，風淫末疾，雨淫腹疾，晦淫惑疾，明淫心疾。」[23]本來屬於自然範疇的天之六氣與疾病發生了關係，如本篇前文所述，天之六氣與早期對風神的崇拜或亦有關，但畢竟有了自然主義病因論的開端。

天地陰陽之氣致病的觀念在戰國時期已被多數學者接受，《莊子・大宗師》中對子輿有病的解釋「陰陽之氣有沴」[24]，郭象注：「沴，陵亂。」[25]《漢書・五行志》:「氣相傷，謂之沴。」[26]《文子・上德》:「天二氣即成虹，地二氣即泄藏，人二氣即生病。陰陽不能常，且冬且夏，月不知晝，日不知夜。」[27]李定生、徐慧

21 楊伯峻譯注，《論語譯注》，第 198 頁。

22 黎翔鳳撰，梁運華整理，《管子校注》，第 938–939 頁。

23 楊伯峻編著，《春秋左傳注》，第 1222 頁。

24 方勇譯注，《莊子》，第 108 頁。

25 （清）郭慶藩撰，王孝魚點校，《莊子集釋》，北京：中華書局，1961 年，第 259 頁。

26 （漢）班固撰，（唐）顏師古注，《漢書》，第 1353 頁。

君釋：「二氣，指陰陽二氣。此謂陰陽並立不和而為害也。」[28]《淮南子・說山》作「人二氣則成病」[29]，高誘注：「邪氣干正氣，故成病。」[30]如果追溯陰陽之氣沴亂而為害的思想，可以溯及西元前780年，《國語・周語上》：「幽王二年，西周三川皆震。伯陽父曰：周將亡矣！夫天地之氣，不失其序；若過其序，民亂之也。陽伏而不能出，陰迫而不能烝，於是有地震。今三川實震，是陽失其所而鎮陰也。」[31]這是史書中首次對地震的記載，可以作為《文子》中「地二氣即泄藏」的例解。可見陰陽之氣「過其序」帶來災害的觀念由來久矣。聯繫本編第三章第三節對風與氣的關係的研究，氣與風異名而同形，氣能致病的思維來源或與風有關。

殷商時期有風神崇拜，人們認為風具有神靈的力量，風被想像成一種大鳥，被稱為「鳳鳥」[32]，春秋時名為「蜚廉」，亦作飛廉，古代楚地以飛廉為風伯。《離騷》：「前望舒使先驅兮，後飛廉使奔屬」[33]。春秋以來，氣的地位被加強了，被賦予了世界本原

27　（春秋）辛妍著，杜道堅注，《文子》，第37頁。

28　李定生、徐慧君校釋，《文子校釋》，上海：上海古籍出版社，2004年，第234頁。

29　（漢）劉安撰，《淮南子》，第117頁。

30　何寧撰，《淮南子集釋》，北京：中華書局，1998年，第1116頁。

31　上海師範大學古籍整理組校點，《國語》，第26–27頁。

32　何星亮，《中國自然神與自然崇拜》，上海：生活・讀書・新知三聯書店上海分店，1992年，第312頁。

的意義。如《莊子・知北遊》:「通天下一氣耳，聖人故貴一。」[34] 同樣，人體與所處的自然界一樣，所構成的基本物質都是氣。陰陽之氣的戾變會令「地氣泄藏」而帶來災害，與天地同構的人體疾病也可以由陰陽之氣的變化而生，《文子》、《淮南子》中有「人二氣即生（成）病」。這裡由氣致病的原因姑稱作內因。惡風致疫癘，其襲人也會帶來疾病，是為虛邪賊風，這一致病因素可視之為外因。

㈢血脈菀陳

還要談一談血脈，雖然樸素的解剖能夠得到「夫脈者，血之府也」[35] 這樣的認識，但是血脈的病理還是需借助一些自然的知識才容易被認識。

地脈（河流）與血脈的形態相似，很早就被相互比附。河流阻塞則水不能行，需要通導才能令其正常，不致為害，而且，像周太史那樣的物候專家還能觀察到地脈賁鬱，需要及時疏泄才能得到好的收成，這一觀念原本是樸素的自然觀，被引用到社會與身體領域，成為一般觀念。氣的概念的引入，令血氣密不可分。《呂氏春秋・古樂》甚至將「筋骨瑟縮不達」的原因歸結到水道壅塞:「昔陶唐氏之始，陰多滯伏而湛積，水道壅塞，不行其原，

---

33 （宋）朱熹集注，（清）王箴補注，潘衍校訂，《離騷詳解》，上海：中華新教育社，1924 年，第 35 頁。

34 方勇譯注，《莊子》，第 359 頁。

35 田代華整理，《黃帝內經素問》，第 30 頁。

民氣鬱閼而滯著，筋骨瑟縮不達，故作為舞以宣導之。」[36] 另《管子・禁藏》:「當春三月，萩室熯造，鑽燧易火，杼井易水，所以去茲毒也。」[37] 本段是說春天的時候要去疏浚井水以去毒，一般認為是一種醫學預防觀念。水是地之血脈，疏浚井水去毒的觀念與醫學上「去菀陳」[38] 亦有相通之處。

以脈診為主要的診斷方法，判斷血氣的狀態，成為中醫學核心理念。治天下亦同理:「樂行而倫清，耳目聰明，血氣和平，移風易俗，天下皆寧。」(《史記・樂書》) [39]

三、腧穴觀念——系病因與治療的兩端

㈠邪客氣穴

風氣致病是具有進步意義的病因論，但邪風中人的入所在哪裡?

> 邪客於風府，病循膂而下，衛氣一日一夜常大會於風府，其明日日下一節，故其日作晏。此其先客於脊背也，故每至於風府則腠理開，腠理開則邪氣入，邪氣入則病作，此所以日作尚晏也。衛氣之行風府，日下一節，二十一日下

36 (漢) 高誘注，(清) 畢沅校，徐小蠻標點，《呂氏春秋》，第 101 頁。

37 黎翔鳳撰，梁運華整理，《管子校注》，第 1017 頁。

38 菀陳，是指血中之淤滯，《靈樞・針解篇》:「菀陳則除之者，出惡血也」。

39 (漢) 司馬遷，《史記》，第 1211 頁。

> 至尾底，二十二日入脊內，注於伏衝之脈，其行九日出於缺盆之中，其氣上行，故其病稍益早，其內搏於五臟，橫連募原，其道遠，其氣深，其行遲，不能日作，故次日乃稸積而作焉。(《靈樞・歲露論》)[40]

從該段看，風之中人的門戶是風府，「府」是古代藏書的地方，醫學中引申為貯藏氣血、食物的處所。「夫脈者，血之府也」(《素問・脈要精微論》)[41]，「六腑者，所以受水穀而行化物者也」(《靈樞・衛氣》)[42]，「風府」當是舍風之處，是風邪的客居之地。又《素問・風論》:「風中五臟六腑之俞，亦為臟腑之風，各入其門戶所中，則為偏風。」[43]

腧穴在《內經》中有多種稱謂，或稱節，或稱會，或稱輸，或稱骨空，不同的名稱體現對腧穴本質的不同認識，《素問・氣府論》、《素問・氣穴論》中稱之為「氣府」、「氣穴」，提示作者認為腧穴是氣所居舍之處，或者是氣之門戶。穴有兩層涵義：一為孔穴，一為居所。「氣穴」的其初始意義即包含這兩層內涵。考查〈氣穴論〉中的「氣穴」，多數可在體表診察到凹陷，說明體表的陷穴是古人對「氣穴」的直觀認識。

氣穴、風府等名稱揭示的思維特點在早期非醫文獻中亦可以

---

[40] 田代華等整理，《靈樞經》，第 161 頁。

[41] 田代華整理，《黃帝內經素問》，第 30 頁。

[42] 田代華等整理，《靈樞經》，第 108 頁。

[43] 田代華整理，《黃帝內經素問》，第 84 頁。

找到關聯。鳳是風的化身，其「羽翼弱水，暮宿風穴」(《淮南子・覽冥訓》)[44]，又：

> 《莊子・齊物論》：夫大塊噫氣，其名為風。是唯無作，作則萬竅怒呺。而獨不聞之翏翏乎？山林之畏隹，大木百圍之竅穴，似鼻，似口，似耳，似枅，似圈，似臼，似洼者，似汙者；激者，謞者，叱者，吸者，叫者，譹者，宎者，咬者。前者唱於，而隨者唱喁。泠風則小和，飄風則大和，厲風濟則眾竅為虛。[45]
>
> 《詩經・大雅・桑柔》：大風有隧，有空大谷。[46]

穴是風的居處，其處為自然界的隧空，是為風穴，此觀念與人體的腧穴有著驚人的相似[47]。風邪之中人也是從「風穴」，即氣穴所入，所以說氣穴既是風出入之門戶，也是邪舍客之所。這是古人對腧穴的一種基本觀念。

㈡八節之虛風

風是致病之因，出入於風穴。古人怎樣去尋找這些風穴呢？

---

[44] （漢）劉安撰，《淮南子》，第 41 頁。

[45] 方勇譯注，《莊子》，第 16 頁。

[46] 程俊英譯注，《詩經譯注》，第 576 頁。

[47] （日）小野澤精一、福永光司、山井湧編，李慶譯，《氣的思想——中國自然觀與人的觀念的發展》，第 275 頁。

在古人的觀念世界裡，天之八節、地之八風與人體部位人體四肢的大關節可以對應。人之肱股八節比較容易被認為是風出入的位置。古人可能會對這些部位有意識地去探求風的徵象，當然，不可能在這些部位找到風、氣，但是客觀上卻讓古人觸摸到了「脈」，脈的變動不居，被視作氣之游行的部位，風與氣本來就與上古自然崇拜相聯繫，其微妙的變化又被稱作「神」，即第四章所謂的「脈神」，其最早發現的脈動可能是被黃龍祥先生命名的「經脈穴」，由此，節、脈、風、氣、神、穴等概念即發生了內在的聯繫。「所言節者，神氣之所游行出入也」[48]，這裡的節，即指「氣穴」。

㈢多種形態的腧穴

〈氣穴論〉言「氣穴三百六十五」，是數術思想對古人腧穴數目觀的影響。此外，該篇尚有「孫絡三百六十五穴會」、「谿谷三百六十五穴會」的說法，孫絡是細小的絡脈，「肉之大會為谷，肉之小會為谿，肉分之間，谿谷之會，以行榮衛，以會大氣」[49]，除了有位置、有名稱的「氣穴三百六十五」之外，本篇作者將遍布體表的小絡脈、肉分之間的縫隙，也名之為「三百六十五穴會」。這說明在腧穴理論體系化之前，腧穴的形態是多樣的，同時也沒有固定的部位。後世腧穴數量不斷增加，絡脈與肉分之隙也成為發現新腧穴的重要部位。「孫絡三百六十五穴會，亦以應一

48 田代華等整理，《靈樞經》，第3頁。

49 田代華整理，《黃帝內經素問》，第108頁。

歲，以溢奇邪，以通榮衛，榮衛稽留，衛散榮溢，氣竭血著，外為發熱，內為少氣，疾瀉無怠，以通榮衛，見而瀉之，無問所會。」[50]

《內經》中對腧穴的形態呈多元認識，一般說來，腧穴被認為是體表的凹陷（穴、俞），包括骨節之間的凹陷（節之交、三百六十五節）；體表的動脈、絡脈（三百六十五脈、三百六十五絡）；肉分之間隙（谿谷三百六十五穴會）。同時，腧穴被認為是氣的舍居與出入之會。

㈣氣穴之處，游針之居

氣穴是風氣出入的門戶，邪之所中之病位，也是守神之所，持針以驅邪的部位自然亦當此處，所以，「凡三百六十五穴，針之所由行也」[51]。

穴與脈在早期有很大的重疊，刺脈與刺穴的立意本無二致。隨著微針刺法的主流化與針刺安全的臨床要求，同時，導氣、補瀉等針刺立意的確立，刺穴漸漸成為臨床上的主要針刺形式。

四、治療觀念——針刺的立意與工具

扁鵲齊桓公午案中[52]，扁鵲對齊桓公說了一段話：「疾之居腠

[50] 田代華整理，《黃帝內經素問》，第 108 頁。

[51] 田代華整理，《黃帝內經素問》，第 108 頁。

[52] 見《史記・扁鵲傳》，同見於史料《韓非子》，彼書作蔡桓公。

理也，湯熨之所及也；在血脈，針石之所及也；其在腸胃，酒醪之所及也；其在骨髓，雖司命無奈之何。」[53]將疾病由表入裡的層次分為「腠理」、「血脈」、腸胃、「骨髓」，《素問・陰陽應象大論》中亦有：「故邪風之至，疾如風雨，故善治者治皮毛，其次治肌膚，其次治筋脈，其次治六腑，其次治五臟。治五臟者，半死半生也。」[54]邪風入侵的層次也是由表及裡。在某一時期某一流派的醫家心目中，對於「血脈」、「筋脈」的認識與皮毛、腠理、臟腑等組織等視之，而且某一層組織的疾病尚有特定的方法來治療。《素問・湯液醪醴論》：「必齊毒藥攻其中，鑱石針艾治其外也」[55]，一般而言，在體表的疾病施以針石，在臟腑的疾病施以毒藥，這一觀點與扁鵲相似。然而，在《內經》的理論體系中，必齊毒藥、鑱石針艾的治療手段卻並非平分秋色，《靈樞・九針十二原》開宗明義：「余子萬民，養百姓，而收其租稅。余哀其不給，而屬有疾病。余欲勿使被毒藥，無用砭石，欲以微針通其經脈，調其血氣，營其逆順出入之會。令可傳於後世。必明為之法，令終而不滅，久而不絕，易用難忘，為之經紀；異其篇章，別其表裡，為之終始；令各有形，先立針經。」[56]「先立針經」的目的是確立微針作為主要治療工具，以通血脈、調血氣作為治療的核心原理，這一原則在《內經》中得以貫徹，正如山田氏所說[57]：

---

53 （漢）司馬遷，《史記》，第 2793 頁。

54 田代華整理，《黃帝內經素問》，第 12 頁。

55 田代華整理，《黃帝內經素問》，第 26 頁。

56 田代華等整理，《靈樞經》，第 1 頁。

> 在漢代文獻中，言及砭石與針灸最多的當然是《黃帝內經》,《黃帝內經》向來被看成是中國醫學的基礎理論書，並且實際上也的確如此。但是，如果從醫療技術的觀點來看，可以說它是一部徹頭徹尾的針法書。中國醫學的基礎理論生長於針法領域，從中大概可以看到中國醫學引人注目的特色。

的確，《內經》的醫學體系是以針法為主流的，「其為針灸而設的臟府經脈的篇幅，約占一半以上，大半見於現行的《靈樞》中。」[58] 而《內經》時代的針法立意是建立在對經脈血氣的診斷基礎上。古人對經脈血氣的診斷可以得到的血氣異常狀態大抵有三端：其一是氣血的虛實，這是《內經》中闡述最為豐富的概念；其二是氣血的壅滯不行；其三則「是非有餘不足也，亂氣之相逆也」。

㈠決瀆通塞

脈的氣血壅滯與溝渠地脈的賁鬱狀態相似，古人對地脈的疏通是使用農具鑱，相似的工具也被醫者使用，是為鑱針，筆者考查鑱針與砭石有傳承關係，《靈樞・九針十二原》中「九針」之首即為鑱針，恐非巧合。持針具以決脈通行，是早期針刺方法的主

[57] (日) 山田慶兒著，廖育群、李建民編譯，《中國古代醫學的形成》，第87頁。

[58] 范行准，《中國醫學史略》，第27頁。

要治療理念。無問腧穴，直接刺脈的方法，是《內經》中占據主導地位的刺法。這些治療的脈，後來也漸變為腧穴，典型的即是十五絡穴與十五絡脈。黃龍祥[59]提出：四肢診絡處後來演變為相應的絡穴，絡脈診候也成為相應絡穴的主治病候，原先的診絡處即成為相應絡脈的起始處。精於刺絡放血的喻喜春教授拍攝了腕踝關節附近的十二經絡穴照片，在經典所述的絡穴位置確有明顯的靜脈[60]。

決瀆通塞，以通經脈治療氣血瘀滯的方法成為《內經》中的重要原則。《素問・陰陽應象大論》:「血實宜決之」[61]；《靈樞・九針十二原》:「宛陳則除之」[62]；《靈樞・陰陽二十五人》:「其結絡者，脈結血不行，決之乃行」[63]。

㈡導氣治亂

氣血的逆亂亦是致病之因，陰陽二氣相干則致亂。亂的對面是治，血脈治則無病，所以扁鵲診趙簡子案中，從趙「血脈治」而斷言趙「不出三日疾必間」[64]。又《左傳・襄公二十一年》:叔

---

59 黃龍祥，《中國針灸學術史大綱》，第 565 頁。

60 喻喜春，《中醫脈絡放血》，北京：中醫古籍出版社，2003 年，第 36–39 頁。

61 田代華整理，《黃帝內經素問》，第 13 頁。

62 田代華等整理，《靈樞經》，第 1 頁。

63 田代華等整理，《靈樞經》，第 127 頁。

64 事見《史記・扁鵲傳》、《揚子法言・重黎卷》、《論衡・死偽篇》、《風俗通義・六國》等古籍。

豫曰：「國多寵而王弱，國不可為也。」遂以疾辭。方暑，闕地，下冰而床焉。重繭，衣裘，鮮食而寢。楚子使醫視之，復曰：「瘠則甚矣，而血氣未動。」乃使子南為令尹[65]。該醫史傳無名，診病不以表象，沒有依據叔豫在盛夏衣裘、臥冰、少食等現象而作出疾病的診斷，而是根據血氣未動而診為無病，可謂善守血氣的上工了。

「疾者身之病，亂者國之病」[66]，身國同病的基礎是亂。治亂這一對範疇更多是用在國家的治理上。自《洪範》九疇首立政治規範以來，追求治世成為歷史上明君賢臣的最高目標。「亂」則被視為國之病，而且，古人對於治理國家經常應用醫者治理身體為喻。「治身與治國，一理之術」[67]，其思想根源來自身體與國家同構的觀念，更進一步，則是天人同構思想不同對象上的體現。亂則需要治理，而亂的基本原因還是未離於氣的鬱滯，《後漢書・郎顗傳》：「禮，天子一娶九女，嫡媵畢具。今宮人侍御，動以千計，或生而幽隔，人道不通，鬱積之氣，上感皇天，故遣熒惑入軒轅，理人倫，垂象見異，以悟主上。」[68]該段是郎顗上奏所論，〈郎顗傳〉中言其「學《京氏易》，善風角、星算、六日七分，能望氣占候吉凶，常賣卜自奉」[69]。「熒惑入軒轅」被星占家認為是

---

65 楊伯峻編著，《春秋左傳注》，第 1058 頁。

66 （漢）王符撰著，高新民、王偉翔釋注，《王符〈潛夫論〉釋讀》，第 55 頁。

67 （漢）高誘注，（清）畢沅校，徐小蠻標點，《呂氏春秋》，第 376 頁。

68 （宋）范曄撰，（唐）李賢等注，《後漢書》，第 1061–1062 頁。

69 （宋）范曄撰，（唐）李賢等注，《後漢書》，第 1053 頁。

災異之象，所謂「天垂象，見吉凶」。而星占家對災異之象的解釋卻是人道不通，其氣鬱積。所以，其治理的原則當是宣導鬱積。

> 《國語・周語下》：川，氣之導也；澤，水之鍾也。夫天地成而聚於高，歸物於下。疏為川谷，以導其氣；陂塘汙庳，以鍾其美。是故聚不阤崩，而物有所歸；氣不沈滯，而亦不散越。是以民生有財用，而死有所葬。然則無夭、昏、札、瘥之憂，而無飢、寒、乏、匱之患，故上下能相固，以待不虞，古之聖王唯此之慎。昔共工棄此道也，虞於湛樂，淫失其身，欲壅防百川，墮高堙庳，以害天下。[70]

「氣不沈滯，而亦不散越」是古之聖王所慎，其本質還是強調氣的通導。病為身之亂，其診亦在血脈，其治療方法與治理國之亂相類在於「導氣」。《靈樞・五亂》中專列「導氣」針法：「徐入徐出，謂之導氣。補瀉無形，謂之同精。」

㈢損實益虛

血氣的虛實是古人診脈得到極為重要的結論，也是後世中醫學中補瀉治法的基礎依據。雖然診脈可以得到脈的「盈虛」、「滑澀」、「動靜」等狀態（見張家山《脈書》），然而將不同的脈的狀態兩分為虛實，卻要從一般的哲學理念中得到啟發。在古人的觀

---

70 上海師範大學古籍整理組校點，《國語》，第 102–103 頁。

念裡，天傾西北，地陷東南，天地尚有虛實，則萬事萬物莫不如此。古人或許是帶著這樣的先見去診斷脈之血氣的吧。

血氣有餘不足的對應治法當然是補瀉。趙京生先生總結《內經》補瀉針法的操作特點與思維來源[71]，補法：**1.以靜為主；2.納入**；瀉法：**1.以動為主；2.放出**，而《內經》中有補方瀉員（圓）的論述，其本思維來源則是補方法地而靜，瀉圓法天而動。

㈣針刺工具

在人類文明的初始階段，簡單的工具往往一物多用，很難說一件石製的銳器是用於排膿瀉血的醫療用途，還是開掘耕作的農業工具，抑或是部落戰爭中的軍事武器，還有可能用來驅鬼逐厲。

冶金技術得到廣泛應用之後，漸有了金屬針具，《內經》中的「九針」可以看作是當時醫療器具的總和。至於為什麼是「九針」，《靈樞・九針論》中解釋「九針者，天地之大數也，始於一而終於九」。[72] 金屬的醫療器具是從石製工具演變而來。古之大事無非在農、祀、戎三端，「民之大事在農」（《國語・周語上》）[73]，「國之大事，在祀與戎」（《左傳・成公十三年》）[74]，農具與兵器在形制與運用目的上均與針具有淵源，祀禮與早期巫文化有關，巫術中的驅鬼之術所運用的工具與兵器也當相類。

---

[71] 趙京生，《針灸經典理論闡釋》，第 114 頁。

[72] 田代華等整理，《靈樞經》，第 157 頁。

[73] 上海師範大學古籍整理組校點，《國語》，第 15 頁。

[74] 楊伯峻編著，《春秋左傳注》，第 861 頁。

另外，從《靈樞・九針論》中鑱針取法於巾針，員針與鋒針皆取法於絮針，長針取法於綦針的相關描述看，針具與縫織用的針當有親緣，這是一條值得注意的線索。

第二節 構建針灸理論的觀念基點——法天

> 人法地，地法天，天法道，道法自然。（《老子・二十五章》）[75]

古代醫者對身體結構的認識，疾病病因的認識，治療的觀念，以及治療工具，都滲透著社會一般觀念。古人在形成這些認識，又進一步凝固成《內經》中文字、概念、術語，從而構建成醫學理論的過程中，有沒有一種通約的文化因素在起作用呢？也就是說，有沒有一個終極的依據，作為古人共同的邏輯支點？答案是肯定的，那就是天道。對此，葛兆光先生論述[76]：「在古代中國的知識、思想與信仰世界中，『天』這種被確立的終極依據始終沒有變化，『天不變道亦不變』，作為天然合理的秩序與規範，它不僅

75 （漢）河上公注，嚴遵指歸，（三國）王弼注，劉思禾校點，《老子》，第52頁。

76 葛兆光，《中國思想史導論》，上海：復旦大學出版社，2005年，第47頁。

支持著天文與曆法的制定，支持著人們對自然現象的解釋，也支持著人們對於生理與心理的體驗和治療，還支持著皇權和等級社會的成立，政治意識形態的合法，祭祀儀式程序的象徵意味，支持著城市、皇宮甚至平民住宅樣式的基本格局，甚至支持著人們的遊戲及其規則以及文學藝術中對美的感悟與理解……在這個根基上，人們運用思考、聯想和表述，知識和思想通過語詞似乎完美地表達著世界的秩序和存在的秩序。」

「世界的秩序和存在的秩序」，當然也包括人體秩序。《內經》建立了一個近乎完美的人體秩序，從人體的結構、生理、病理到治療都籠罩在一個龐大的體系內。這一體系的核心與古人構建社會等級體系的理念在本質是共通的，其共同的依據就是天之道。古人對天的認識，有幾重涵義，首先是天空之天，是我們抬頭就能看到的天空；繼而引申為自然之天，即整個自然界的總體；其次引申為義理之天，即不言自明的天理；再次引申為萬物的主宰，即神明。其中的核心涵義是人們身處的自然。符合自然之道的規律被認為是一種不證自明的終極規律。

本篇的研究，從微觀角度印證了針灸經典概念形成與理論構建時非常自然地遵循了這一終極依據。古典人體觀以經脈為核心，經脈溝通內外，滲灌諸節，無論在結構或是功能的觀念上都明顯地映出了天道的影子。經脈與水流比附，其流通與壅滯，俱與地脈相類似，其治療原則與開掘河道亦同理，甚至刺地脈與通經脈的工具都是鑱，這一系列的內在聯繫給我們強烈的暗示，那就是所有理論的構建都遵循著一個共同的觀念。風之與氣，異名同類，八風之邪，致病之因，風遂為「百病之長」，氣之出入、所舍之處，漸成「三百六十五會」。天傾西北，地陷東南，有餘不足，與生俱來，天道以其自身的運行特點以損益之。損益思想影響到針刺即是成為補瀉，補方瀉圓亦是法於天地。

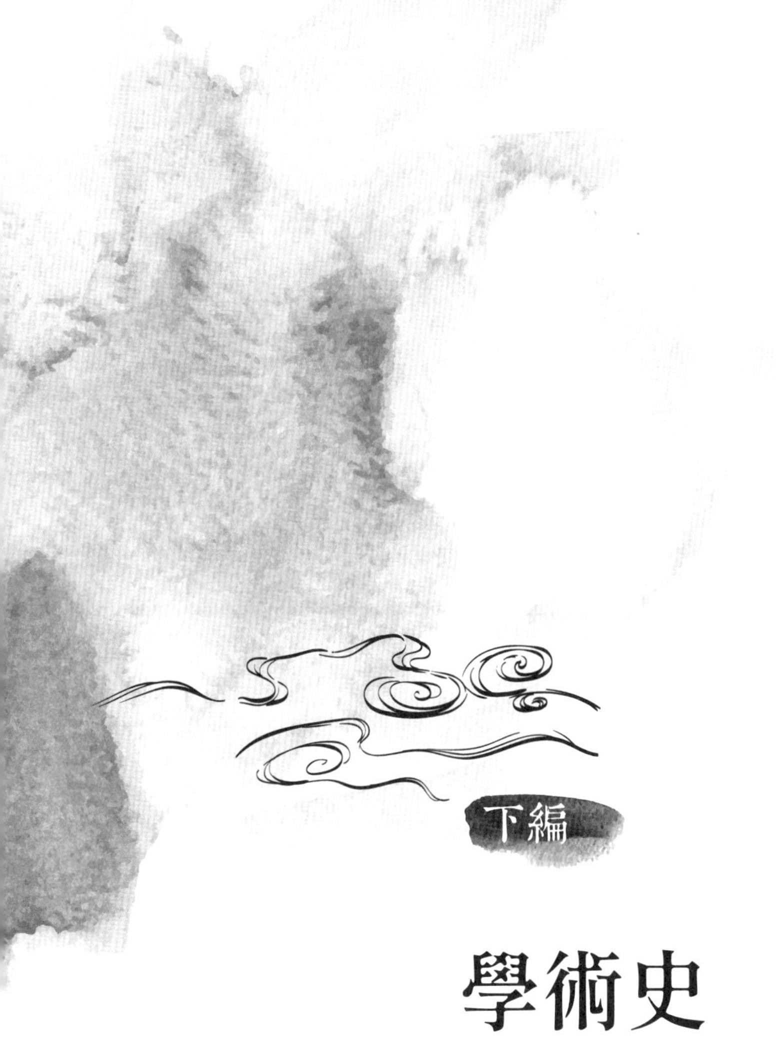

學術史專題討論

第六章　針灸的傳統——歷史與比較的視角

針灸是一項有著二千多年歷史的中國古老醫學技藝，向來受到關注。2010 年，聯合國教科文組織通過審議，將「中醫針灸」列入人類非物質文化遺產代表作名錄，該消息宣布後，針灸更受世界矚目。不過，這裡有幾個問題值得注意：為什麼是「中醫針灸」而不是「針灸」?「中醫針灸」之外，還有什麼樣的「針灸」?「遺產」一詞意味著傳統，那麼，什麼是傳統的針灸？什麼是針灸的傳統？如果如許多針灸從業者和研究人員所期望的那樣，針灸有一個公認的傳統，承載著公認的學理，它又來自那裡？甚至可以問：針灸傳統真的存在嗎？

為了回答以上問題，將中醫針灸置入縱向的歷史與橫向的全球化語境中思考。秦漢、金元、近代是針灸理論和實踐嬗變的三個關鍵時期，所以本文立足此三個時期來考查針灸傳統的變遷過程。此外，還將討論西方國家兩種不同的針灸傳統，以提供一個新的視角來理解針灸的學理變遷。

一、針灸的過去和現在

㈠《內經》時代

現在一般所指的傳統針灸，是以陰陽五行學說為哲學基礎，以中醫理論如經絡腧穴理論、氣血理論等作為支持的一種中國技藝。幾乎所有針灸從業者都認為針灸歷史悠久，最早記錄可追溯至《內經》。《內經》是中國最負盛名的經典醫學著作，約成書於秦漢時期（約西元前 3～西元 3 世紀），由《靈樞》和《素問》兩部分組成，其部分篇章闡釋了針具、刺法和經絡、腧穴等知識。

《靈樞・九針十二原》中記載了九種針刺工具，與現今所見的不鏽鋼針具不同，根據針的長度、形制、功能及使用方法分為：鑱針、員針、鍉針、鋒針、鈹針、員利針、毫針、長針和大針。嚴格來講，有些針具如鑱針、員針、鍉針、鋒針、鈹針，無論是外形還是功能都不符合「針」的定義。員針通常用於按摩，鋒針、鈹針、鑱針常應用於放血或皮下膿腫切開，準確來講，它們屬於外科手術器械。

《內經》中記載的刺法有多種，如針刺、放血、軟組織鬆解（《內經》中稱為「解結」法，出於《靈樞・刺節真邪篇》）等。針灸臨床中有一種常用手法——補瀉，這是毫針刺法的核心內容。補法是指通過特定的操作來鼓舞正氣，而瀉法則反之。補瀉是在《內經》中最先提出的，但只是本書討論的刺法操作的一種。

經脈是針灸理論的基本概念，《內經》建構了較為系統的經絡理論框架，包括十一經脈與十二經脈學說。對於現在許多針灸醫師來說，十一經脈的理論較為陌生，因為這一理論在當今的教科書中較少涉及。十二經脈理論模式在後世成為標準，與臟腑理論相結合，並承載了陰陽五行學說，成為中醫學標準的「傳統」理論核心。

這部經典的中醫學著作中所記載的針灸理論有著明顯的實用性與多樣化傾向，與現代論述有明顯出入，表明針灸最古老、也是最「傳統」的理論，並不是如今人多數針灸醫師所理解或應用的。《內經》中的針灸理論可以說是最早的針灸傳統，彼時的針灸在理論上雖然已經有了陰陽五行化的哲學色彩，但從其針具、刺法來看，還是很具體的，可以說是早期的外科技術。

㈡金元時期的儒家針灸傳統

如果說在《內經》時期，針灸理論和實踐是多樣化的，那就意味著針灸在萌芽時期並沒有被完全束縛。金元時期，它卻呈現出相對固化的形式，並沿用至今，其又被定義為「儒家針灸」。

《內經》時期確立的針灸基本理論和實踐形式，在宋代之前一直得以延續，而且基本是在民間傳承。從宋代（西元 10～13 世紀）開始，由於官方對醫學的重視，醫家地位漸有提高，而且宋代有醫官制度，習醫可以進入文官序列，對於讀書人來說是個不小的激勵，許多文人開始留心醫藥。自此，儒醫成長的土壤出現了，儒家學者開始有了投身醫學去實現「不為良相即為良醫」的抱負。儒醫是中國歷史上一類比較特殊的醫生群體，這個群體在宋元之後不斷成長壯大。當時一大批讀書人在仕路上鬱鬱不得志，或轉而從醫，或編著醫藥書籍，遂在醫學史上鴻過留痕。隨著儒醫的興起，醫學文獻的編著也蓬勃發展。幾乎所有的編著者都受過儒家教育。宋元時期的主流儒學理論是理學，它是歷史上最具影響力的哲學思潮之一。理學學者試圖構建一個大一統的世界圖式，所有的宇宙規律都可以統一在氣、太極、陰陽、五行等說理體系中。在這種哲學氛圍中，本來尚為活躍的針灸理論亦被逐步統一固化。這一時期固化的針灸理論可以總結如下：

十二經脈和任督二脈組成十四經脈，人體有三百六十五個穴位。當時的醫學家認為，人體之有任督，猶天地之有子午，所以他們把任督二脈加入正經的體系。而且根據他們的觀點，在經絡上應該有三百六十五個穴位，當任督二脈被劃入經脈系統時，穴位數則可以接近三百六十五這一數字。針灸最常用的針具是毫針，適宜於針刺操作。針灸的治療目的主要是通過補瀉方法調整陰陽。總之，金元時期的針灸與現行的針灸理論與方法很相似。

《內經》時期針灸傳統與金元時期已經有很大的不同，受儒家思想的影響很大，活潑而樸素的外科技術轉化為模式化的針灸。

㈢民國時期傳統針灸的轉變

如果沒有外部因素影響，金元時期的針灸傳統就會一直沿續至今，但是事物總是在不斷變化。16 世紀時，隨著傳教士進入中國，東西方的醫學開始了交流與衝突。特別是在 20 世紀初，西方醫學在中西醫論爭中逐漸占據上風。尤其是民國時期，日本醫書的傳入對中國影響至深。當大量的日本針灸醫籍傳入中國後，中國針灸開始呈現出新的面貌。

較早譯入中國的日本針灸著作《最新實習西法針灸》，將局部解剖內容加入了穴位描述。後來譯入的日本系列針灸教材《高等針灸學講義》，更是系統地提出了頗為新穎的針灸理論。在機制方面，提出了針灸的三種效應：興奮效應、抑制效應和誘導效應；在經絡和穴位上，依據身體區域而不是經脈劃分，將傳統穴位大半刪去，只選取一百二十個穴位作為常用穴來討論，穴位解剖內容也在書中作了呈現；在診斷方面，論及九種方法，包括問診、視診、測量體溫、脈診、尿檢、觸診、叩診、聽診和皮膚感覺診斷，還提出了嚴格的針灸消毒療程。隨著這一系列承載新思想的針灸著作的出版與廣泛傳播，中國針灸學者的思想開始改變，他們接受了新的針灸理論並應用到了教學之中。在民國時期，最具影響力的針灸學者之一承淡安，就大量引用了《高等針灸學講義》的針灸理論至他的《中國針灸學講義》中。承淡安摒棄了部分金元時期針灸理論，比如運氣學說和傳統的針灸手法，而提出了一套新的針灸理論體系，其中包括針科學、灸科學、經穴學和治療學。同時期，中國針灸醫者如朱璉、羅兆琚、曾天治和邱茂良等都不同程度上對具有科學色彩的新針灸理論作了發展。

民國時期，包括針灸在內的醫學目的是走上一條科學化的道路。事實上當時的中國，「科學化」在各個領域都是主流思想。而與中國擁有相似的歷史背景，被視為競爭對手的鄰國日本，在早期就完成了近代化進程，針灸的科學化也是近代化進程的內容之一，顯然這在一定程度上激發了中國醫者的熱情。雖然有許多針灸從業者抵制針灸科學化，但是大多數受過良好教育的針灸醫師接受並致力於針灸的科學化。隨著當時一百多種針灸醫籍的出版，一個新的針灸傳統應運而生，其內涵包括：重穴位而輕經絡、研究穴位的解剖、著力闡釋針灸的神經生理機制等。

㈣回歸金元傳統

1950 年代，針灸傳統受到社會運動的影響，命運再一次改寫。1950 年初，針灸學家朱璉出版《新針灸學》，標誌著現代針灸史上獨樹一幟的「新針灸學」學術體系形成。Taylor 回顧了始於 1940 年代的朱璉新針灸學術體系的發展過程，認為「新針灸」是延安戰爭時反迷信運動中「新」醫學的代表。新針灸學——無論是在實踐還是理論上，甚至在字面上都與當時的軍隊管理體系相關聯[1]。在 1950 年代初，朱璉的新針灸學理論得到了高度的尊重。朱璉的學術背景中西兼備，早年的婦產科醫學教育也為其打下了較為扎實的現代醫學基礎，新針灸吸納了大量的現代醫學內容，代表了民國以來的針灸科學化趨勢。

科學化也是 1950 年代初中國主要的社會趨勢。當時的衛生管理部門聲稱，傳統醫學應該科學化，並建議各省成立中醫進修學校，專門幫助傳統醫學從業者學習現代醫學，朱璉的《新針灸學》

---

[1] Kim Taylor, *Chinese Medicine in Early Communist China, 1945–1963*, Oxon: Routledge, Taylor & Francis Group, 2005, pp. 14, 29.

被選為教科書。然而，由於多數傳統中醫從業者很難通過相關的結業考試，所以對這一舉措強烈抵制。1950 年代下半葉，政府對中醫的政策也迅速轉變，提倡「西醫學習中醫」，於是，針灸科學化的思想被認為與政策背道而馳。由此，朱璉的「新針灸」曇花一現，被迅速邊緣化。與此相反，保守主義的針灸醫師所秉持的「舊針灸」又登上了歷史舞臺，並寫入了中醫院校的教科書中，這一針灸學理繼承自金元針灸的傳統。從某種程度上來說，這一「傳統」的回歸意味著近代針灸學者的所有努力都付諸東流。

二、多樣性的針灸支流

目前中國的院校針灸教育仍是延續金元時代的針灸框架，這一框架的固化特點令針灸本身便缺乏足夠的發展空間。作為被聯合國教科文組織遴選出的一項文化遺產，「中國針灸」必須堅持其獨特的特點，這意味著它可能被置入一個更加穩定的框架中。然而，在臨床實踐中，針灸並沒有完全遵循教科書的法條，相比其在院校中接受的教育，針灸醫生在實踐中則要務實得多。相當一部分針灸師在臨床中中西醫方法同時應用，除了傳統醫學理論外，他們還精通現代醫學，尤其是診斷學與解剖學。目前，有許多新的針灸技術流派不斷出現，像針刀、浮針，都有著與「傳統」的正統理論迥然不同的理論體系。

近年來，西方國家也湧現出了一些新的針灸技藝，主要有兩個派別：西方現代針灸和西方傳統針灸。西方現代針灸的擁躉者認為其與傳統中醫針灸不同，它全面吸收了現代醫學成果，認為其有五個作用機制：針刺的局部作用、針刺的同脊髓節段作用、針刺的跨脊髓節段作用、扳機點的作用、中樞神經系統的調控作用以及其他一些尚不清楚的作用機制。同時提出西方現代針灸治療的四個基本特徵：應用常規的病史記錄和檢查方法、針灸具有特異性、個性化治療以及依據病人治療後的反饋調整方案，這些特徵被認為與中醫針灸有很大不同[2]。事實上這是片面的理解。正如上文所提到的，中國針灸在臨床中有了一些新的發展，在某種程度上，中國針灸的新趨勢與西方現代針灸有很大的相似之處。所謂的西方現代針灸，其實是針灸在以現代醫學作為主流標準的西方區域形成的一種新傳統。

西方的傳統針灸流派以法國臘味愛 (Lavier) 針灸流派頗具代表性。該派針灸師聲稱其學說源於《內經》，然而無法從他們的理論和實踐中找出任何能體現《內經》思想的線索。針灸醫生 Alain Mestrallet 是臘味愛流派的主要繼承者，他通過閱讀和解釋穴位名稱來學習和發展了臘味愛的針灸理論。Alain 早年是一名產科醫生，因此他發明了一套治療不孕症的針灸療法，並聲稱幫助三千多名父母懷孕生子[3]。由於臘味愛流派的針灸理論採用了中醫的

---

2 Edited by Adrian White, Mike Cummings, Jacqueline Filshie, *An Introduction to Western Medical Acupuncture*, Churchill Livingstone Elsevier, 2008, pp. 8, 13.

3 王麗慧、賀霆，〈〈內經〉為宗：人類學視域下臘味愛派的生態美學思想研究〉，《中華中醫藥學會第十六次內經學術研討會論文集》，2016 年，

一些術語，它看起來與中國傳統的針灸很相似，因此我們稱之為法國傳統針灸。這一針灸形式大約是由西方針灸師以中國傳統針灸理論概念作為靈感來源，而自發發展出的一種傳統。

三、結　論

中醫針灸在教科書裡更多地體現出一種形式主義的風格。儘管幾乎所有中醫都聲稱中國的傳統針灸是最遵崇《內經》的，但很少有人能認識到《內經》的針灸與他們所想像與修習的大不相同。在針灸的早期，它簡單而實用，更像是外科治療。如果真的繼承了《內經》的傳統，針灸將會發展成為現代外科的一個分支。

現在的針灸傳統實際上是在金元時期建立的。它是醫學理論和儒家思想相結合而創造出的一個看上去很美的理論架構，這一框架也在明清時期得以延續。民國時期，針灸學者開始了對傳統的革新，從其著作中可以反映出他們受西醫理論，尤其是日本針灸著作的影響。針灸曾有機會較早地走上科學的道路，但在1950年代中後期，由於政策的影響使它重新轉向了金元時期的老路。儘管如此，現在針灸無論是在實驗室或臨床中都在不斷地衝破舊的傳統。

針灸傳統不是一個一成不變的概念，在不同的社會文化中它需要不斷被重新思考。或者我們可以說，所有的所謂傳統都是基

第325–329頁。

於特定時代與地域，每一種傳統都是社會文化的一部分。這種趨勢從近代開始越來越明顯。在某種程度上，針灸表現出的是國家或某些組織話語權，就像「中醫針灸」和「西方針灸」一樣，被貼上了地區流派的標籤。其他的類似於法國傳統針灸流派也準備在這一「針灸戰爭」中分一杯羹[4]。西方針灸學者試圖從中醫傳統針灸中分離出新的科學針灸或醫學針灸，在他們看來，當前的「中醫針灸」與古代的針灸並無變化，是落後和不科學的。事實上，這一觀點本身失之死板而難以立足。中醫針灸也在接受現代醫學，準確的診斷和詳細的檢查並不是西方針灸的獨有特徵。中國的針灸醫生和學者可以清楚地看到針灸是一種發展中的治療和知識體系，但他們中的一部分人卻並不願意主動揭去「傳統」針灸的面紗。

從來沒有一成不變的傳統。中醫的傳統不適用於世界的當下，而醫學的歷史也不總是一個簡單進步的過程。當一個治療理論與所處歷史時期不相適應時，它就會成為社會觀念的奴僕。每個時期針灸理論和實踐都在不斷地補充、修正與變化，當然並非所有的變化都是積極的。針刺理論在社會因素的影響下已經不是一個簡單的技術問題，不能僅僅通過技術規則來解釋。

最後，未來的針灸會是怎樣的呢？在世界的發展進程中，科學是主流，因此醫學針灸將會進步。從大多數人的角度來看，中

---

4 「針灸戰爭」是美國學者 Bridie Andrews（吳章）於 2015 年 6 月 5 日在復旦大學發表學術演講時提出的概念，她認為當前針灸代表著國家話語權，如中國、日本、韓國等正在參與其中。

醫針灸仍然是最權威的形式，畢竟中國是針灸的故鄉。在西方自然主義越來越盛行，傳統針灸的保守派也有可能存續。而這一切都取決於社會文化本身。可以想見的是，舊的針灸傳統在不斷變異，新的傳統也會不斷地新生。

第七章　「子午流注」針法思想與金元針灸理論之固化

針灸，目前沿用的主要還是以經脈腧穴理論體系為主要基礎的「傳統」理論，以補虛瀉實為調理原則的針刺方法。回溯被針灸臨床家所視為經典的《內經》，其中對經脈與腧穴的論述，並非當下的一般認識，早期經脈與腧穴的認識觀念，多有形態基礎，而且經脈與腧穴都具有多元形態，針法也要活潑得多。相比之下，現代主流「傳統」針灸理論，不免顯得呆滯，甚至與《內經》的理論有些貌合神離，固然其表象傳承於《內經》，但其固化的形式卻多是金元以來的流觴。

金元時期的針灸理論為什麼會發生固化，考察這一過程，可以明晰針灸理論傳承的路徑，更好地理解針灸理論的本質。「子午流注」針法作為一種最具有「傳統針灸」理論特徵的樣本，在金元時代出現，並在元明針灸醫著中傳抄與發揮不絕。近時這一方法又有些活躍，出現了不少研究子午流注針法療效的文章，多數結果認為子午流注針法有一定的臨床意義。對子午流注原理的解釋往往歸結於時間醫學，認為是時間醫學的有效體現。然而，對子午流注針法理論的源起尚未清楚之前，就對其進行驗證式的研究與主觀性的解讀，在順序上似有不妥。

一、子午流注簡述

從現存的資料看，子午流注針法首見於金元時期何若愚《流注指微針賦》，該文由閻明廣作注，並收錄於閻氏編撰的《子午流注針經》。該書是子午流注針法的奠基著作，「世之研究此術者乃以此書為嚆矢」[1]。《子午流注針經》提出了子午流注針法的兩種取穴方法：納甲法與養子時刻注穴法。其內容被諸多針灸著作所引錄，徐鳳《針灸大全》，靳賢、楊繼洲《針灸大成》，高武《針灸聚英》，張介賓《類經圖翼》等均有載。《針灸聚英》又提出一種「納子法」的取法方法。

納子法較為簡略，又稱納支法，是以十二地支紀時辰，一天之中十二時辰，按寅時氣血流注肺經，卯時氣血流注於大腸經，按照《靈樞・經脈》篇的十二經流注順序，十二個時辰氣血依次流注於十二經，按「虛則補其母」、「實則瀉其子」的五行相生規律取五輸穴，又按「迎而奪之」、「隨而濟之」的原則選擇治療時辰。如肺經虛證，補其母穴，因肺經屬金，土生金，補土穴太淵，在卯時針刺，是為隨而濟之；實證，瀉其子穴，金生水，瀉水穴尺澤，在寅時，是為迎而奪之。餘皆仿此。

納甲法，又稱納干法，是按天干值日經（如甲日屬木，屬陽，

---

1 （金）閻明廣編著，李鼎、李磊校訂，《子午流注針經》，上海：上海中醫學院出版社，1986 年，題記。

即由同屬陽木的膽經值日），逢時開取值日經的井穴（如甲戌時開取膽經井穴竅陰），下一個時辰按陽日陽時開陽經穴，陰日陰時開陰經穴，以及「經生經」、「穴生穴」的原則，開取不同經脈的五輸穴，並逢輸過原（即是逢開輸穴的時候，返回本經開原穴），最後日干重見（流注至最後一個陽時與第一個陽時屬同一天干），陽日氣納三焦（陽日的最後一個陽時開三焦經穴），陰日血歸包絡（陰日的最後一個陰時開心包經穴）。這是何若愚子午流注納甲法的基本方法。

其三為養子時刻注穴法。是取十二經的五輸穴，按一日水下百刻，流注十二經六十穴，每一時辰內氣血流注一條經的井、滎、俞、經、合五穴，每一穴分得六十分六釐六毫六絲六忽六秒，六十穴合成百刻。

以上為比較經典的子午流注開穴的方法，以《子午流注針經》為代表，後世亦有其他按時取穴法，如取八脈交會穴的「靈龜八法」、「飛騰八法」，原理多有相通之處。

二、子午流注的思想來源

㈠所謂因時而刺

一般而言，講到子午流注的原理，古今醫者最喜引述的是《內經》中因時制宜的刺法思想。從《子午流注針經》本身來看，作者確是借用了《內經》理論作為這一刺法原理的淵藪。閻明廣在

《子午流注針經》序言中云：「近有南唐何公，務法上古，撰《指微論》三卷。探經絡之源，順針刺之理，明榮衛之清濁，別孔穴之部分……非得《難》、《素》不傳之妙，孰能至此哉？」[2]

然而，檢討《內經》的四時刺法，與子午流注所講求按照時辰開穴以針刺的理論殊是有些鑿圓枘方。按《素問・八正神明論》論述：「凡刺之法，必候日月星辰，四時八正之氣，氣定乃刺之。」[3] 這是比較樸素的因時而刺的刺法。《靈樞・衛氣行》：「謹候其時，病可與期；失時反候者，百病不治。故曰：刺實者，刺其來也；刺虛者，刺其去也。此言氣存亡之時，以候虛實而刺之，是故謹候氣之所在而刺之，是謂逢時。」[4] 其旨趣也是在說明針刺的時機。《素問・四時刺逆從論》云：「春氣在經脈，夏氣在孫絡，長夏氣在肌肉，秋氣在皮膚，冬氣在骨髓中。」[5] 又《靈樞・終始》說：「春氣在毫毛，夏氣在皮膚，秋氣在分肉，冬氣在筋骨。刺此病者，各以其時為齊。」[6] 這裡四時刺法的基本思想是基於天人相應的認識。在天人相應觀念影響下，春夏秋冬已經不是單獨的時間概念，而是具備術數意義或者說符號色彩，是一個在天人相應的泛解釋系統下的表達。另外，在《靈樞・寒熱病》、《靈樞・四時氣》、《靈樞・順氣一日分四時》、《靈樞・本輸》、

---

2 （金）閻明廣編著，李鼎、李磊校訂，《子午流注針經》，第 1 頁。

3 田代華整理，《黃帝內經素問》，第 53 頁。

4 田代華等整理，《靈樞經》，第 152–153 頁。

5 田代華整理，《黃帝內經素問》，第 125 頁。

6 田代華等整理，《靈樞經》，第 29 頁。

《素問・水熱穴論》、《素問・通評虛實論》、《素問・診要經終論》等篇章中亦散見四時刺法。

《難經》則對四時刺法作了甚為刻板的要求與解釋，強化了五輸穴的五行屬性。《難經・七十四難》云：「經言春刺井，夏刺滎，季夏刺俞，秋刺經，冬刺合者，何謂也？春刺井者，邪在肝；夏刺滎者，邪在心；季夏刺俞者，邪在脾；秋刺經者，邪在肺；冬刺合者，邪在腎。」[7]《難經》的觀點對後世子午流注針法的產生起了重要影響。

綜上，《內經》中的四時刺法還處於一個針刺原則的層面，強調人體在不同的自然環境下存在不同的生理狀態。《難經》即以五行理論對五輸穴四時刺法作了要求。當然，所謂「春刺井，夏刺滎，季夏刺俞，秋刺經，冬刺合」的針刺取穴方法，基本上沒有臨床應用的可行性。而子午流注不同，經過對《難經》針刺四時理論的全面接收並與「補母瀉子」法等針刺觀念融合，形成了根據不同時辰開穴的具體操作方法，表面上是對《內經》因時制宜刺法的繼承與發揮，實際上繼承的是《難經》中相對機械的五行四時針刺的思想。

㈡干支與五行理論

子午流注針法的核心是借用干支紀時，然後配屬五輸穴，同時，將干支紀時與五輸穴以及五輸穴所連屬的經脈分五行陰陽，

---

[7] 高丹楓、王琳校注，《黃帝八十一難經》，第213頁。

再借助陰陽五行相生與進退原理來取穴。五輸穴的早期理論出於《靈樞・本輸》。本篇對五輸穴已經開始了五行配屬，但《難經》對五輸穴與五行屬性作了全面的結合，並用五行生剋理論設計了五輸穴的臨床用法。《難經・六十四難》:「《十變》又言，陰井木，陽井金；陰滎火，陽滎水；陰輸土，陽輸木；陰經金，陽經火；陰合水，陽合土，陰陽皆不同，其意何也？然，是剛柔之事也。陰井乙木，陽井庚金，陽井庚，庚者，乙之剛也；陰井乙，乙者，庚之柔也。乙為木，故言陰井木也；庚為金；故言陽井金也，餘皆仿此。」[8]

《難經》天干陰陽剛柔相濟的思想是古代干支紀時一般規則的體現。以「月建」為例，古代干支紀月，根據夏曆，正月建寅，即冬至十一月斗柄指北時，為一年之始，建子，十二月建丑，正月建寅，結合十干，即為甲子、乙丑、丙寅……五年計六十個月（遇有閏月，則按原月的月建），如此周而復始。從甲年始紀，至戊年一個週期結束，己年開始，月建復始，故稱甲與己合，正月為丙寅；乙與庚合，正月為戊寅，餘皆類推。《難經》引入到五輸穴理論中來，陰井乙木，合陽井庚金，為「剛柔之事」。子午流注納甲法與養子時刻注穴法合日合時用穴亦是按此規則，記為「五子元建日時歌」，該歌訣見於《子午流注針經》，後被明清針灸醫籍輾轉傳抄:「甲己之日丙作首，乙庚之辰戊為頭，丙辛便從庚上起，丁壬壬寅順行求，戊癸甲寅定時候，六十首法助醫流。」[9]

---

8 高丹楓、王琳校注，《黃帝八十一難經》，第 189 頁。

9 （金）閻明廣編著，李鼎、李磊校訂，《子午流注針經》，第 64–65 頁。

依上原理，時干由紀年轉至紀日，甲日由丙寅時作首，肺經作為十二經之首「出於中焦」，為此時流注，至甲戌時即為膽經流注，這也是納甲法之所以甲日甲戌時開膽經之井穴。至於首開井穴的原因，《難經・六十三難》:「《十變》曰：五臟六腑滎合，皆以井為始，何也？然，井者，東方春也，萬物之始生，諸蚑行喘息，蜎飛蠕動，當生之物，莫不以春而生，故歲數始於春，日數始於甲，故以井為始也。」[10] 既然五輸穴配屬五行，則依據五行的生剋原理就可以施以補瀉了，這也是《難經》應用五行理論對針刺補瀉理論作出的發揮。《難經・六十九難》:「經言虛者補之，實者瀉之，不實不虛，以經取之，何謂也？然：虛者補其母，實者瀉其子，當先補之，然後瀉之。不實不虛，以經取之者，是正經自生病，不中他邪也。當自取其經，故言以經取之。」[11] 由此五行生剋原理推演出的補瀉方法，與針刺補瀉的初始意義已經相去已遠。據筆者研究，早期針刺補瀉觀念的形成也與天人相應的觀點有關，古人根據對自然現象的觀察，衍生出天道「損有餘補不足」的觀念，在此觀念影響下，形成了針刺補虛瀉實的理論。然而，《難經》作為中醫經典，向受尊崇，這一補母瀉子的補瀉方法也直接成為子午流注針法的直接依據並被全面接收，構成子午流注針法的核心要素。尤其是納子法，全盤接納了《難經》補母瀉子的針刺理論。

子午流注納甲法取穴有一個問題，即是陽日遇陰時，陰日遇

10 高丹楓、王琳校注，《黃帝八十一難經》，第 187 頁。

11 高丹楓、王琳校注，《黃帝八十一難經》，第 203 頁。

陽時，則無穴可開，這個破綻古人也設計了應對之策。明代醫家李梴設計了如下夫妻母子合日互用開穴原則:「陽日遇陰時，陰日遇陽時，則前穴已閉，取其合穴針之。合者，甲與己合化土，乙與庚合化金，丙與辛合化水，丁與壬合化木，戊與癸合化火。賦云：五門十變，十干相合為五，陰陽之門戶。十變卻十干，臨時變用之謂也」，下文:「妻閉則針其夫，夫閉則針其妻，子病針其母，母病針其子，必穴與病相宜，乃可針也。」[12] 所依據的原理也是基於五行生剋的「五門十變」之法。

總之，這一取穴方法的本質已經脫離了腧穴本身主治方向，轉成了陰陽五行干支推演的案例。

㈢陽進陰退與氣納三焦，血歸包絡

「陽進陰退」開穴原理也是源於古典一般哲學原理。在早期社會觀念中，時間、空間的概念不僅僅是表達時空，已經轉化為一種哲學符號，滲透到社會生活的各個領域。干支紀時的原理在多個領域內也有體現。最先運用「納甲法」、「納子法」的是漢代易學家。漢代儒家將陰陽術數與儒家經義相結合，從而導致了象數易學的產生，其中代表人物為京房。京氏將干支符號與《周易》卦爻符號全面結合，以干支理論系統地詮解卦爻之象，而創立納甲之說，把八宮卦均配以天干，而把諸卦各爻均配以地支。十天甲為首，京氏以之為代表，將八宮卦納天干之說稱作納甲，而將

12 (明) 李梴著，金嫣莉注，《醫學入門》，北京：中國中醫藥出版社，1995 年，第 114 頁。

各爻配納地支之說概稱作納支，而且，八宮卦納甲之時，貫徹了陽卦納陽干（支），陰卦納陰干（支）的原則[13]。這一原則與子午流注的「陽日陽時開陽經穴」、「陰日陰時開陰經穴」理念一致。有學者研究[14]，京房納支法根據「陰從午，子午分行，子左行，午右行」的原則，將十二支納入四陽卦和四陰卦之中。陽卦納陽支，陰卦納陰支。八卦納支特點是陽起子順行，陰起未逆行。這一納支法進退順序與子午流注推算次日開穴時辰的「陽進陰退」的原則相同。

有研究者認為，子午流注納甲法中諸多開穴原則是借用京房易學中的理論[15]，其實也未必盡然。干支紀時與五行陰陽的融合，成為古代哲學的一般原理，可以獨立影響不同領域。陽日陽時陽經，同氣相求，與甲己化土、乙庚化金的剛柔相濟原理，很容易被醫家汲取。陽進陰退的規則，大約與古代天文觀念中「天道左旋，地道右旋」的觀念有關。不過，干支與五行陰陽學說在易學家應用更為純熟。干支及五行陰陽學說與易學結合後，兩者成為一個更為完善的說理系統，也可以同時影響中醫學觀念。

天干、地支這一對指代十、十二進制的數學符號，與針灸理

[13] 相關研究見張文波，《京房八宮易學探微》，山東大學碩士學位論文，2008 年，第 18–22 頁。

[14] 官岳，〈京房納甲筮法的哲學思想探索〉，《浙江社會科學》，2012 年第 11 期，第 126–130 頁。

[15] 張勇，《子午流注針法發生學研究》，陝西中醫學院碩士學位論文，2005 年，第 23–24 頁。

論結合時，首先進入古代醫家視域的當是臟腑經絡，經絡十二與地支結合很是合拍，但是十干比較麻煩，所以只好削足適履，把三焦與心包絡排除在外。比較好處理的是三焦，來源還是《難經・六十二難》:「難曰：臟井滎有五，腑獨有六者，何謂也？然：腑者陽也，三焦行於諸陽，故置一俞，名曰原，所以腑有六者，亦與三焦共一氣也。」[16]《難經・六十六難》:「五臟俞者，三焦之所行，氣之所留止也。三焦所行之俞之原者，何也。然：臍下腎間動氣者，人之生命也，十二經之根本也，故名曰原。三焦者，原氣之別使也，主通行三氣，經歷於五臟六腑。原者，三焦之尊號也，故所止輒為原。五臟六腑之有病者，皆取其原也。」[17]三焦在《難經》中所述的特殊地位，被子午流注針法所應用，心包經因為與三焦經互為表裡，所以也被單獨列出來，與三焦經一起，等待「日干重見」時的安排。此時，根據「經生經」、「穴生穴」的規則，已經將分屬五行的五條經穴開完，恰好可以將三焦經與心包經納入。陽日「氣納三焦」，開三焦經穴，陰日「血歸包絡」，開心包經穴。

三、子午流注的應用情形

子午流注這一因時而刺的方法，從金元至明清，不斷在醫書中被轉載引錄，成為明清一代針灸醫生所修習的重要課程。但是

---

16 高丹楓、王琳校注，《黃帝八十一難經》，第 185 頁。

17 高丹楓、王琳校注，《黃帝八十一難經》，第 195–196 頁。

與這一表面上的熱度不相適應的是，元明針灸文獻中，似乎並未證明這一方法在臨床上有相應的應用案例。

查考金元時期有代表性的針灸文獻，《針經指南》、《針經摘英集》、《潔古雲岐針法》、《竇太師針法》、《扁鵲神應針灸玉龍經》等，在敘述中幾乎看不到因時取穴的案例。以金元時期代表針灸醫家竇傑為例，竇氏本身對子午流注十分推重，在《針經指南》中，「夫婦配合」、「古法流注」係對《子午流注針經》的發明，在《標幽賦》中，亦有「一日取六十六穴之法，方見幽微；一時取十二經之原，始知要妙」，「推於十干十變，知孔穴之開合；論其五行五臟，察日時之旺衰」[18]與子午流注一脈相承的賦文。但是竇氏的針方中卻絕少有腧穴的按時應用。流注八穴被認為是竇氏的卓越貢獻，後世醫家在其基礎上加以按時取穴的思想，發展出了飛騰八法與靈龜八法，但是竇氏在《針經指南》中對流注八穴的闡述卻並無按時取穴的意味，如「公孫穴主治二十七症：九種心痛、痰膈涎悶、臍腹痛半脹、產後血迷、胎衣不下、泄瀉不止……」[19]等，意味樸素，與時辰無關。

《針灸聚英》有「十二經病井滎俞經合補虛瀉實」一篇，在十二經「是動」、「所生」病下，記錄有按時辰補瀉腧穴。似乎是對子午流注納子法的臨床針方，如：「手太陰肺經……是動病（邪

18 （明）楊繼洲原著，黃龍祥、黃幼民點校，《針灸大成》，收入黃龍祥主編，《針灸名著集成》，第 821–822 頁。

19 （元）竇漢卿著，黃龍祥、黃幼民校注，《針經指南》，收入黃龍祥主編，《針灸名著集成》，第 375 頁。

在氣，氣為是動）肺脹，膨膨而喘咳，缺盆中痛，甚則交兩手而瞀，是謂臂厥。所生病（邪在血，血為所生病）咳嗽上氣，喘喝煩心，胸滿，臑臂內前廉痛，掌中熱。氣盛有餘，則肩背痛風寒，汗出中風，小便數而欠，寸口大三倍於人迎；虛則肩背痛寒，少氣不足以息，溺色變，卒遺失無度，寸口反小於人迎也。補（虛則補之）用卯時（隨而濟之）太淵（穴在掌後陷中，為經土。土生金，為母。經曰：虛則補其母）瀉（盛則瀉之）用寅時（迎而奪之）尺澤（為合水。金生水，實則瀉其子。穴在肘中約紋動脈中）。」[20] 很顯然，這裡的病候是來源於《靈樞・經脈》，而高武只是根據《難經》「虛則補其母」、「實則瀉其子」的規則，運用子午流注納子法補充了治法。不是高氏的臨床針方，僅僅是將子午流注納子法疊加於經脈病候之上。

從上看來，子午流注在金元時期的醫著中狀態有些奇怪，一方面醫家反覆引用並推重之，一方面又在臨床上未見應用，是一種與實踐有些疏離的理論。不僅如此，這一因時取穴的方法一直就不乏質疑。如，高武：「如東垣治前陰臊臭，刺肝經行間，用乙丑時矣；又刺少沖，則宜丁未日矣。豈東垣治一病而有著尾越四十三日兩穴哉？此又不通之論也。」[21] 張景岳：「後世子午流注針灸等書，因水下一刻之紀，遂以寅時定為肺經，以十二時挨配十

20　（明）高武纂集，黃龍祥、李生紹校注，《針灸節要聚英》，收入黃龍祥主編，《針灸名著集成》，第 714 頁。

21　（明）高武纂集，黃龍祥、李生紹校注，《針灸節要聚英》，收入黃龍祥主編，《針灸名著集成》，第 713 頁。

二經……繼後，張世賢、熊宗立復為分時注釋，遂致歷代相傳，用為模範。殊不知紀漏者以寅初一刻為始，而經脈運行之度起於肺經，亦以寅初一刻之紀，故首言水下一刻，而一刻之中，氣脈凡半周於身矣，焉得有大腸屬卯時、胃屬辰時等次也？」[22] 汪機的措辭則激烈得多：「此皆臆說，《素》、《難》不載。不惟悖其經旨，而所說亦自相矛盾者多矣。……周身十二經，各有井、滎、俞、經、合，其所主病，亦各不同。假如病在肝，宜針肝之滎穴——行間，乃曰乙日肝之滎穴不屬行間，而屬心之滎穴——少府。舍肝之滎而針心之滎，是謂亂經，病可去乎？不可去乎？」[23]

四、餘　論

子午流注針法在金元時期興起原非偶然。金元是歷史上醫學思想的重要轉型時期。《四庫全書總目提要》：「儒之門戶分於宋，醫之門戶分於金、元」[24]。這一時期，醫家流派漸分枝葉，衍生出諸多新異的學說，較有代表性的是中醫學史上著名的「金元四大家」。針灸領域產生子午流注的思想也與其背景風土有關。

宋代以來，醫家地位漸有提高。其原因首先是宋代官方對醫

---

22 （明）張景岳，《類經》，第 256 頁。

23 （明）汪機編撰，《新安醫籍叢刊・針灸問對》，合肥：安徽科學技術出版社，1992 年，第 32–33 頁。

24 （清）永瑢、紀昀主編，周仁等整理，《四庫全書總目提要》，海口：海南出版社，1999 年，第 522 頁。

學的重視。宋初官修了大型醫藥著作《開寶本草》、《太平聖惠方》，至宋仁宗天聖年間，王惟一在前人醫書的基礎上，主持編撰了《銅人腧穴針灸圖經》，該書對後世影響極大。官方的重視促使了部分儒者對醫學的修習，客觀上提升了醫生的地位。同時，宋代有醫官制度，習醫可以進入文官序列，對於讀書人來說是個不小的激勵，許多文人開始留心醫藥。另外，宋代理學興，儒家重孝道，將知醫作為孝道的基本要求，理學家程顥說「病臥於床，委之庸醫，比於不慈不孝。事親者，亦不可不知醫。」[25] 自此之後，宋代的儒學和醫學書籍中都出現了很多關於知醫為孝的論述，儒醫群體漸漸形成。

儒家學說與醫家思想也在這一時期高度融合，儒和醫之間的理論聯繫由此建立起來。這一時期理學家秉持的一個重要哲學觀念就是象數學說。該學說對漢代義理之說極盡發揮，充分對氣、心性、陰陽、太極、五行等哲學概念作了闡釋，對中醫學的影響也勢在必然。講求陰陽動靜之理的五運六氣學說在此時也漸被重視。宋代政府發布「六十年氣運疾病」，並列於政府編修的《聖濟總錄》卷首。運氣學說甚至成為太醫局醫學考試的內容[26]。

在這一背景下，干支五行等學說本來與中醫學理論有著瓜葛不清的理論，自然就成了針灸理論所需要借鑑說理的工具了。象

---

25 （宋）程顥、程頤著，王孝魚點校，《二程集》，北京：中華書局，1981年，第428頁。

26 鄭學寶、鄭洪，〈略論宋代醫學考試的特點〉，《中醫教育》，2005年第24卷第5期，第74–77頁。

數運氣之說，成為一個滲入針灸學術理論的重要來源，而且，針灸理論中五輸穴理論，尤其是《難經》中的針刺補瀉原理與象數之說很容易結合。針灸學運用象數易理推演開穴，在當時應該是頗得儒醫青睞的一種方式。子午流注針法運算繁複，其理論形態似乎也相對深奧，符合儒醫對技術理論專業化的需求。於是，這一計算方式複雜，以「因時制宜」作為經典依據，但是與實際臨床因時制宜原則背道而馳的機械選穴法，成為一時之熱衷。另外，金元時期印刷術漸漸普及，醫書得以流傳，又針灸銅人的出現，都令針灸理論作為一種固化的形態傳承下來。子午流注，作為一個典型具有彼時精英文化特徵的理論形式，當然被推崇倍至，明清經過一代代傳抄，一直作為一種固化的形態出現。雖然也有醫家對此質疑，如高武、汪機，但由於未能洞徹這一理論的來由與理論機制，所以未必能夠有較大的影響。如今檢索文獻，仍然有不少醫者對該理論形態先驗性地肯定，然後進行驗證。這一驗證式的研究思路，大約也有失審慎。

第八章　中藥歸經——容易迷失的導遊

近現代文學家魯迅先生在《吶喊・自序》中說：「我有四年多，曾經常常——幾乎是每天，出入於質鋪和藥店裡……因為開方的醫生是最有名的，以此所用的藥引也奇特：冬天的蘆根，經霜三年的甘蔗，蟋蟀要原對的，結子的平地木……多不是容易辦到的東西。」[1] 魯迅帶著揶揄的口吻批評了「藥引子」。

在處方中加一味藥或者幾味藥，以協同藥性，減少不良反應，增強療效，這幾味藥就是「藥引子」。其實藥引子就是方劑的組成成分，不過因為藥房中常不備，而讓病家自行尋找，配伍在藥方中。藥引子由來已久，《傷寒論》的處方中就有用酒煎、加薑棗煎的處方，這裡的酒與薑、棗就是藥引子。藥引子真正流行是始于宋代《太平惠民和劑局方》的頒行，《和劑局方》是官方頒布的一部影響巨大的成藥藥典，在《局方》的影響下，丸藥與散劑盛行。病情複雜，一劑成藥未必能盡賅醫生用藥所需，故在成藥之外，另煎某些藥送服丸散。這些多是一些不易保存、藥房不備的藥物，

1 魯迅，《吶喊》，北京：中國畫報出版社，2014 年，自序。

如酒、生薑、蔥白、地漿水、童便、飴糖等，亦有人參、黃芪等一般藥物。實際上，藥引子就是一劑藥的組成部分，是靈活用藥的產物。張確《資蒙醫徑》:「酒入藥為引者，取其活血行絡；薑入藥為引者，取其發表注凝；小棗入藥為引者，取其消散開胃；大棗入藥為引者，取其補血健脾；龍眼入藥為引者，取其寧心利水；燈心入藥為引者，取其得睡神歸；蔥白入藥為引者，取其發散諸邪勿住；蓮實入藥為引者，取其清心養胃和脾。」[2]

藥引子還有一層意思，就是將藥力引向患處，所謂藥之「引導」。《局方》成藥中，幾乎每一種都記述了引藥配伍及服用方法，如《局方・卷九》:「失笑散」需用「釅醋調二錢熬成膏，入水一盞，煎七分，食前熱服」[3]；《局方・卷二》「十神湯」條下:「每服三大錢，水一盞半，生薑五片，煎至七分，去滓，熱服，不以時候。如發熱頭痛，加連鬚蔥白三莖；如中滿氣實，加枳殼數片同煎服。雖產婦、嬰兒、老人皆可服餌。如傷寒，不分表、裡證，以此導引經絡，不致變動，其功效非淺」[4]。一般認為，用醋作藥引調服藥物，可以引藥入肝經，治療少腹兩脅的病症。「十神湯」條下蔥白、枳殼、生薑都是藥引，對不同部位的病症靈活選

---

2 （清）張中和撰，《資蒙醫徑》，鄭金生主編，《海外回歸中醫善本古籍叢書・第六冊》，北京：人民衛生出版社，2003年，第551頁。

3 （宋）太平惠民和劑局編，陳慶平、陳冰鷗校注，《太平惠民和劑局方》，北京：中國中醫藥出版社，1996年，第228頁。

4 （宋）太平惠民和劑局編，陳慶平、陳冰鷗校注，《太平惠民和劑局方》，第54頁。

用，「以此導引經絡」。呂金山認為，《局方》之藥引體現了「醫家對引藥抱有的『領隊』期望，也即這些藥物能夠帶領更多的藥物，通過某種『途徑』到達『目的地』（醫生所認為的『病所』）。引藥的出現，對張元素創立『引經報使』和具體藥物的歸經認識，提供了方法和理念基礎。」[5]

一、引經報使

「引經報使」是金元醫家提出的一種對藥物功效的認識，認為某些藥物有一定的靶向功能，可以將藥力引向某經絡、某臟腑，以治療某經絡、某臟腑的疾病。這一理論的創始者與繼承者主要集中在易水學派[6]的醫家中。最早在張元素的《醫學啟源》、《珍珠囊》中記述。

張元素《醫學啟源・各經引用》：「太陽經，羌活；在下者黃柏，小腸、膀胱也。少陽經，柴胡；在下者青皮，膽、三焦也。陽明經，升麻、白芷；在下者，石膏、胃、大腸也。太陰經，白芍藥，脾、肺也。少陰經，知母，心、腎也。厥陰經，青皮；在下者，柴胡，肝、包絡也。」[7]《醫學啟源・隨證治病用藥》：

5 呂金山，《古代「藥物歸經」的經絡理論運用研究》，碩士學位論文，中國中醫科學院，2010年，第12頁。

6 金元時期興起的醫學流派，由易州張元素創立，其傳人有李杲、羅天益、王好古等。

7 （金）張元素，《醫學啟源》，鄭洪新主編，《張元素醫學全書》，北京：

「頭痛須用川芎，如不愈，各加引經藥，太陽蔓荊，陽明白芷，少陽柴胡，太陰蒼朮，少陰細辛，厥陰吳茱萸……看何經，分以引經藥導之。」[8]

《珍珠囊・引經報使》:「足太陽膀胱經：羌活、藁本。足少陽膽經：柴胡、青皮。足陽明胃經：升麻、葛根、白芷、石膏。足太陰脾經：芍藥（白者補，赤破經）、升麻、蒼朮、葛根。足少陰腎經：獨活、桂、知母、細辛。足厥陰肝經：柴胡、吳茱萸、川芎、青皮。手太陽小腸經：羌活、藁本。手少陽三焦經：柴胡、連翹；上：地骨皮、中：青皮、下：附子。手陽明大腸經：白芷、升麻、石膏。手太陰肺經：白芷、升麻，加蔥白亦能走經、桔梗。手少陰心經：獨活、黃連、細辛。手厥陰心包絡：柴胡、牡丹皮。」[9]

王好古在《湯液本草》引《東垣先生用藥心法》:「小腸膀胱屬太陽，藁本羌活是本方。三焦膽與肝包絡，少陽厥陰柴胡強。陽明太腸兼足胃，葛根白芷升麻當。太陰肺脈中焦起，白芷升麻蔥白鄉。脾經少於肺經異，升麻芍藥白者詳。少陰心經獨活主，腎經獨活加桂良。通經用此藥為使，更有何病到膏肓。」[10] 同時

中國中醫藥出版社，2006 年，第 50 頁。

8 (金) 張元素，《醫學啟源》，鄭洪新主編，《張元素醫學全書》，第 24 頁。

9 原無題目，校對者據《本草綱目序例・引經報使潔古珍珠囊》補充，部分內容據《本草綱目》補。(金) 張元素，《珍珠囊》，鄭洪新主編，《張元素醫學全書》，第 71 頁。

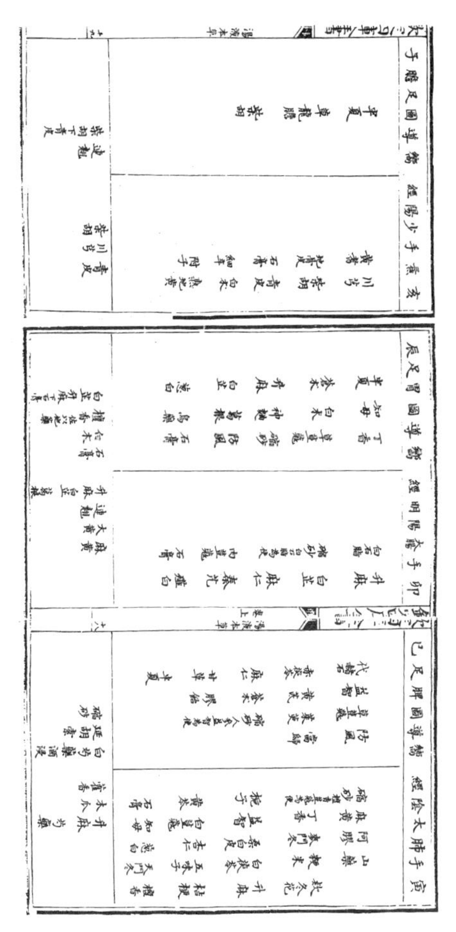

圖 3：十二經嚮導圖[11]

[10] 「腸」原作「腹」，據醫理改。(元) 王好古撰，《湯液本草》，北京：人民衛生出版社，1987 年，第 25 頁。

[11] 引自 (元) 王好古撰，《湯液本草》，第 26–31 頁。

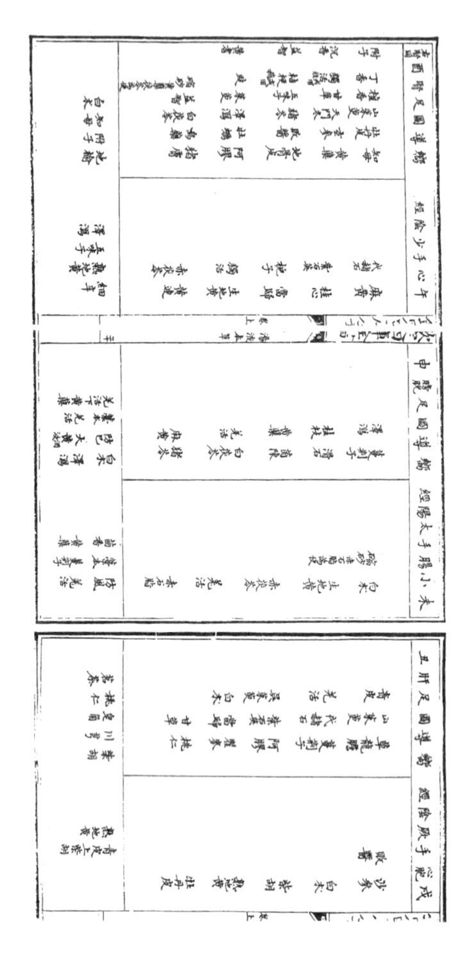

圖 4：十二經嚮導圖

繪列了十二經藥物嚮導圖，將部分常用藥分別派入十二經絡。

藥物引經嚮導作用，並沒有公認的客觀依據，醫家對引經藥的認識也不盡相同，多是依據醫家的經驗，將對某些經絡循行部位有一定治療作用的藥物，列為某某經引經藥，比如《珍珠囊》：

「足太陽膀胱經：羌活、藁本。足少陽膽經：柴胡、青皮。足陽明胃經：升麻、葛根、白芷、石膏……足厥陰肝經：柴胡、吳茱萸、川芎、青皮。」[12] 這裡的引經藥羌活、藁本、柴胡、青皮、升麻、葛根、白芷、石膏、吳茱萸、川芎等都可以在配方中加減使用以治療頭身疼痛。以治療頭痛為例，太陽經引經藥羌活、藁本可以治療太陽經循行部位的枕部痛，少陽經引經藥可以治療少陽經循行部位的顳部痛，陽明經引經藥葛根、白芷可以治療陽明經循行部位的前額部痛，厥陰經引經藥吳茱萸可以治療厥陰經循行部位的巔頂痛，頭痛分為太陽頭痛、少陽頭痛、陽明頭痛、厥陰頭痛也是中醫的特色，是經絡理論在生理病理中的應用。李東垣《內外傷辨惑論・四時用藥加減法》:「小便遺失，肺金虛也，宜安臥養氣，以黃芪、人參之類補之。不愈，則是有熱也，黃柏、生地黃（以上各五分），切禁勞役。如臥而多驚，小便淋溲者，邪在少陽、厥陰，宜太陽經所加之藥，更添柴胡（五分）。」[13] 加柴胡也是引經藥的具體應用。

明清某些醫家對藥物引經的評價很高，如尤在涇《醫學讀書記》:「兵無嚮導則不達賊境；藥無引使則不通病所。」[14] 另外，彼時醫家進一步將引經藥的功能擴大至「引臟腑」，王好古在《湯液本草・東垣先生用藥法象》之「標本陰陽論」一篇中:「十二經

---

[12] （金）張元素，《珍珠囊》，鄭洪新主編，《張元素醫學全書》，第 71 頁。

[13] （宋）李杲著，《內外傷辨惑論》，第 13 頁。

[14] 孫中堂主編，《尤在涇醫書全書》，北京：中國中醫藥出版社，1999 年，第 346 頁。

中各有金木水火土，當木之分，瀉其火也，故《標本論》云：本而標之，先治其本，後治其標。既肝受火邪，先於肝經五穴中瀉滎火，行間穴是也，後治其標者，於心經五穴內瀉滎火，少府穴是也。以藥論之，入肝經藥為之引，用瀉心火藥為君，是治實邪之病也。假令肝受腎邪，是從後來者，為虛邪，虛則當補其母，故《標本論》云：標而本之，先治其標，後治其本。既受水邪，當先於腎經湧泉穴，補木，是先治其標，後於肝經曲泉穴中瀉水，是後治其本。此先治其標者，推其至理，亦是先治其本也。以藥論之，入腎經藥為引用，補肝經藥為君是也。」[15] 這裡有一個前提是，金元時期醫學理論界已經將臟腑學說與經絡學說融合，在文本表述上常常互用。比如將手太陰肺經等同於肺，將肺的生理病理等同於手太陰肺經的生理病理。通過經絡與臟腑的話語互換，進一步擴大了解釋的空間。

二、藥物歸經、方劑歸經與穴位歸經

「引經報使」之說對後世藥學理論影響很大，後世的本草書中將每一味中藥都歸屬於某一條或幾條經絡，這一本草敘事方式一直延續至今，今天的中藥學教材中也多數是依照性味、歸經、功效、主治等敘述。金元時期的「引經報使」大約是中藥歸經的先聲與示例。

15　(元) 王好古，《湯液本草》，北京：人民衛生出版社，1956 年影印本，第 8 頁。

明代李時珍《本草綱目》繼承並接受了金元時期藥物引經理論，而且以藥物歸經解釋藥物主治功效。《本草綱目》中對藥物歸經的敘述多用「入某經」、「某經血（氣）分藥」等表達。有研究者考查明清醫家的相關著作後，認為清代沈金鰲《要藥分劑》明確提出了「歸經」這一藥理名詞。從此，歷代本草中的「引經」、「嚮導」、「入某經」、「走某經」等名詞統一稱為「歸經」，歸經理論也被一眾醫家與本草家接受。藥物歸經的描述也成為本草著作的常規[16]。

另外，清代溫病派醫家葉天士發揮了藥物歸「絡」與藥物入「奇經」的理論，對指導臨床用藥有一定的意義。清代醫家嚴潔、施雯、洪煒等編著的《得配本草》書末專列「奇經藥考」一篇，對藥物歸奇經作了較系統的總結。該書云：「藥獨入一經，以治一病，亦隨佐使而治百病。今著配偶於主治之後，使知寒熱攻補，變化無窮，苟能觸類旁通，運用自然入妙。」[17]

藥物歸經之後，醫家亦順理成章地將方劑也歸屬了經脈。朱建平主編《中醫方劑學發展史》：「藥物歸經理論的發展促進了方劑歸經思想的出現，其中以徐顏純、劉純《玉機微義》最具代表性」，認為「自明代始，醫家開始將本來屬於中藥藥性範疇的歸經理論，擴展為後世方劑的分類研究，提供了新的思路」[18]。查《玉

---

[16] 呂金山，《古代「藥物歸經」的經絡理論運用研究》，第 44–54 頁。

[17] （清）嚴潔、施雯、洪煒等纂，鄭金生整理，《得配本草》，北京：人民衛生出版社，2007 年，導讀。

[18] 朱建平主編，《中醫方劑學發展史》，北京：學苑出版社，2009 年，第

機微義》中有「手足太陰之劑的敘述」:「手足太陰之劑，屬性：東垣加減瀉白散，治陰氣在下，陽氣在上，咳嗽，嘔吐，喘急……按：此一方手太陰氣分藥也。」[19]

由藥物歸經容易聯想到穴位歸經。穴位與經絡的關係現在看來是密不可分了。實際上，穴位與經絡在早期也是分別被認識的。以《明堂經》的穴位歸經為基礎，穴位不斷被醫家歸屬於經絡，至宋代王惟一《銅人腧穴針灸圖經》方才基本將穴位歸經完成。穴位歸經與藥物歸經一樣，是一種人為的行為。不過，因為穴位與經絡都在人體上，兩者結合起來十分方便。

三、餘　論

經絡作為中醫理論的核心敘事工具之一，用以解釋穴位主治、功效，同時也被移用到藥理說明上。藥物歸經的依據本身就沒有客觀的標準，多是醫家根據自身的經驗指定以其「歸」於某經，在經絡與臟腑理論融合的背景下，某經的病症大約就等同於某臟腑的病症，所以治療某些臟腑病症的藥物就被歸屬於某經，稱「入某經」、「某經藥」等，歸經的依據大約就是根據藥物功效人為設定的，這一歸經過程雖然有蛇足之嫌，但尚有實踐與合理的成分。不過，藥物歸屬經脈後，醫家容易陷入另一個歧途，就是根據經

---

203 頁。

19 (明) 徐彥純著，劉洋校注，《玉機微義》，北京：中國醫藥科技出版社，2011 年，第 58–59 頁。

脈去推導藥效，這一點也體現在穴位主治上。當某藥或某穴被歸於某經之後，原本特定的主治會在不經意間擴大化，變成主治某經（某臟腑）病症的藥物或穴位，後果是掩蓋了藥物、穴位的特定主治，而人為地賦予了其他功效。

另外，也有根據藥物「法象」來歸經的，如連翹形似心而入心經，天花粉色白而入肺經等，這一歸經的依據已涉虛境。王瑾[20]曾較系統地考察本草書中以藥物色澤為依據來指導歸經的記錄，認為「五色在藥物歸經的判斷上確有應用，如：《雷公炮製藥性解》之天花粉、《本草備要》之茯苓、《本草從新》之山藥、《本草求真》之蛤蚧等均記載有『色白入肺』，《本草綱目》之鱉、《本草備要》之礞石、《本草求真》之虻蟲、《本草分經》之銅綠等均記載有『色青入肝』，《本草備要》之梔子、《本草綱目》之丹砂、《本草分經》之赤小豆等均記載有『色赤入心』，《本經逢原》之延胡索、《本草從新》之薑黃、《本草求真》之黃苗、《本草綱目》之秦龜等均記載有『色黃入脾』，《本草備要》之元參、《本草從新》之干桑苔、《藥性切用》之黑豆等均記載有『色黑入腎』」。

藥物歸經寄託了臨床醫家的希望，也讓醫家將藥理解釋與人體生理病理解釋納入到一個理論系統。在後世本草書中，藥物歸經成為藥物功能的基礎理論之一，而實際上恰恰相反，藥物歸經一開始是醫家在藥物功效基礎上總結的一種解釋。二者因果相反。藥物歸經有助於對藥效的理解，在臨床應用時也趨向簡潔，但是

---

[20] 王瑾，《中藥歸經理論的發生學研究》，博士學位論文，遼寧中醫藥大學，2012 年，第 31 頁。

歸經理論是在經絡與臟腑理論的基礎上衍生的，藥物歸經之後，醫家對醫效容易依託經絡與臟腑理論去推衍。又加之歸經的人為因素很多，尤其是「法象」藥理理論的摻入，令藥物歸經更加走向歧途。

第九章　宋代解剖圖及其立場

從某種意義上來說，解剖學是醫學的鏡子。解剖學的發展程度反映了醫學的進步程度，尤其是對古代醫學而言。中國古代的人體解剖起步很早，檢討早期醫學著作《內經》，彼時古人對人體結構的認識已經相當豐富。《內經》有大量的實證觀察，有學者作過梳理，認為《內經》的解剖學成就是多方面的，對消化道有了清楚而正確的認識；對血液循環、血管、腦神經有了初步認識；在體質測量方面的成就尤為突出，它記錄了二千年前中國人體測量數據，既包括活體測量得到的頭面、四肢、軀幹等多項人體參數，又有解剖屍體獲得的內臟長度、大小、容積等數據[1]。不過，由於早期解剖的局限性，以及「天人相應」哲學觀念的影響，《內經》中對解剖發現過早地與陰陽哲學觀念結合，在一定程度上影響了早期醫學的實證取向。

歷史上的解剖事件，較早的是新莽時期對王孫慶的解剖試驗：「翟義黨王孫慶捕得，（王）莽使太醫、尚方與巧屠共刳剝之，量

1　牛亞華，《中日接受西方解剖學之比較研究》，博士學位論文，西北大學，2005 年。

度五臟，以竹筳導其脈，知其終始，云可以治病。」[2] 不過，李建民先生認為，新莽時期的解剖目的並不是從解剖實證之學建構出醫學理論，兩者的主從也可能是相反[3]。這一見地頗有新意。從中國醫學的特質而言，重經脈，輕肌骨，重神機氣化，輕實體描述，重司外揣內之想像，輕割皮解肌之實質，所以，李氏的推論是可信的。漢代的人體解剖實驗只見文字記載，並無圖存世。之後，有醫學意義的解剖案例幾成空響，直至宋代，方有了兩次知名的解剖事件。與王莽時期的解剖事例不同，這兩次事件直接有解剖圖繪成，成為研究中醫解剖思想的重要物證。

一、宋代兩次解剖事件與解剖圖

宋代徽宗崇寧年間（1102–1106 年）一則解剖學事件與新莽事例頗為相似：

> 崇寧間，泗州刑賊於市，郡守李夷行遣醫家並畫工往，親決膜，摘膏肓，曲折圖之，盡得纖悉。介校以古書，無少異者，比《歐希範五臟圖》過之遠矣，實有益醫家也。[4]

---

[2] （漢）班固撰，（唐）顏師古注，《漢書》，第 4145–4146 頁。

[3] 李建民，〈王莽與公孫慶——記西元一世紀的人體刳剝實驗〉，李建民主編，《生命與醫療》，北京：中國大百科全書出版社，2005 年，第 36–55 頁。

[4] （宋）晁公武撰，孫猛校證，《郡齋讀書志校證》，上海：上海古籍出版社，1990 年，第 718 頁。

又，僧幻雲《史記標注》引楊介云：

> 崇寧中，泗賊於市，郡守李夷行遣醫與畫工往觀，抉膜擇膏，曲折圖之，得盡纖悉，介取以校之。其自喉咽而下，心肺肝脾膽胃之系屬，小腸大腸腰腎膀胱之營壘，其中經絡聯附，水谷泌別，精血運輸，源委流達，悉如古書，無少異者。[5]

這次解剖學事件，有了畫工的參與，留下了史上著名的《存真圖》。楊介作為當時有名望的醫生[6]，被邀請對畫工所繪的圖譜進行校正。宋政和三年（1113年），楊介又在《存真圖》的基礎上，益以十二經，繪成《存真環中圖》（《環中圖》）[7]。僧幻雲

5　（日）丹波元胤著，郭秀梅、岡田研吉整理，《醫籍考》，北京：學苑出版社，2007年，第108頁。

6　楊介，《宋史》無傳。(明)徐春甫《古今醫統大全》：「楊介，號吉老，泗州人，名聞四方。」見（明）徐春甫編集，崔仲平、王耀廷主校，《古今醫統大全》，北京：人民衛生出版社，1999年，上冊第33–34頁；《醫籍考》載楊氏著有《傷寒論脈訣》，見（日）丹波元胤著，郭秀梅、岡田研吉整理，《醫籍考》，第220頁；(宋)王明清《揮塵錄・餘話》：「楊介吉老者，泗州人，以醫術聞四方。」見（日）丹波元胤著，郭秀梅、岡田研吉整理，《醫籍考》，第108頁。

7　賈偉節〈存真環中圖序〉：「政和三年(1113)，楊君介吉老，以所見五臟之真，繪而為圖，取煙蘿子所畫，條析而厘正之。又益之十二經，以存真、環中名之。」見（日）丹波元胤著，郭秀梅，岡田研吉整理，《醫籍

曰：「存真，五臟六腑圖也」；「環中，十二經圖也」[8]。《存真圖》、《環中圖》對後世影響很大，後世經脈書的繪製多以此二圖為藍本。

《存真圖》與《環中圖》均佚，據現代學者研究，可通過以下文獻得窺兩圖概貌：《存真圖》主要存於日本僧幻雲《史記》注、中醫古籍《華佗內照圖》、明代不具撰人《循經考穴編》、日本梶原性全的《頓醫抄》與《萬安方》，在《針灸聚英》、《針灸大成》、《三才圖會》、《凌門傳授銅人指穴》、《人鏡經》等古籍中亦有引錄[9]。其中，《萬安方》存有九幅圖（圖5～圖13），《華佗內照圖》（有傳本作《玄門脈訣內照圖》）存有八幅圖（圖14～圖21），靳氏考查後認為，《萬安方》之「右側向圖」、「氣海膈膜圖」、「脾胃包系圖」、「闌門分水圖」、「命門大小腸膀胱之系圖」來自《存真圖》，《內照圖》八圖亦來自《存真圖》[10]，黃龍祥也認為直接完整引錄《存真圖》圖文者為中國古醫籍《華佗內照圖》[11]。

考》，第108頁。

8 （日）丹波元胤著，郭秀梅、岡田研吉整理，《醫籍考》，第108頁。

9 見黃龍祥主編，《中國針灸史圖鑑》，第12頁；靳士英，〈《存真圖》與《存真環中圖》考〉，《自然科學史研究》，1996年第3期。

10 靳士英，〈《存真圖》與《存真環中圖》考〉。

11 黃龍祥主編，《中國針灸史圖鑑》，第12頁。

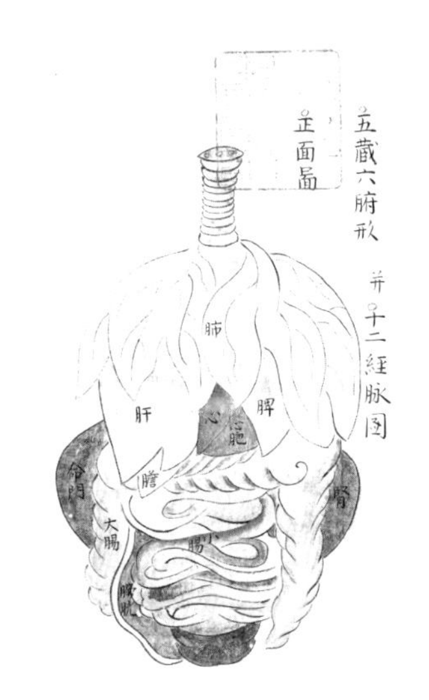

圖 5：《萬安方》正面圖，圖 5～圖 8 引自（日）梶原性全，《萬安方（全）》，日本昭和六十一年，東京：科學書院，彩色圖版第 1 頁。

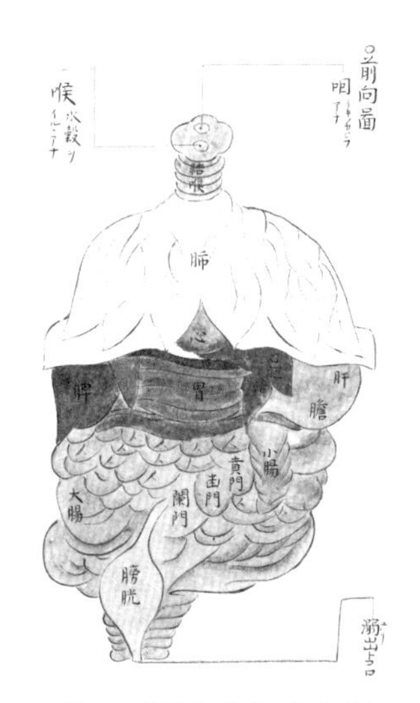

圖 6：《萬安方》前向圖

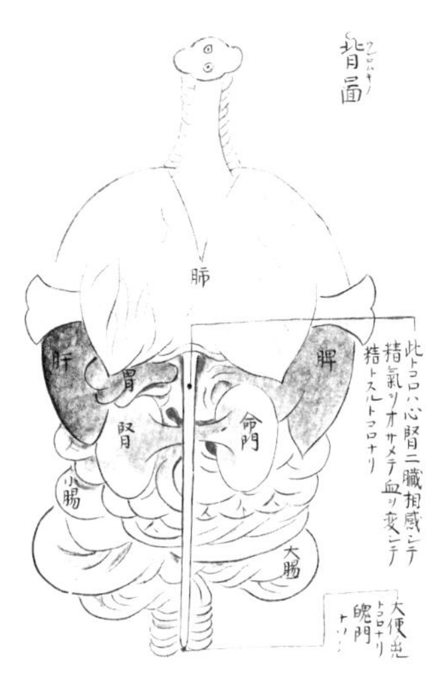

圖 7：《萬安方》背圖

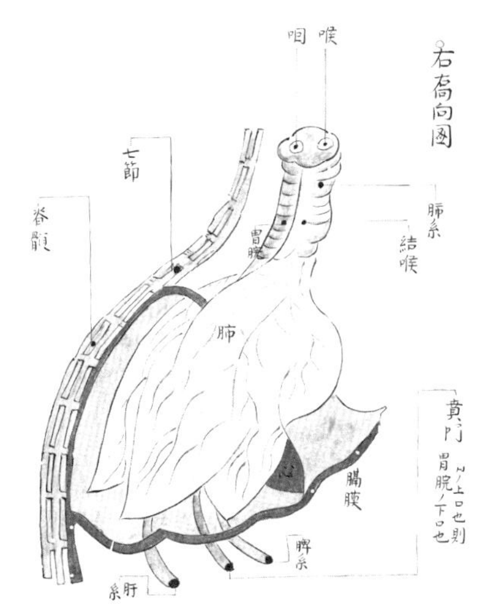

圖 8：《萬安方》右側向圖

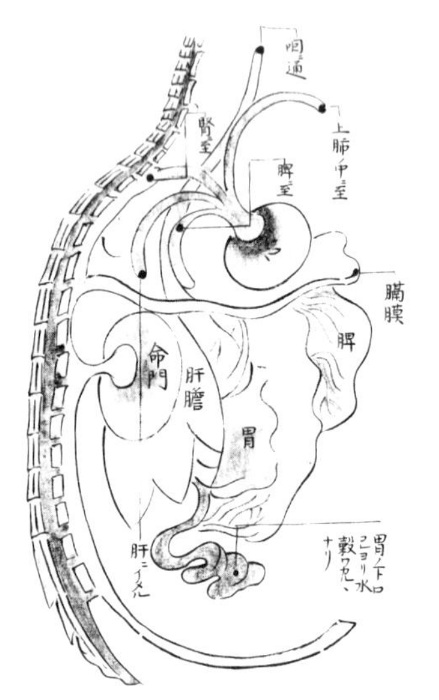

圖 9：《萬安方》心氣圖，圖 9～圖 13 引自《中國針灸史圖鑑》，第 20–21 頁。

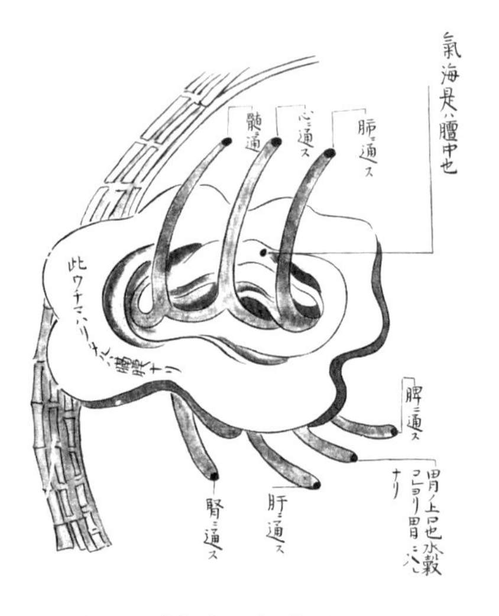

圖 10：《萬安方》氣海膈膜圖

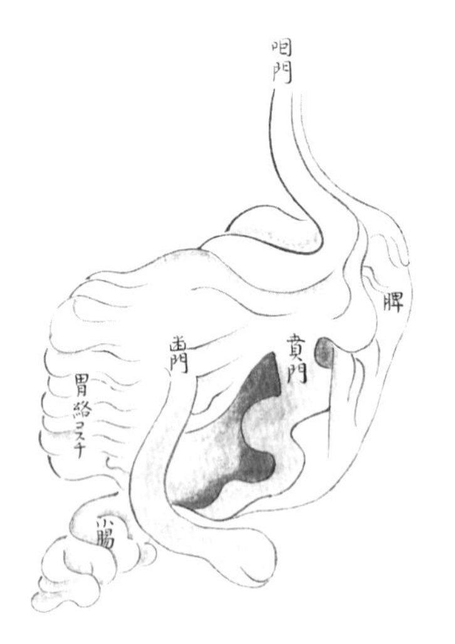

圖 11：《萬安方》脾胃包系圖

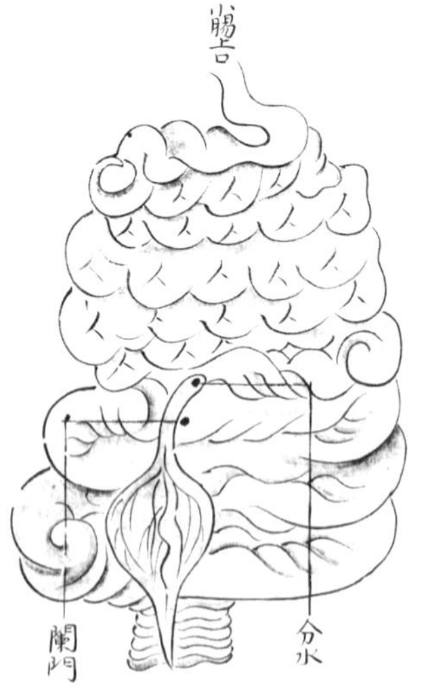

圖 12：《萬安方》闌門分水圖

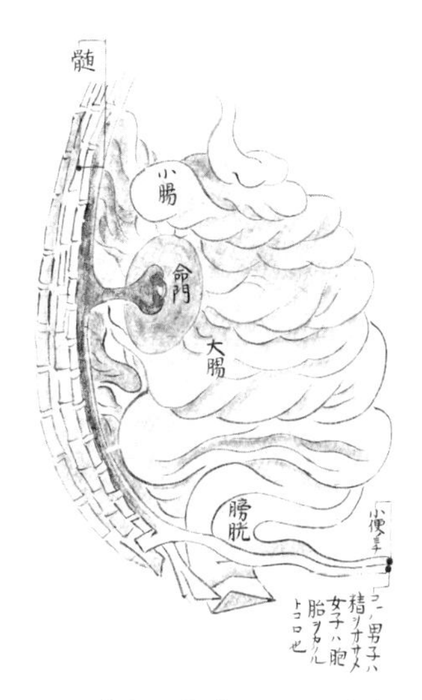

圖 13：《萬安方》命門大小腸膀胱之系圖

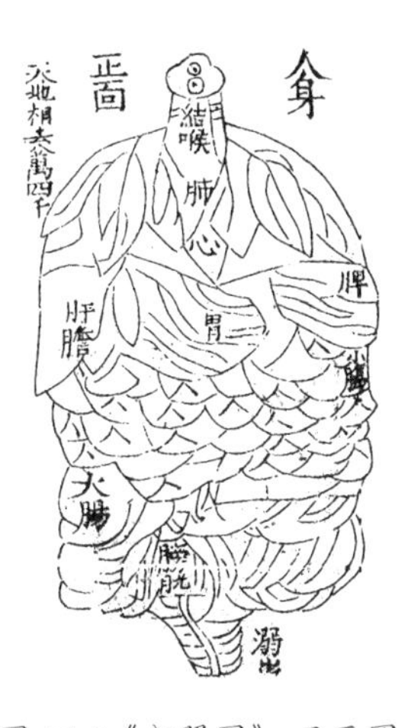

圖 14：《內照圖》 正面圖，《內照圖》，(明) 嘉靖刊本，中國中醫科學院圖書館藏 ，圖 14～圖 21 引自《中國針灸史圖鑑》，第 24 頁。

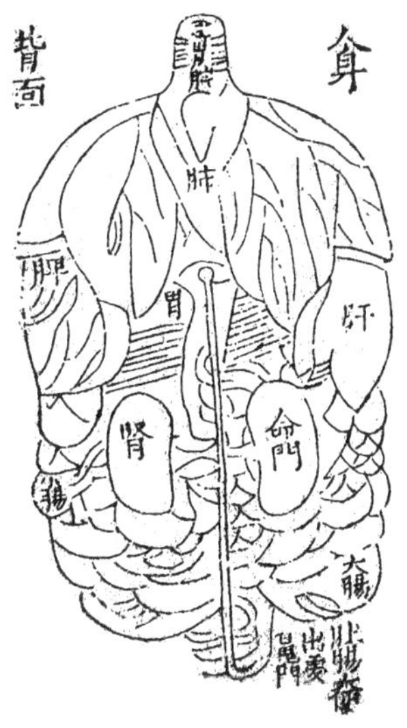

圖 15：《內照圖》 背面圖

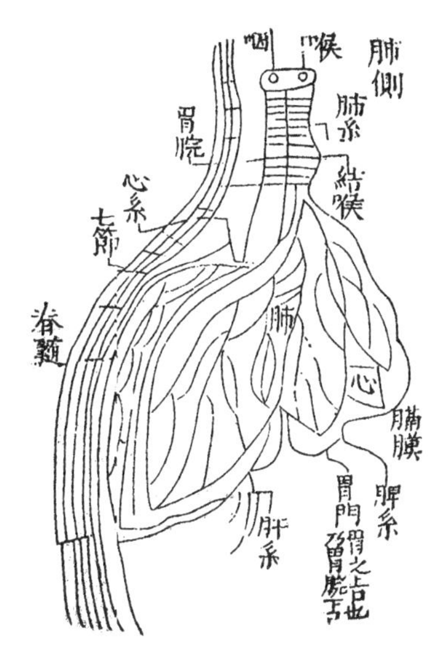

圖 16：《內照圖》 肺側圖

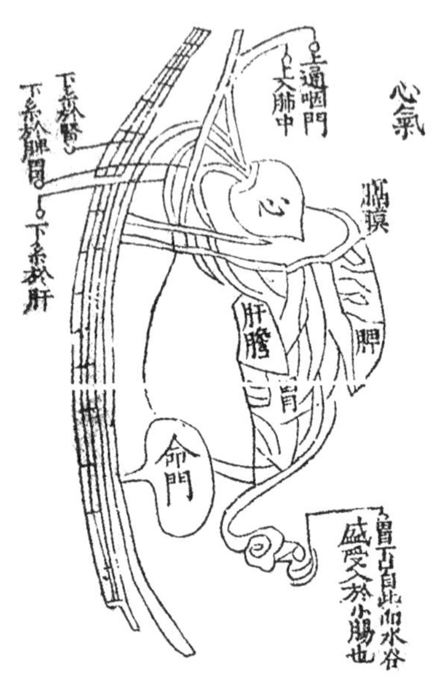

圖 17：《內照圖》心氣圖

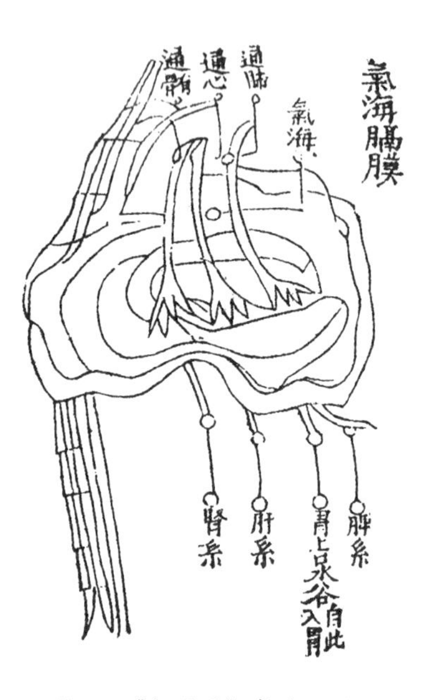

圖 18：《內照圖》氣海膈膜圖

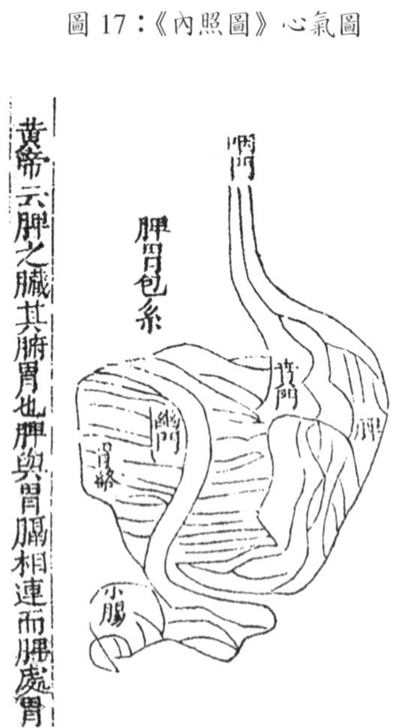

圖 19：《內照圖》脾胃包系圖

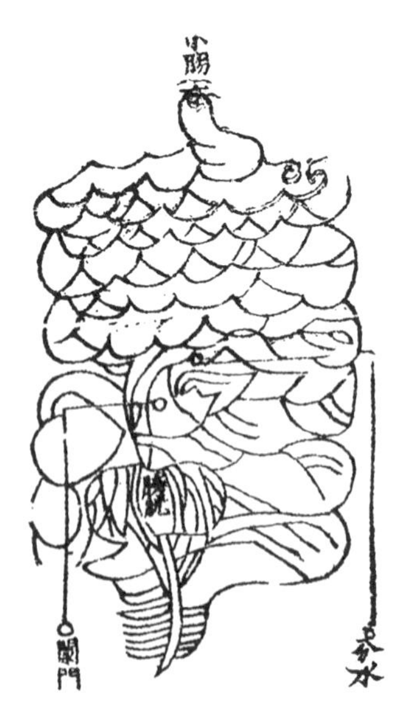

圖 20：《內照圖》闌門分水圖

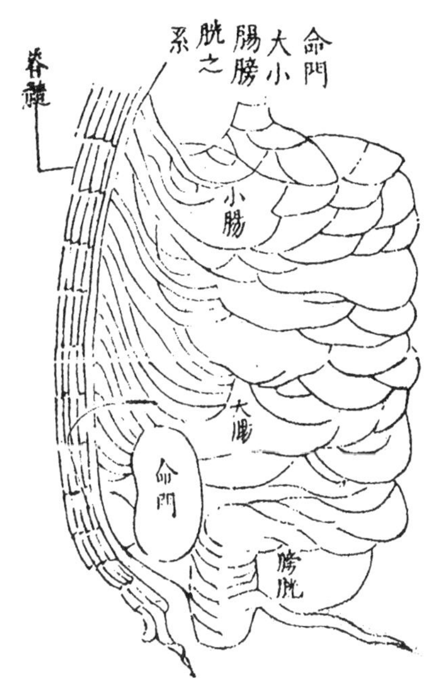

圖 21：《內照圖》命門大小膀胱之系圖

《宋史・蠻夷列傳》：「……悉擒之。後數日，又得希範等，凡獲二百餘人，誅七十八人，餘皆配徙。仍醢希範，賜諸溪峒，績其五藏為圖，傳於世，餘黨悉平。」[12] 南宋趙與時撰《賓退錄》卷四：「慶曆間，廣西戮歐希範及其黨。凡二日，剖五十有六腹。宜州推官吳簡皆視詳之，為圖以傳於世。」[13] 宋・鄭景壁《劇談錄》：「世傳《歐希範五臟圖》，此慶曆間杜杞待制治廣南賊歐希範所作也……翌日盡磔於市，且使皆剖腹，刳其腎腸，因使醫與畫人，一一探索，繪以為圖。」[14]

以上記錄的是慶曆（1041–1048 年）間另一則解剖事件，事在崇寧事件之前。「醫與畫人」、「繪以為圖」，繪成了《歐希範五臟圖》。時推官（掌刑獄的職吏）吳簡描述了解剖所見的情形，見僧幻雲《史記標注》：

[12] （元）脫脫等，《宋史》，第 14221 頁。

[13] （日）丹波元胤著，郭秀梅、岡田研吉整理，《醫籍考》，第 107–108 頁。

[14] （日）丹波元胤著，郭秀梅、岡田研吉整理，《醫籍考》，第 108 頁。

> 楊介曰：「宜賊希範被刑時，州吏吳簡令畫工就圖之以記，詳得其證。」吳簡云：「凡二日剖希範等五十有六腹，皆詳觀之。喉中有孔三，一食，一水，一氣，互令人吹之，各不相戾。肺之下，則有心肝膽脾。胃之下有小腸。小腸之下有大腸。小腸皆瑩潔無物。大腸則為滓穢。大腸之傍，則有膀胱。若心有大者小者，方者長者，斜者直者，有孔者無孔者，了無相類類。唯希範之心，則紅而硾，如所繪焉。肝則有獨片者，有二片者，有三片者。腎則有一在肝之右微下，一在脾之左微上。脾則有在心之左。至若蒙干多病嗽，則肺且膽黑。歐詮少得目疾，肝有白點。此又別內外之應。其中黃漫者脂也。」[15]

《歐希範五臟圖》亦佚。據靳氏考查，《萬安方》中的「正面圖」顯然來自《歐希範五臟圖》，其喉中有三竅，同時認為《萬安方》中的「前向圖」、「背圖」、「心氣圖」也來自《歐希範五臟圖》[16]。

---

15 （日）丹波元胤著，郭秀梅、岡田研吉整理，《醫籍考》，第108頁。

16 靳士英，〈《存真圖》與《存真環中圖》考〉。

二、宋代解剖圖的立場

㈠重意輕形

《歐希範五臟圖》與《存真圖》繪製是醫者直接參與的工作，其繪圖的風格與內容可以透視中古時期醫者對解剖學的立場。從現存的《歐希範五臟圖》與《存真圖》來看，其圖像繪製風格多是示意而非寫實。這固然與中國傳統繪畫的技法注重寫意有關[17]，更多的是體現了作者對解剖的認識取向。傳統中醫學重視內景與外形的關係描述，對肌體組織的實際形質注目較少。《內經》中對臟腑的描述，雖有一定的實質觀察基礎，但對臟腑的描述更注重內外的聯繫，比較強調的是「藏象」的概念[18]，即通過外在的診

---

[17] 董少新：「中醫內境圖與西方解剖圖的差別和中西繪畫藝術的差別類似，前者寫意，不用陰暗對比和透視法，而僅使用簡練的線條勾勒，形狀大致仿佛即可，由於缺乏層次感，故往往很難辨認清楚各器官的具體位置；後者寫實，運用透視法和陰影表現手法，無論形狀還是位置均力求精確，故形象逼真，一目了然。」見董少新，《形神之間——早期西洋醫學入華史稿》，上海：上海古籍出版社，2008年，第446頁。

[18] 「藏象」是中醫理論中的基本概念，《內經》中對這一概念的闡述，見於多篇中。任應秋先生作了整理歸納，計《素問》十一篇，《靈樞》二十八篇，比較代表性的如《素問・六節藏象論》、《素問・靈蘭秘典論》、《靈樞・經脈》、《靈樞・本藏》等。如今的中醫學教育，藏象亦是重要的教學內容。見任應秋，《任應秋論醫集》，北京：人民衛生出版社，1984

察來推測臟腑的形態與功能。《素問・六節藏象論》中對五臟其華、其充所在作了界定，這是一般認為比較經典的藏象原理。據此原理，五臟的病理也可推得。即《靈樞・本臟》「視其外應，以知其內臟，則知所病矣」[19]。

李建民先生說，傳統醫學的解剖形態，往往與機能描述分離。李氏分析了〈本藏〉、〈平人絕谷〉、〈脈度〉等篇章，認為雖然有些內臟的數據是通過剖刳人體才能得到，但是〈本藏〉中的臟腑知識，如五臟的小大、高下、堅脆、正偏的判斷並非來自內臟的剖視，而是通過外在的形象往裡推度。〈平人絕谷〉篇中推算生命極限值的方式也是出自簡單機械的加減，並非死後解剖所獲。〈脈度〉中對脈之長短的度量是通過人體體表骨骼的長度、圍度而估算出的[20]。這一傾向，令中醫學的身體觀念產生了變化，古人面對臟腑的態度亦有了不同。古人認為可以通過外在的表現來測得內部的形態與病理狀態，自然對臟腑的形態不甚關注。

總的說來，《內經》中對臟腑的形態有一定認識，有一定的實際解剖學基礎。但是對臟腑形態的態度還是以司外揣內的方法為主。更多地注重內外之間的聯繫，試圖建立一種模式。從某種意義上來看，《內經》的身體更多的是體現了一種模式化的身體。在這一角度上，美國學者費俠麗 (Charlotte Furth) 創造了一個很有意

年，第 327–331 頁。

[19] 田代華等整理，《靈樞經》，第 100 頁。

[20] 李建民，〈王莽與公孫慶——記西元一世紀的人體刳剝實驗〉，李建民主編，《生命與醫療》，第 36–55 頁。

蘊的詞「黃帝的身體」,「黃帝的身體」是一種隱喻，古代中醫試圖按《內經》的標準建構一個標準的身體，這個身體不是生物學上的血肉之軀，而應被看作是古代宇宙系統的延伸[21]。

㈡以圖證經

其一，內臟的位置。

《萬安方》所載《存真圖》的傳本「前向圖」(圖6)、「背圖」(圖7)是肝臟在左，而《內照圖》傳本(圖14、圖15)則改為肝右脾左。肝居於左側，在解剖學是一個顯然的錯誤，但是古人卻將其畫錯。其原因是「肝生於左」是一個中醫學中的經典理論。《素問・刺禁論》:「臟有要害，不可不察。肝生於左，肺藏於右，心部於表，腎治於裡，脾為之使，胃為之市……七節之傍，中有小心。」[22] 這是「肝生於左」的淵藪，毫無疑問，這一段的本意是針刺不可刺中要害，對肝的認識是實體之肝。

由於古人較低的解剖認識水平、數術化的身體觀念、偏重思辨的以外揣內的思路等原因，文獻中並沒有將肝生於左這件事作為一件如何不妥的事情。《內經》的臟腑已然為數術化的狀態，臟腑的位置按照五行陰陽的原則來設定，其具體的位置倒是居於次要位置了。《素問・陰陽應象大論》:「東方生風，風生木，木生

21　(美) 費俠麗著，甄橙主譯，《繁盛之陰——中國醫學史中的性 (960–1655) (*A Flourishing Yin: Gender in China's Medical History: 960–1655*)》，南京：江蘇人民出版社，2006 年，第 18–54 頁。

22　田代華整理，《黃帝內經素問》，第 100 頁。

酸，酸生肝，肝生筋，筋生心，肝主目……」[23]，後世一般對《內經》所述臟腑位置與實際不符的解釋以氣化理論來搪塞。清代高士宗《素問直解》有：「人身面南，左東右西。肝主春生之氣，位居東方，故肝生於左。」[24] 即使有醫家認識到「肝生於左」與實際不符合，亦並不指出謬誤，而是勉強給個解釋。元・滑壽：「肝之為臟……其治在左 ， 其臟在右脅右腎之前 ， 並胃著脊之第九椎。」[25] 滑氏算是一個比較務實的醫家，亦如此態度，說明古人對臟器的具體位置似乎的確不太重視。一個明明白白的臟器，其位置居然混淆不清，這不能不說是一個很奇怪的事例。解剖圖中將肝臟的左右互易，按理說是不應該的，作一個假設，如果刑場上僅有解剖者與畫工在，而無醫師在側，其臟器的左右當不會舛誤如此。恰恰是有熟讀經典，對「經絡聯附，水穀泌別，精血運輸，源委流達」瞭如指掌的醫師，才會出現肝置於左的「解剖圖」吧，亦或是楊介在畫工的基礎上「校以古書」作了修改。

同樣的錯誤出現在對心與脾的位置處理上。心臟的正確位置在中央偏左的地方，但是《萬安方》、《內照圖》等對心的位置沒有疑問地置於肺下中央，這個貌似無傷大雅的錯誤其實也是體現了作者繪圖時的立場。《素問・靈蘭秘典論》：「心者，君主之官，神明出焉」與「肺者，相傅之官，治節出焉」，將臟腑功能比喻作

23 田代華整理，《黃帝內經素問》，第 10 頁。

24 （清）高士宗，《黃帝素問直解》，第 363 頁。

25 （元）滑伯仁著，承淡安校注，《校注十四經發揮》，上海：上海衛生出版社，1956 年，第 65 頁。

職官系統。作為「君主」、「五臟六腑之主」的心，自然也應該居於胸中之宮城，上有華蓋了。

可見，臟腑的具體位置其實並不是古人所關注的重點，完全可以根據理論基礎來安排。楊介所謂「校以古書」，也正是這一理路吧。如皮國立所言：「人體內的空間是數術化的空間，臟器的位置並不關乎治療，而西醫學則不同，肝臟的位置關乎手術，是一定要清楚的。歷代中醫理論，等於否定了肝臟的實際位置在醫療上的重要意義，也間接否定了解剖學的關鍵地位。」[26]

其二，內臟的形態。

看宋代解剖圖，臟器位置固然有些差異，其形態的畫法也不是完全依據解剖所見。以肺肝為例。肺在《內經》中被描述為「五藏六府之蓋」，《難經・四十二難》：「肺重三斤三兩，六葉兩耳，凡八葉」[27]，古書中對肺的形態描述大抵如此。這一文字描述成了後世解剖圖繪製的重要標準，正面畫作六葉樹葉狀，或作傘狀，背面或畫作兩葉，或畫作荷葉狀，共同形成「華蓋」狀（圖 5、圖 6、圖 7），應該是按照《難經》肺「六葉兩耳，凡八葉」參以想像畫成，以期其成為臟腑之蓋。在明代《針灸聚英》、《類經圖翼》等單獨臟腑圖中，肺臟不僅更像一只「華蓋」，而且圖旁的文字注明「六葉兩耳」（圖 22、圖 23）。《淩門傳授銅人指穴》傳本《存真圖》中，《心系之圖》的心臟上有朱筆點的七個點（圖

---

26 皮國立，《近代中醫的身體觀與思想轉型：唐宗海與中西醫匯通時代》，北京：生活・讀書・新知三聯書店，2008 年，第 128 頁。

27 高丹楓、王琳校注，《黃帝八十一難經》，第 133 頁。

24)，很顯然，這是依據《難經》中「心有七孔三毛」而繪。

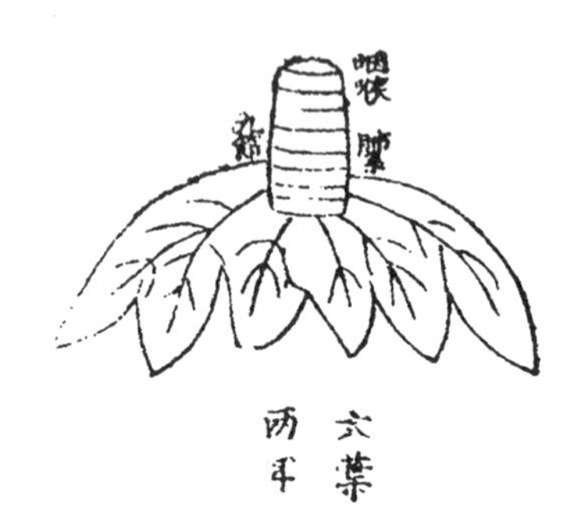

圖 22：《針灸聚英》肺圖，引自《中國針灸史圖鑑》，第 31 頁。

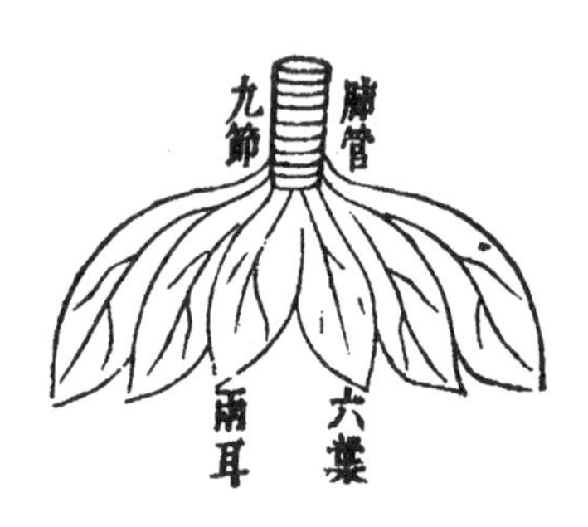

圖 23：《類經圖翼》肺圖，引自《中國針灸史圖鑑》，第 34 頁。

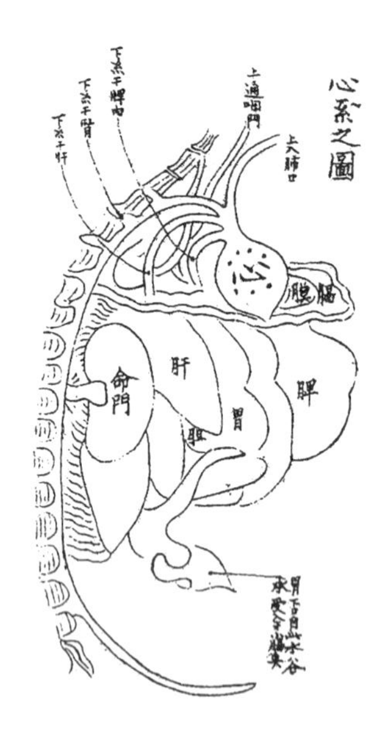

圖 24：《凌門傳授銅人指穴》心系之圖，引自《中國針灸史圖鑑》，第 23 頁。

其三，臟腑生理。

《存真圖》有兩幅較為典型的體現古人生理觀念的圖：「闌門分水圖」、「腎通於髓圖」（圖 12、圖 13，圖名為筆者所加）。「闌門分水圖」畫的是小腸、大腸與膀胱，按照現代生理觀，這幅圖是繪製人代謝吸收的生理，「腎通於髓圖」則是對生殖與腦的生理解釋。

《靈樞・營衛生會》闡述了代謝吸收的過程：「下焦者，別回腸，注於膀胱而滲入焉。故水穀者，常並居於胃中，成糟粕，而俱下於大腸，而成下焦，滲而俱下，濟泌別汁，循下焦而滲入膀胱。」這一段闡述的是尿液的生成。古人對生理的認識是有一定形態學依據的[28]，但是粗略的解剖形態學知識並不能令古人得到準確的生理認識。《內經》中認為尿液是由腸道滲透到膀胱的，這顯然是古人的推測。《難經・四十四難》曰：「大腸、小腸會為闌門」。「闌門分水圖」標注了闌門的位置，同時在膀胱上端畫了一條管道，意為聯結小腸，標注了分水。其繪圖旨意完全按照《靈樞・營衛生會》生理描述所繪，胃中糟粕下入大腸，小腸泌別清濁，下滲入膀胱，而成尿液。

另一幅圖「腎通於髓圖」。《素問・五臟生成篇》：「諸髓者，皆屬於腦」[29]；《素問・奇病論》：「髓者以腦為主」[30]；《素問・陰陽應象大論》：「腎生骨髓」[31]；《靈樞・經脈》：「人始生，先成

28 廖育群，〈古代解剖知識在中醫理論建立中的地位與作用〉，《自然科學史研究》，1987 年第 3 期。

29 田代華整理，《黃帝內經素問》，第 21 頁。

30 田代華整理，《黃帝內經素問》，第 93 頁。

精，精成而腦髓生」[32]；《靈樞・海論》：「腦為髓之海」[33]；《素問・平人氣象論》：「腎藏骨髓之氣也」[34]。與「闌門分水圖」的繪製思路一致，「腎通於髓圖」作者沒有把腎當作泌尿器官，看不到腎與膀胱之間的聯繫，而是將其作為與脊髓、腦相通的器官。

這兩幅圖亦不是完全依據解剖所見得到，同樣，這樣具有生理意義的圖像，只有熟諳《內經》、《難經》經典的醫師才能夠繪得出來，因為這樣的解剖圖已經不是解剖所見圖，而是參以古書所設計的圖像。

三、餘　論

《內經》即有解剖形質的基礎認識，然而在《內經》之後的身體觀念描述裡，卻少見有價值的解剖學發現。王莽時期的解剖案例，並不能與當時的醫書所印證。李建民：「今本《內經》找不到與《漢書・王莽傳》完全相符的內容，即使《內經》文中記錄了只有通過解剖才能得到的資訊，我們也無法將其與王莽刳剝創作直接聯繫起來。」[35] 宋代雖然繪製了解剖圖，但其基本旨歸還

---

[31] 田代華整理，《黃帝內經素問》，第 11 頁。

[32] 田代華等整理，《靈樞經》，第 31 頁。

[33] 田代華等整理，《靈樞經》，第 78 頁。

[34] 田代華整理，《黃帝內經素問》，第 34 頁。

[35] 李建民，〈王莽與公孫慶——記西元一世紀的人體刳剝實驗〉，李建民主編，《生命與醫療》，第 43 頁。

是印證經典的論述，並非創造性地發現與提出解剖與生理學問題。而且，作為圖像記錄，原本應該更注重表現實體臟腑的形質，但是從宋代繪製的解剖圖來看，卻並非如此，圖像無論是繪畫技法還是空間表現上，都偏於意象而遠形質。

究其原因，對《內經》、《難經》等古書的迷信與尊奉應該是比較重要的一個方面[36]。同時，《內經》中對臟腑內外連屬的「完美」信息也在一定程度上阻礙了解剖學的進展，其解釋性的語言，以及後世不停地詮釋注解，都在強化《內經》的「完美」程度。此外，後世醫者亦應用《內經》內外連屬的原理來臨床治病，這種功利主義的成績也令探求臟腑形質的必要性受到冷落。再者，解剖學的確是一件複雜的科學，在相應的學科研究沒有發展到一定的程度，試圖通過解剖學認識到人體的生理，猶如無舟出海，捨徑登山。歷代醫家未必不想洞明臟腑，然而因於相應學科知識的不足，致使古代醫家的解剖與觀察捉襟見肘。

是故，宋代解剖圖的繪製，雖則是醫學史上的重要事件，其影響也堪稱深遠，但還是沒有走向實質臟器研究，並進一步探求生理的科學方向。其基本指向還是以圖像求證經典，用《內經》中的生理闡述來推導，甚至來指導解剖圖的繪製，從而進一步鞏

[36] 如牛亞華所述：「從兩晉到隋唐，解剖學的發展相對平緩，基本沒有超過《內》、《難》的水平。如同在西方蓋侖的解剖學著作被奉為經典，不許改易一字一樣，在中國，隨著《黃帝內經》、《難經》經典地位的確立，其中的鮮活的解剖學內容也被奉為無可辯駁的真理而僵化。」見牛亞華，《中日接受西方解剖學之比較研究》，第 13 頁。

固經典的地位。解剖圖繪製的標準本應該是眼見為實，然而在這經典意識的影響下，解剖刀卻成了古書觀念的婢女。

第十章　新舊之辯——1950 年代朱璉「新針灸學」的浮沉

1950 年代的中國，新政權在致力於社會重建的同時，也在尋求醫療健康領域的突圍。中醫藥在國家衛生體系中的地位，在一波接一波的衛生運動中浮沉，針灸更是裹脅其中。朱璉（1909–1978 年），一位在新中國擔負較高領導職務的針灸學家，其個人命運在當時社會運動中難免受到波及，同時波及的還有她的「新針灸學」思想。1950 年代中國針灸學術的走向也由此可窺一斑。

朱璉，女，江蘇溧陽人，中國近現代著名針灸學家。早年畢業於蘇州志華產科學院，1940 年代在延安跟隨老中醫任作田學習針灸，從此興趣轉向針灸臨床與研究、教育，延安與華北期間，曾舉辦過多期針灸短訓班。中華人民共和國成立後，朱璉任職衛生部婦幼衛生局副局長，1950 年創建中央衛生部針灸療法實驗所，1955 年作為主要創始人之一創辦中醫研究院，任中醫研究院副院長。1960 年赴廣西，任南寧市副市長，仍然將主要精力投於針灸工作。1950 年代，朱璉與其新針灸學思想經歷曲折。對這一階段的歷史考察，不僅僅是對朱璉先生的緬懷和紀念，更是理解現代針灸學術理論所必須完成的工作。

一、1950 年代上半葉中醫科學化背景與朱璉「新針灸學」的風行

1950 年 8 月中央人民政府衛生部和中國人民革命軍事委員會衛生部聯合召開了第一屆全國衛生會議，確定了衛生工作的三大方針：「面向工農兵」、「預防為主」、「團結中西醫」。1952 年 12 月，第二屆全國衛生會議又增加了「衛生工作與群眾運動相結合」的方針，形成了新中國衛生工作的四大方針[1]。這四大方針的提出，是符合當時的實際社會。新中國成立伊始，國內衛生狀況極其落後。據 1949 年統計，全國只有各級各類醫院 2,600 家，病床 80,000 張，中西醫藥衛生技術人員共 505,040 人，其中絕大部分是中醫，高等醫藥院校畢業的醫技人員只有 38,875 人[2]。在這樣的社會衛生環境下，提出「團結中西醫」方針，是最大限度地利用醫療資源的明智舉措。時任中央人民政府衛生部副部長的賀誠在第一屆全國衛生會議總結報告中清楚地表達了這一目的：「中醫在醫理上雖然缺乏科學的根據，但它實際的治療經驗很豐富，其中有許多治療方法是暗合科學原則的。中醫的人數遠於西醫，而且分布於廣大農村，這是一個相當大的力量，因此對於中

1 王致譜、蔡景峰主編，《中國中醫藥 50 年 (1949–1999)》，福州：福建科學技術出版，1999 年，第 5–6 頁。

2 黃永昌主編，《中國衛生國情》，上海：上海醫科大學出版社，1994 年，第 19–21 頁。

醫必須採取團結和改造的方針，使中醫學習科學理論使其治療經驗獲得科學的分析與整理，尤須灌輸以預防醫學知識，以補充中醫的缺陷。」[3]

「灌輸以預防醫學知識，以補充中醫的缺陷」，所以，「團結中西醫」方針制定的同時，中央衛生部醫政處提出了〈普設中醫進修學校實現中醫科學化案〉。衛生部部長李德全在全國衛生會議上報告：「所謂中醫科學化，主要包括下面幾個涵義：第一要學習醫學科學的基本知識，懂得生理、解剖、細菌、病理和傳染病的管理。其次與科學家配合研究中藥分析秘方，確定性能。研究中國的針灸、發掘古代臨床的經驗，使之科學化，這些都需要有一定的現代科學知識。我們舉辦中醫進修學校，就是為了這個目的。」[4] 1950 年 9 月 8 日，李德全又對中醫進修作出具體要求：「應該責成各大行政區衛生機關，先在各大行政區大城市，以後逐步在各省、市有計劃地設立中醫進修學校、訓練班、業餘學校……以達到在二三年內使全國中醫大批地獲得初步科學訓練。」[5]

如此，中醫進修，繼而科學化，服務於民眾，就在邏輯與實

---

3 賀誠，〈在第一屆全國衛生會議上的總結報告〉，《北京中醫》，1951 年第 1 期，第 12 頁。

4 李德全，〈中央人民政府衛生部李部長在第一屆全國衛生會議上的報告〉，《江西衛生》，1950 年第 6 期，第 6–12 頁。

5 李德全，〈中央衛生部李德全部長關於全國衛生會議的報告〉，《北京中醫》，1951 年第 1 期，第 7 頁。

踐上都通了 。 中央人民政府衛生部於 1951 年 12 月 27 日頒布了〈中央人民政府衛生部關於組織中醫進修學校及進修班的規定〉,其課程設置主要是西醫課程,貫徹了中央政府衛生部關於「中醫科學化」的政策。引人注目的是針灸研究專科班:「以新針灸學為講授中心,並講授簡要基礎醫學(包括解剖、生理、病理、細菌、消毒法)」[6] 。這裡的「新針灸學」是指朱璉提出的「新針灸學」學術體系,這固然與朱璉任職衛生部較高職務有關,但其主要原因應該是以下兩點:

其一,「新針灸學」實踐及其聲譽。朱璉在從事針灸臨床的工作中,看到民間針灸醫生的一些陋習,這是受過良好醫學教育的朱璉所不能接受的。1951 年 3 月,她在北京中醫學會針灸研究委員會籌委會上說:「針灸的確有它的特點,但是只知道好,不知道缺點也是不對的。我在鄉間見到,有些醫生,因為不知道消毒,針又粗,施術二間三間時,致釀成化膿,俟送到醫院沒辦法,把手割去。又有一位產婦患子宮痛,針天樞、氣海等穴,發生嚴重的腹膜炎(急性彌漫性)子宮內膜炎,經精細的手術後幸而得救。又有一個開甲狀腺的手術,開口後血管難分離,問其原因,是在鄉間經過扎針,我想可能是消毒不淨所致……老先生把針由袋裡掏出來,就隔著病人很髒的衣服扎了五針,大約是中脘、幽門、間使、足三里、三陰交,這也是不合理的。我在平山縣行軍見到公然站著扎針,因過於興奮,使病人暈迷,而扎針的一見不好就

6 國家中醫藥管理局政策法規司編 ,《中華人民共和國現行中醫藥法規匯編 (1949–1991)》,北京:中國中醫藥出版社,1992 年,第 172 頁。

跑了。我正走到那裡，知道是暈針，急忙取出針來照人中刺一針，得到蘇醒……我這樣談，不是批評譏笑中醫，是在提倡中醫，因為我在研究它，使它發揚光大，因為我在農村見到扎針的大夫，把人扎化了膿，說是毒出來了，沒化膿說是毒散了，這樣是不對的。」[7] 所以，朱璉一直以來致力於針灸技術的革新，據其《新針灸學》自序：「1948 年冬，前華北人民政府批准我辦一個實驗性質的學校，內分四個短期訓練班：醫生班、婦嬰衛生班、助產班及針灸班……各班都設有針灸課。針灸班則除主課針灸之外，還教生理衛生、細菌、解剖、病理、診斷等課，以及預防接種等技術操作。針灸課由我任教，教材是臨時編寫的提綱，現講現記錄。」[8] 其課程內容與〈中央人民政府衛生部關於組織中醫進修學校及進修班的規定〉之針灸研究專科班的課程重合度很高。

同時，朱璉的針灸訓練班為「團結中西醫」提供了經驗：「我們通過針灸的治療，很快取得群眾信任，就可順利地進一步開展群眾性衛生運動……農村裡的中醫，見到我們懂得這門技術，也就樂於和我們接近並相互學習，這就使農村裡的中西醫的統一戰線工作也能順利地開展。」[9] 另據朱璉給習仲勳的信：「針灸確是打開中西醫團結改造門徑的有力武器。我們在北京市作了改造中醫的實驗工作，將一百四十多名針灸中醫，在六個月中分兩期組

7 〈針灸研究委員會召開籌委會記錄〉，《北京中醫》，1951 年第 1 期，第 34 頁。

8 朱璉，《新針灸學（第二版）》，北京：人民衛生出版社，1954 年，第 17 頁。

9 朱璉，《新針灸學（第二版）》，第 18 頁。

成業餘針灸研究班，提高了他們的經驗，給以初等的科學方法和基礎理論。過去不注意消毒和亂針亂灸的，現在基本上已糾正。因此他們治病的效率提高了，生意更好了，也因而使他們對『中醫科學化』更加有信心。許多西醫過去是不相信的，反對的，但現在已有一部分西醫由懷疑轉為要求學針灸。」[10]

其二，朱璉「新針灸學」思想與針灸科學化的政策高度一致。朱璉早期針灸訓練班的實踐與其身分背景，容易促使她及其「新針灸學」思想在 1950 年代中醫進修運動中被推向前臺，但更為深層的原因在於朱璉的學術思想與當時「中醫科學化」政策取向是一脈相承的。

中醫進修的目的是中醫科學化，對於針灸一科而言也是如此。1951 年 3 月 7 日，衛生部召開了一次針灸座談會，會議代表中西醫都有，其中中醫代表有高鳳桐、馬繼興、焦會元、胡蔭培、謝匯東等。當時的中醫代表發言均主動表示歡迎與接納科學化針灸的學習。焦會元說：「作針灸大夫由民國十四年就開始，一向靠舊的傳授，今後願接受科學求進步。」高鳳桐：「我國針灸缺乏科學理論，應當以舊經驗結合新學理才能發展。」胡蔭培：「我更有一些感想，就是針灸經過西醫的幫助是很可能日見發揚成為世界醫學的……願以研究態度有機會在針灸治療過程中以科學方法檢查來證明針灸的作用，幫助由中醫只知其當然，進一步知其所以然。」謝匯東：「針灸為物理療法之一，應由科學幫助來研究。」[11]

10　「1953 年 2 月 24 日朱璉致習仲勳的信」，原稿藏於中央檔案館。

11　〈中央衛生部召開針灸座談會紀要〉，《北京中醫》，1951 年第 1 期，第在針灸科學化的語境下，朱璉的「新針灸學」自然成為與「舊針灸學」相對，代表科學針灸的方向。所謂「新」、「舊」針灸，朱璉在華北衛生學校時，即已有了明顯的分際：「原為中醫的同學，聽到群眾說：『新針灸，講乾淨，不覺痛，又見效』，表現特別歡迎，也就深刻體會到舊針灸術有改進的必要。」[12] 1951 年 3 月 9 日，《進步日報》對朱璉有一篇專訪，討論了新針灸與舊針灸的區別：「朱璉同志等近五六年來便努力於這一工作，組織與整理已有的病例，根據舊針灸學典籍上所載的經驗，用科學的態度與方法來研究，提高和發展……朱璉同志著重指出了新針灸與舊針灸的主要的不同之處。首先，新針灸注意嚴格的消毒，不但醫生的手、針要消毒，就是病人的施針部分也要經過消毒的。其次是『體位』，舊針灸施針時是隔著衣服的，醫生但根據經驗來摸索。新的則要求醫生了解生理解剖，注意不刺傷血管與內臟，因為如果針刺部位不對的話，是可能引起『昏針』的。特別是神經部分，如果部位放不對，肌肉牽引神經容易轉移……最不同於舊針灸的一點是扎針不疼，過去的舊法是讓病人喘氣、咳嗽，轉移注意力以達到進針不痛的目的。新針灸從經驗中配合科學基礎，發現了皮膚的神經末梢的『痛點』，如果扎針時超過『痛點』，便不會感覺疼痛……因此在老解放區的平山縣，老百姓對針灸極為歡迎，幹部們得到了這個知識之後，再也不依賴『在進針處重重地劃十字』（劃十字只作刺激的標誌）的老辦法。此外，進針的部位必須

29–33 頁。

[12] 朱璉，《新針灸學（第二版）》，第 18 頁。

根據病情的需要，進針深淺也是根據病者的年齡和胖瘦不同情況來決定，不是呆板的規定三分五分，總以能達到神經為目的。」[13]這篇訪談雖然總結了「新針灸學」的四個特點，但作者尚不能稱之為朱璉的知音，沒有接近朱璉「新針灸學」的實質，注重消毒與體位、了解解剖位置、根據年齡與胖瘦等針刺，這些特點大約還是「新針灸」在方法上的「新」，更深層的「新」是其針灸原理的新，這是更為革命性的「針灸科學化」，以下試闡述之。

其一，對待經絡的態度。朱璉對傳統的十四經絡理論基本上持否認態度，在〈我與針灸術〉一文中說「中國古代針灸穴位根據十四經，即是分手三陰、足三陰、手三陽、足三陽和胸前背後的任脈督脈為十四經，有些地方是合乎科學的人體解剖，有些就不免牽強附會。」[14]（這一觀點也是後來朱璉遭受批判的重要說辭）所以，在《新針灸學》中，朱璉對十四經穴的闡述極其簡要，僅僅是本著尊重歷史的態度，在第二版中附錄了十四經穴圖，她說：「從歷史的觀點來看，我們可以想見古人對針灸療法的研究確曾煞費苦心，積累了豐富的經驗，應當說它是我國醫學和文化上的光榮，直接造福於廣大人民的。」[15]在一般認識上，是否承認與接受傳統經絡理論是新舊針灸（或者說科學針灸與傳統針灸）的最重要分別。

---

[13] 蕭離，〈新針灸與舊針灸——訪中國針灸學術研究者朱璉同志〉，《進步日報》，1951 年 3 月 9 日第四版。

[14] 朱璉，〈我與針灸術〉，《人民日報》，1949 年 3 月 14 日第四版。

[15] 「1951 年 12 月朱璉手稿」，原稿藏於中國中醫科學院針灸研究所。

其二，對針灸之補瀉、調氣等理論的觀點。朱璉主張以強刺激、弱刺激來解釋針刺「補瀉」，而對於補氣、瀉氣、九六之數的說法則認為不切實際。她說：「古代針灸書上，把強弱不同的刺激，叫做『補瀉迎隨』，迎也就是瀉的意思，隨也就是補。他們非常重視『補虛瀉實』：『不正之氣，不跳之脈，需補。氣旺之時，需瀉』。以進針後病人的反應很小，說虛狀要補，就相當於我們說的需要強烈的持久的刺激；以進針後病人的反應很大，或肌肉緊張，說實狀要瀉，就相當於我們說的只需留針不動或輕度捻針的刺激。以治疼痛、痙攣等症，說實狀要瀉，也相當於我們說的強刺激；以治虛脫、麻痹等症，說虛狀要補，也相當於於我們說的弱刺激。」「不過認為人體內有一種『氣』，認為『氣』由『神』指揮（氣為神之使），血由『氣』指揮（行血者氣、氣為血之帥）等等說法，這是古時不知道神經系統的活動機能，憑經驗感覺臆想出來的東西。他們認為針刺的不同作用，是由於瀉了氣，或補了氣。憑經驗又憑臆想創造了各種『補氣、瀉氣』的方法。」[16]

其三，對針灸作用原理的解釋。朱璉將針灸作用歸結於激發神經。「用針灸治病，不論是刺神經的針與出血針、皮膚針、串線針（在穴位的皮膚上，串入一線，墜以銅線，促使化膿）、火針（將針燒紅刺入），也不論是瘢痕灸或無瘢痕灸，它所以能治病，主要是由於激發和調整身體內部神經的調節機能和管制機能。」[17]

可見，朱璉「新針灸學」的思想核心是用現代醫學來解釋針

---

[16] 朱璉，《新針灸學（第二版）》，第 24 頁。

[17] 朱璉，《新針灸學（第二版）》，第 11 頁。

灸，這一思想與當時推行的「中醫進修」、「中醫科學化」的指導思想完全一致，得到了高度推重，來自中醫學界的讚賞更是不絕於耳。朱璉於 1951 年出版了《新針灸學》，該書是其科學針灸思想的集中體現，後來被朱璉的同事，中國中醫科學院第一任院長魯之俊評價為:「解放後運用現代醫學觀點和方法，摸索提高針灸臨床技術與科學原理的第一部針灸著作」[18]。馬繼興撰寫書評說:「本書的出版是為了要向我們醫學界同仁及時提出這一有效的療法，指出它符合科學的地方，引起學習者們應有的重視，以作為進一步研究的基礎」[19]。

彼時《新針灸學》在國際上也產生了較大影響。朱璉致習仲勳的信中說，1952 年 12 月日本東京漢方杏林會出版的《針灸雜誌》和《漢方雜誌》上，以首頁篇幅刊載著「針灸醫學，在世界上今年有兩件大事，一件是法國召開了十個國家的『針灸競技會』，一件是針灸大本營的中國，在北京出版了《新針灸學》的書，應該引起對針灸素有研究傳統的日本醫學界的注視」；法國一位研究中國針灸二十多年的老教授，給衛生部馬海德來信，說到法國醫學界研究針灸的過程中製造了多種針與灸的儀器，認為《新針灸學》給他的啟發很大，並建議他教過的研究針灸療法的幾千名醫師去盡量利用這本書[20]。當時蘇聯醫學科學院副院長恩·

[18] 魯之俊，〈悼念針灸學家朱璉同志〉，《中醫雜誌》，1979 年第 11 期，第 21 頁。

[19] 馬繼興，〈學習中國針灸療法的一本好書——《新針灸學（新一版）》〉，《健康報》，1954 年 10 月 29 日第四版。

維・柯諾瓦洛夫於 1952 年 6 月來信，說蘇聯醫學界對中國古傳，作用於神經系統的針灸療法極為重視，並鼓勵中國將《新針灸學》譯成俄文本[21]。朱璉在給柯諾瓦洛夫的覆信中說：「拙著《新針灸學》擬現在正修訂，俟修訂後翻譯成俄文，供研究參考」[22]。

1954 年，《新針灸學》第二版出版，其中增加了蘇聯生理學家巴甫洛夫的高級神經活動學說。因其在神經生理學領域的成就，更因為當時的中蘇關係，巴甫洛夫是 1950 年代倍受中國科學界尊崇的人物。同時，以巴甫洛夫為代表的蘇聯科學家被奉為中國科學界的標杆。朱璉作為科學化針灸的代表，被針灸界寄予極大期望，認為是有資格與蘇聯科學家對話的理想人選。所以，當蘇聯科學家福立波爾特等發現「皮膚活動點的分布圖與中國的針灸圖相符」後，有針灸醫生感到莫大的興奮，「盼望朱璉同志與蘇聯科學家密切聯繫，並盼望這個聯繫擴大起來，聯結起全國的針灸工作者和研究針灸的科學工作者，多將蘇聯方面的研究情況向祖國各地的工作同志們傳達，將來各地的同志們也會有許多寶貴的意見，藉朱璉同志的橋梁作用，把中蘇醫學緊密的團結起來，我想把這點建議，作為 1954 年的敬禮！」[23]

綜上，在 1950 年代初期，朱璉因其特殊的身分，及其「新針

[20] 「1953 年 2 月 24 日朱璉致習仲勳的信」，原稿藏於中央檔案館。

[21] 朱璉，《新針灸學（第二版）》，第 20 頁。

[22] 「朱璉手稿」，原稿藏於中醫科學院針灸研究所。

[23] 曾義宇，〈蘇聯醫學上「皮膚活動點」的新發現和祖國針灸學的偉大遠景〉，《北京中醫》，1954 年第 2 期，第 3–4 頁。

灸學」的豐富實踐經驗，更因為其科學化的針灸思想與當時「中醫進修」、「中醫科學化」的主流方針相契合，成為彼時針灸學界的領袖。

二、1950年代下半葉朱璉與「新針灸學」的曲折遭遇

1950年代初官方通過中醫進修運動以實現中醫科學化的初衷是否實現了呢？答案是否定的。當時的開業中醫教育水準普遍較低，雖然通過進修在一定程度上豐富了科學知識，但是離政府預想的要求還是差得很遠。根據當時衛生部先後頒布的〈中醫師暫行條例〉、〈醫師、中醫師、牙醫師、藥師考試暫行辦法〉等文件，1953年對全國九十二個大中城市和一百六十五個縣登記、審查的結果，合格的中醫只有一萬四千多人，絕大多數中醫被取締[24]。

這一現實顯然不能被中醫界人士所接受，因而中醫進修與科學化的政策遭到部分中醫界人士強烈反對，牢騷開始出現，有中醫說「解放後人民翻了身，中醫沒翻身」[25]。衛生部門也對建國

24 錢信忠，〈在國家科委中醫中藥組成立會議上的講話（節錄）〉，中華人民共和國衛生部中醫司編，《中醫工作文件匯編（1949–1983年）》，1985年內部發行，第216頁。

25 〈周澤昭代表的發言——在全國人民代表大會上的代表們的發言〉，《健康報》，1954年10月1日第二版。

以來的中醫進修路線有了動搖。1954 年 2 月第三屆全國衛生行政會議決議的口徑就已經改變:「中醫進修的主要目的在於提高政治覺悟和業務水平。進修內容應交流中醫臨床經驗，同時學習一些必要的西醫的基礎醫學知識和政治知識。交流中醫臨床經驗的辦法可請名醫作報告，相互講述經驗，進行討論。有相當經驗的具有相當文化程度的較為年輕的中醫，可送入醫學院授以較系統的醫學科學知識，以培養研究中醫的人材」，決議同時指出「保證中醫的正常開業。中央衛生部原已公布的〈中醫師考試暫行辦法〉和〈中醫師暫行條例〉要求過高，不切實際，應行修改」[26]。這一決議事實上否定了第一次全國衛生會議上關於中醫進修的宗旨。

接下來的風向進一步轉變。1954 年 10 月 20 日《人民日報》發表題為〈貫徹對待中醫的正確政策〉的社論，指出「積極號召和組織西醫學習研究中醫學，這是當前解決問題的關鍵所在」[27]。次日，《人民日報》發表時任衛生部副部長、中華醫學會理事長傅連暲的署名文章〈關鍵問題在於西醫學習中醫〉:「過去我們曾經提倡中醫進修，學習西醫。這固然是必要的，然而還不是最重要的。黨中央毛主席指示我們說，現在的關鍵問題是西醫學習中醫。如果單純強調中醫學習西醫，其結果是使中醫完全變為西醫，也就是丟掉中醫，只要西醫。唯有不僅中醫學習西醫而且特別強調西醫學習中醫，才能真正做到中醫西醫的互相貫通，最後發展為

[26] 〈第三居全國衛生行政會議決議〉,《北京中醫》, 1954 年第 9 期，第 1–6 頁。

[27] 〈貫徹對待中醫的正確政策〉,《人民日報》, 1954 年 10 月 20 日第--版。

一個醫。這一個醫就是具有現代自然科學基礎、吸收了古今中外一切醫學成果的中國的新醫學。」[28] 由此，政府的態度發生了根本轉變，由推動中醫科學化轉變為西醫學習中醫。

在政府號召下，「西醫學習中醫」迅速演變成一場社會運動。1955 年 11 月 4 日《光明日報》發表社論〈積極地推動西醫學習中醫〉:「西醫學習中醫學術必須採取全部接受的精神。因為中醫學術在未經現代科學整理之前，是很難分別精華和糟粕的」[29] 。1955 年 12 月 21 日，《光明日報》再發社論〈開展祖國醫學的研究工作〉說:「西醫學習中醫學術，必須是系統地學習，全面地接受，然後加以整理和提高」[30] 。1958 年 11 月 28 日，《人民日報》發表社論〈大力開展西醫學習中醫運動〉，提出「積極地組織西醫學習中醫，是當前的一項嚴重的政治任務」，「各級黨委必須把衛生工作緊緊地放在黨的領導之下，以便迅速地在全國範圍內開展一個大規模的西醫學中醫的群眾運動，把我國的衛生事業大大地向前推進一步」[31] 。由此，西醫學習中醫運動漸被推向高潮。

在西醫學習中醫導向下，以賀誠為代表的衛生部官員最初制定的中醫科學化政策被認為違背了黨的中醫政策而受到批評，並在愈演愈烈的政治運動中遭到批判。1955 年 12 月 20 日，國務院

---

[28] 傅連暲，〈關鍵問題在於西醫學習中醫〉，《人民日報》，1954 年 10 月 21 日第三版。

[29] 〈積極地推動西醫學習中醫〉，《光明日報》，1955 年 11 月 4 日第一版。

[30] 〈開展祖國醫學的研究工作〉，《光明日報》，1955 年 12 月 21 日第一版。

[31] 〈大力開展西醫學習中醫運動〉，《人民日報》，1958 年 11 月 28 日第一版。

行文撤銷賀誠衛生部副部長職務[32]。1955 年 12 月，中醫研究院成立，朱璉任副院長，但是此時中醫政策方向已經發生了轉變，當局要求對中醫系統學習，全面接受的態度與朱璉新針灸學的思想相悖。在西醫學習中醫方針的強調下，尤其受到 1958 年「大躍進」運動的影響，官方對待針灸的態度呈現出過熱的傾向，無視針灸學術的內容與特點，一味地強調全面學習，盡快掌握，以政治運動的形式來推廣針灸，不少地方提出了「放針灸衛星」、「全區針灸化」的口號。如：山東省副省長、山東醫學院院長王哲要求「全院教師和醫師在元旦前要學會針灸學，並能初步應用於臨床」，並指出「積極地組織西醫學習中醫，是當前的一項嚴重的政治任務」[33]。《福建中醫藥》發表文章說：「醫學大革新，遍地學針灸，苦教苦練，年內實現全專區針灸化，這是龍溪專區在技術革命中發出一個響亮的號角」[34]。江西省衛生廳發出緊急通知：「號召全省衛生人員在 1959 年『五一』前放出普及針灸的『衛星』」，做到「人人學、大家學、先普及、後提高」，學習內容：「⑴針灸療法的發展概況及基本理論概述；⑵十四經脈路線、穴

32　〈國務院關於撤銷賀誠同志衛生部副部長的職務的決定〉，《中華人民共和國國務院公報》，1955 年 12 月 20 日。

33　王哲，〈必須大力地嚴肅認真地開展一個群眾性的學習中醫運動——在山東醫學院全院人員大會上的報告〉，《山東醫刊》，1959 年第 1 期，第 1–4 頁。

34　嚴堃鼎，〈普及針灸，一馬當先，龍溪專區年內實現針灸化〉，《福建中醫藥》，1958 年第 8 期，第 44 頁。

位、分寸與病候關係的基本知識和臨床使用法則。其中要著重的掌握常用穴位；(3)施針的基本手法，進針前後的操作規程和禁忌事項；(4)一般常見疾病使用針灸療法的知識。」[35] 從學習內容看，強調十四經脈與穴位，主旨顯然不是朱璉的「新針灸學」思想。

繼賀誠被批判之後，「中醫科學化」就鮮被提及。在全國狂熱地學習中醫的風氣下，朱璉的「新針灸學」因為與傳統的中醫針灸思想不一致，這一學術領域的歧見成為朱璉被批判的理由。1958 年，中醫研究院整風辦公室多次召開黨員幹部大會對朱璉進行批判。據白國雲回憶：「1958 年開始了批判鬥爭，國務院文辦派來了工作組，下車伊始就宣布魯之俊、朱璉違反黨的中醫政策，批判朱璉『一本書主義』、『搞獨立王國』，我因認識『跟不上』，沒劃清界線也受到批鬥。」[36] 1959 年 11 月 30 日中醫研究院黨委作出了「朱璉同志的錯誤言行」的結論，指出了朱璉的四種言行錯誤，第一項就是「抗拒執行黨的中醫政策」，文件中將朱璉對傳統中醫理論批評的觀點作為政治錯誤來批判：「朱璉同志對先人與疾病作鬥爭所積累起來的寶貴經驗也採取否定的態度。她認為中醫的理論大多是『因襲傳統用來抵擋其他的醫學科學』，因此，對於極有研究價值的中醫理論『十四經』也粗暴地加以否定，如在她所著的《新針灸學》初版中說：『十四經牽強附合於行度起

35 〈讓全省普及針灸「衛星」早上天，江西省衛生廳發出緊急通知〉，《江西中醫藥》，1959 年第 12 期，第 5 頁。

36 白國雲口述，張高執筆，〈針灸研究所初建之憶〉，鄒乃俐、秦秋、袁君等編，《難忘的四十年》，北京：中醫古籍出版社，1995 年，第 92 頁。

止』……直到 1958 年 3 月還對針灸所內幹部說：『管他十四經、十八經、二十經，能治好病就行』。針灸的補瀉手法是祖國針灸學的重要成就，她說是『憑經驗感覺臆想出來的東西，很難令人置信』」[37]。學術期刊上也有批評朱璉的言論出現：「十二經的聯繫在目前來說有些針灸同志認為是刺激之理想聯繫，因為手三陽經可以說是上肢陽面的中線及兩側線，同樣手三陰是上肢陰面的中線及兩側線，下肢也是如此。頭部及胸腹部的中線即奇經任督二脈之穴位，其餘諸穴位也可以比較有規律地分為諸側線。然而現在朱璉同志和馬繼興同志竟然運用此法而改變了原有的十經經絡線，刺激點的位置根據解剖位及神經通路作了一些修正，是有其結合現代科學的積極性的，但是不是完全妥善呢？我認為這還有研究的必要，換句話來說，可能是批判太早。」[38]

這一時期，朱璉的心情是很低落的，可以通過 1958 年 11 月 22 日其丈夫陶希晉給她的信中看到一些端倪，其時朱璉正在保定參加全國中醫中藥工作會議，這次會議上朱璉也受到批判。陶希晉說：「我相信您那面的情況會改變的，早晚總要作出結論的……要分外謙遜，特別在領導強調針灸的時候，更要謙遜，亦即是誠懇地自我批評，包括針灸問題工作和自己個人的工作，過去走群眾路線你是不夠的。」「您同我有所不同之處，即不管怎樣，您是改行不得的，也沒有必要生改行之念。」[39]

37　「1959 年中醫科學院黨辦檔案」，藏於中醫科學院檔案館。

38　徐立孫，〈對針灸學術中幾個問題的商討〉，《中醫雜誌》，1957 年第 5 期，第 251 頁。

1960 年，朱璉傷心地離開中醫科學院，赴廣西履職，將她的新針灸事業帶到了廣西，繼續開展針灸教育與研究，其間創辦南寧市針灸研究所及南寧針灸大學。1978 年 5 月 18 日，朱璉因操勞過度病逝，在辭世前幾個小時，仍在修訂《新針灸學》的書稿。

三、結　語

1950 年代初中國醫療狀況一片凋敝，醫生極度匱乏。在這一背景下，衛生部制定了「團結中西醫」、「預防為主」等衛生方針，同時發起了中醫進修運動。中醫進修的目的是中醫科學化，這是當時的主流語境。針灸學家朱璉的《新針灸學》成為當時中醫進修的針灸主要教材。究其原因，擁有衛生部較高級別官員的身分便於她的「新針灸」學術思想的推行，同時她早在延安與華北時期就開始的新針灸學實踐為其贏得了巨大聲譽，當然，根本原因在於「新針灸學」思想與當時中醫科學化的官方政策相契合。從學術意義而言，新針灸學也代表了針灸學革故鼎新的科學方向。

然而，1954 年開始，有關中醫的政策風向開始轉變。由於中醫進修運動未能取得預期的目的，多數中醫無法合法執業，從而遭到部分中醫界人士的抵制。政府基於動員一切醫療力量以完成民眾健康維護任務的想法，努力地拔高中醫的地位，中醫進修運動漸止，代之而起的是西醫學習中醫運動。代表國家意志的主流

---

[39] 「朱璉致陶希晉的信」，節錄自中國法學會董必武法學思想研究會編，《緬懷陶希晉》，北京：中央文獻出版社，2011 年，第 384 頁。

媒體《人民日報》、《光明日報》等連續發表社論，明示國家政策層面堅定地支持中醫的態度。這樣一來，是否認同與支持中醫已經具備了政治隱喻的意義，甚至於對於中醫理論的質疑都成為言論的禁區，中醫科學化漸漸失去了語境。

「新針灸學」恰恰代表了針灸科學化的思想，而且，朱璉始終沒有放棄這一學術立場，集中表現在她對於十四經絡與針灸作用原理的態度上:「她認為中醫所論述的經絡與現代醫學所論述的神經系統與血液循環系統存在一致性，針灸的作用在於調整與激發神經的功能，按照她的論點所制訂的取穴與手法效果與舊有方法相比較，過無不及」[40]。與傳統針灸理論的分歧在一波波的政治運動中被上升為「拒不執行黨的中醫政策」，朱璉從而受到不公正的批判，最後無奈地離開北京。

與此同時，全國上下興起一片學習針灸的熱潮，學習的內容當然轉向於以十四經脈為中心的傳統針灸學理論，這在當時無疑是具有政治正確的選擇。自此之後，朱璉包括民國時期一批針灸科學化先驅的努力漸漸被歷史淹沒，針灸理論從而折復而走向明清中醫的傳統。

---

40 薛崇成，〈緬懷朱璉同志〉，鄒乃俐、秦秋、袁君等編，《難忘的四十年》，中醫古籍出版社，1995 年，第 221 頁。

第十一章　針刺消毒史——曲折遭遇與社會反應

消毒是針灸臨床的必要規程，這在當下看來是毫無疑義的。但是近百年來，針灸消毒的觀念從興起到被廣泛接受卻經歷了一段漫長而艱難的歷程。其中，醫者自身知識結構的變化與對自身技術的求精是其主因，而取信於病家的心理、與西醫之間微妙的競爭狀態、政府法規的干預、商業利益的驅動也都裹涉其中。代表西方科學手段的針刺消毒技術受到傳統針灸醫者的抵觸，甚至在某些特殊時期，消毒被視為是「洋氣」的象徵，成為醫患之間身分對立的表徵而受到批評。針刺消毒，在近代醫療史上並不是一個單純的技術話題。

對於針刺消毒技術史的考量，目前幾乎是空白，僅僅在楊潔的碩士學位論文《西醫引入對民國時期針灸治療學的影響》中有較少篇幅的討論[1]。如果擴展到一般衛生領域，討論中醫接受細菌觀念的歷史，則有何玲[2]、皮國立[3]、楊念群[4]，以及余新忠[5]

1 楊潔，《西醫引入對民國時期針灸治療學的影響》，北京中醫藥大學中醫醫史文獻專業碩士學位論文，2014 年，第 17–19 頁。

2 何玲，《西醫傳入中國：結核病案例研究 (1900–1967)》，上海交通大學科等學者有不同程度的涉及。大概是因為針刺消毒一個「日用而不知」的概念，對於醫者而言，亦屬末技，所以學者的興趣不著。本文不揣淺陋，擬對這一細小技術的來歷與遭遇作一考查，並探求這一過程中社會各方力量的作用與態度。

一、古代針具的「清潔」意識

古代針灸醫生沒有針刺消毒的概念，醫者對針具的要求僅僅是清潔，清潔針具的目的更多的不是出於衛生，而是為了便於針刺操作以求取得更好的療效，其基本要求是「針耀而勻」。語出《素問・寶命全形論》:「手動若務，針耀而勻，靜意視義，觀適之變，是謂冥冥，莫知其形。」「針耀而勻」並不能夠防止針刺感染事故的發生，所以《內經》中對針刺感染有所記錄，不過因為不知其原因，列為針刺禁忌，如《素問・刺禁論》云:「刺氣街中脈，血不出，為腫鼠僕」、「刺乳上，中乳房，為腫根蝕」、「刺手魚腹內陷為腫」、「刺腨腸內陷，為腫」。以上針刺事故都與感染有

學技術史專業博士學位論文，2011 年，第 42–78 頁。

3 皮國立，《「氣」與「細菌」的近代中國醫療史——外感熱病的知識轉型與日常生活》，臺北：國立中國醫藥研究所，2012 年，第 138–193 頁。

4 楊念群，《再造「病人」: 中西醫衝突下的空間政治 (1832–1985)》，北京：中國人民大學出版社，2006 年，第 311–360 頁。

5 余新忠，《從避疫到防疫：晚清因應疫病觀念的演變》，華中師範大學學報（哲學社會科學版），2008 年第 47 卷第 2 期，第 51–60 頁。

關，但古人列為刺禁。元代骨傷科著作《世醫得效方》甚至有專門治療針刺感染的處方：「內托黃芪圓，治針灸傷經絡，膿血不止：黃芪八兩、當歸三兩……」[6]，作者並不認為「膿血不止」是感染所致，而認為是「傷經絡」。

古人針刺還有以口溫針的習慣，在《素問》遺篇〈刺法論〉的注文中有多次提到「先以口銜針令溫」、「用圓利針，令口中溫暖而刺之」等。〈刺法論〉是具有濃重道家色彩的一篇文獻，口令針溫或許與道家修煉養氣的觀念有涉。元代著名的針法名篇〈標幽賦〉亦記錄了這一方法：「口藏比火，進陽補羸」，從用詞看亦保留了道家色彩。楊繼洲注〈標幽賦〉云：「口藏，以針含於口也。氣之溫，如火之溫也。羸，瘦也。凡下針之時，必口內溫針暖，使榮衛相接，進己之陽氣，補彼之瘦弱，故言針應火也。」[7]將其解釋為口溫令針暖，以使榮衛相接。又說：「口溫者：凡下針，入口中必須溫熱，方可與刺，使血氣調和，冷熱不相爭鬥也。」[8]《針灸聚英》稱此為暖針法：「暖針：口體溫針，欲針入經穴，氣得溫而易行也。今或投針於熱湯中，亦此意耳。口溫與體溫微有不同，口溫者針頭雖熱而柄尚寒，不若著身溫之，則針

6 （元）危亦林撰，王育學點校，《世醫得效方》，北京：人民衛生出版社，1990年，第611頁。

7 （明）楊繼洲原著，黃龍祥、黃幼民點校，《針灸大成》，收入黃龍祥主編，《針灸名著集成》，北京：華夏出版社，1996年，第819頁。

8 （明）楊繼洲原著，黃龍祥、黃幼民點校，《針灸大成》，收入黃龍祥主編，《針灸名著集成》，北京：華夏出版社，1996年，第861頁。

通身皆熱矣。」[9]《普濟方・針灸》云:「凡下針，先須口內溫針令暖，不唯滑利而少痛，亦借已和氣與患者榮衛無寒暖之爭，便得相從。若不先溫針暖，與血氣相逆，寒溫交爭，而成瘡者多矣。」[10] 從以上描述看，針家以口溫針的目的不是消毒，主要是令針暖，從而與氣血相和，可利於行氣。《針灸聚英》所謂「今或投針於熱湯中」或許有一定的消毒作用，但其初衷是令「氣得溫而行」。

另外，金元時期開始有「煮針法」，用烏頭、硫黃、巴豆、麻黃、木鱉子、烏梅等藥同針具一起放入瓷石器內先煎一日，洗濯針具後再用乳香、沒藥等藥水煎，最後將針具塗上松子油貯以備用。有學者認為「煮針法」是現代煮沸消毒的雛形，是世界上最早的針具消毒法[11]。這一說法並不可靠，煮針固然可以起到消毒作用，但其主旨是煉製金屬以去鐵毒，而非滅菌。《針灸聚英》謂:「煮針非《素問》意，今依法煮之，以解鐵毒，此有益無害也。」[12]

古人對針具有一定的清潔觀念，令針耀而匀，同時，大概自

---

9 (明) 高武纂集，黃龍祥、李生紹校注，《針灸節要聚英》，收入黃龍祥主編，《針灸名著集成》，華夏出版社，1996 年，第 728 頁。

10 (明) 朱橚等編，《普濟方 (第十冊)》，人民衛生出版社，1959 年，第 8 頁。

11 林昭庚，《針灸醫學史》，北京:中國中醫藥出版社，1995 年，第 281 頁。

12 (明) 高武纂集，黃龍祥、李生紹校注，《針灸節要聚英》，收入黃龍祥主編，《針灸名著集成》，第 726 頁。

唐始[13]，針家開始了以口溫針的方法，其意在令針溫暖便於針刺行氣，考慮療效的成分多一些。至於製針時用藥物煮針，目的是煉製金屬，亦不是消毒。

二、民國時期針刺消毒的遭遇

㈠細菌學說的傳入

真正的針刺消毒是在細菌觀念進入中國之後才開始的。19 世紀下半葉，細菌學說傳入中國。從報章雜誌看，進入 20 世紀，關於細菌致病的討論日漸增多。1908–1909 年，晚清醫學期刊《醫藥學報》連續刊載了細菌學說的文章，如〈細菌培養法〉、〈素因與毒力：臨床的細菌學之研究〉[14]。1910 年大眾傳媒《申報》有丁福保譯述的〈新撰病理學講義〉一文：「論人類所以得病之原因，論病與病狀所以相關之理由，論病原所以殺人之緣故，內科外科無不具備，間及解剖、病屍，以明某臟某腑所以受病之實據。此外寄生蟲及細菌之形態、性質亦詳載靡遺，理論精博，文詞淺顯，吾國《素》、《靈》以來諸醫籍，罕有其比，真醫界中從來未見之奇書也。」[15] 丁氏還於 1913 年至 1914 年間在《申報》上連

---

13 目前發現最早記錄以口溫針的文獻是《素問遺篇・針法論》，一般認為該篇是唐代著作。

14 《醫藥學報》1908 年第 10–11 期連載刊登。

15 〈新撰病理學講義〉，《申報》，1910 年 7 月 19 日。

續發表科普文章〈口腔及齒牙衛生〉、〈寢具與衛生之關係〉、〈塵埃之危險〉、〈頭部清潔與灑掃〉、〈人體上無用有害之關節〉、〈話說傳染病〉等。

余新忠認為「細菌學說傳入以後，很快得到各階層的認同」[16]，但在當時的中醫界，部分保守人士卻對細菌學說不以為然，或者將細菌與中醫傳統的六氣學說相比附。賴良蒲〈氣化與細菌〉云：「即如病變千般，亦無非由於六氣之所感觸而產生」，「夫人體之中，有是疾即有是菌，固矣，而豈知戶樞不蠹，流水不腐乎？物必先腐，而後蟲入，體必先腐，而後菌生乎？」「國醫處方，不事殺菌，終能愈疾，而知時賢吳漢仙氏氣化生菌，氣化殺菌，不及六淫為細菌之源之論為不誣也矣。」[17] 董修直〈論西醫細菌說是捨本求末〉謂：「是以中醫學說中，不言菌蟲，只言氣化，是根本實學，勝過細菌學甚多了。」[18] 亦有騎牆的調和言論，如郜定揚〈細菌與六氣之我見〉則表示：「試觀吳又可所論戾氣與雜氣之中，屢謂時疫能傳染於人，又謂疾病偏於一方，沿門闔戶，眾人相同，此非細菌學說而何……乃今西醫不察，否認中醫之六氣，實為執偏過失矣。」同時又說「西醫固不能否認六氣，但細菌學說，豈容中醫反對哉？若必固執偏見，口不承認細菌，此為識見淺陋，井蛙不足以語海，中醫之過也。」[19]

---

16 余新忠，《從避疫到防疫：晚清因應疫病觀念的演變》，第 51–60 頁。

17 賴良蒲，〈氣化與細菌〉，《國醫砥柱月刊》，1939 年第 2 期（第 1、2 期合刊），第 50–52 頁。

18 董修直，〈論西醫細菌說是捨本求末〉，《國醫正言》，1936 年，第 17–18 頁。

㈡針灸醫者的努力與阻力

針刺消毒正是在這一輿論環境下形成的。相對而言，針灸醫生似乎不關心六氣與細菌的區分，更多地是關注自己手下之針，畢竟這是與自己的健康與職業生涯攸關的問題。於一部分思想較為活躍的針灸醫生而言，細菌學說帶來的全新理念，迅速改變了其固有的行針習慣。

經由報刊雜誌對細菌學說的引介，針灸醫生初步有了針刺致感染的認識，1934 年的《針灸雜誌》上有一則編讀問答解釋了禁針禁灸之原理：「云前人有針則不灸，有灸則不針之說，此系前人之技術不精，所製之針粗且劣，灸又固執，必須有灸瘡乃已。灸而再針，勢必使皮外敗壞組織及汙物帶入內部，而發生紅腫潰爛之危；或針而再灸，因針粗劣，留有針孔，灸之恐有汙物染入，亦足發生危險，此乃禁針禁灸之原理也。」[20] 這裡的解釋已經涉及了對皮膚感染的認識。

皮膚感染等觀念被針灸醫生接受的過程亦非一蹴而就，觀念的改變需要實踐中的反饋方能成為自覺，從廣西針灸名醫羅兆琚經歷中可見一斑：

琚往昔曾從學於舊針灸師，復參加錫社。自從事治療以來，

---

[19] 郜定揚，〈細菌與六氣之我見〉，《國醫導報》，1941 年第 3 卷第 2 期，第 32–33 頁。

[20] 《針灸雜誌》，1934 年第 1 卷第 4 期，第 61 頁。

> 俱系依照老法，以口溫針，實不知消毒之謂何。其後治一花柳症，因其遍體潰爛，不敢再用口溫針，只取粗紙，將針拭熱而後用之。如此者數日，方憶及西醫每治一症，必盡量消毒而後施術，蓋恐被菌毒之傳染。花柳亦傳染症之一，奚容輕率哉，乃向西藥房購買酒精藥棉，依樣葫蘆。蓋未經試驗，終未深信，如此便謂為消毒，如此便能殺滅菌毒，免致傳染。心終莫釋。恰適舍下買柴擔夫手患疥瘡，琚欲將彼為試驗品，乃向彼曰：針灸術亦能治疥，曷一試針。彼亦欣然從之。為針勞宮、曲池二穴，針畢，即將此針另行收貯，不加拭搽，次日乃取此治疥之針，與一王姓者治牙痛，為針合谷、頰車二穴，其痛雖愈，乃不旬日，亦竟患疥矣（後仍與其治癒）。經此試驗後，方確知針能為菌毒之媒介。從此革除舊法，不敢再用口溫針矣。[21]

羅氏的經歷頗具代表性，於針灸醫者而言，基於教育背景的限制，細菌、傳染等名詞的新知識內化為自身觀念需要一定的條件。羅氏起始放棄傳統的「以口溫針」，是因為患者遍體潰爛，尚未能跳出「清潔」的觀念，爾後提及了一次用針傳染疥瘡疾病的試驗，「方確知針能為菌毒之媒介」。所有說教的知識都不如一次試驗來的真切，在外部知識與自身經驗的相互作用下，羅氏堅定了針具能夠傳染疾病的認識，說：

---

21 羅兆琚，〈針灸消毒法說〉，《針灸雜誌》，1935 年第 2 卷第 4 期，第 228–229 頁。

> 考我國歷來之針灸專家，既不知消毒，已屬醫科之缺點，反將針用口溫之，誠為謬誤之極。但溫針欲其針暖，俾刺入肌膚時，克與體氣易於接合，免生其他衝突耳。殊不知病人血液中之菌毒可畏，倘被其侵入口內，實能左右本體之健康及生命，可不慎歟。[22]

由此，羅氏成為堅定的針刺消毒踐行者與教育者，並編寫了中國針灸學講習所講義《針灸消毒學講義》。

部分醫者更是將眼光從技術進步轉向於學科進取，更為理性而不無憂慮地認識到消毒於針灸的重要性，1948 年趙爾康在《針灸秘笈綱要》中說：

> 當今科學昌明，凡百醫學，俱以消毒異常重視。自顯微鏡下發見病菌後，消毒之學，日漸注意。試觀近代墨守舊法，不知消毒之外科，幾為西醫所摧殘。其學識之精明，治療之功效，實有過之無不及，其所以不能取信於社會，職是故耳。針灸之學，亦復如是。原無消毒之方，是以為新學界不敢嘗試。際此東西各國，針灸之盛行，已駕漢醫而上，其進展之速，一日千里，而於消毒方面，最為注重者也。[23]

---

22 羅兆琚，〈針灸消毒法說〉，《針灸雜誌》，1935 年第 2 卷第 4 期，第 228–229 頁。

23 趙爾康，《針灸秘笈綱要》，無錫：中華針灸學社，1948 年，第 18–19 頁。

然而，針灸醫界在接受針刺消毒的態度上並非一致。像羅兆琚、趙爾康等受教育程度較高的醫者，固然是迅速轉變舊觀念並著書推動針灸消毒的普及，亦有保守派醫者「堅持」古法，如李長泰《針灸醫案・用針各法》中云：「未刺針以前，先將針左右擺之，如針不折曲，然後將針含入口內，一可去針之毒，一可不傷人榮衛之氣。觀針如不光明，在鞋底上磨十餘下自明，然後左手按穴，右手刺針⋯⋯」[24]。作為有著述出版、有一定教育基礎的針灸醫者，李氏尚將針在「鞋底上磨」令針「光明」，更遑論那些受教育程度不高的「一般針醫」。一些醫者對針刺消毒之法不僅不重視，而且譏笑抵制，如焦勉齋曾有記載：

> 曾憶二十八年夏季，余任紅十字會全魯聯電刁鎮醫院針灸傳習所教授時，上課講針灸消毒法之研究，斯際有數針醫在旁，精神皆不重視，及露不滿狀態，課後彼數醫向余曰：針灸古法也，具有特效之技能，醫籍所載，惟補瀉法而已，何必多此消毒之一舉，勿乃違拈古法乎？余笑曰：夫醫學隨時代而進步，愈研而愈精，古籍無消毒法者，因時代之關係，未可拘為定例也。能按古法而加改進，使針術臻於美滿地位，方不失研究針灸之本旨。況理論雖不為憑信，而事實決有證明。余歷年施術療疾，注得消毒，患者皆樂於受診，並未有術後發生不良之變化者，如諸君所用之針，

---

24 李長泰，《針灸醫案》，上海：上海中醫書局，1936 年，下編第 1 頁。

不知消毒，恐未必盡然也。數醫唯唯而去。[25]

1951 年 3 月，一向秉持科學針灸的近現代著名針灸學家朱璉在北京針灸研究委員會籌委會上也回憶自己的經歷，批評了鄉間老先生的針刺方法：「1948 年我在家鄉知道有人請針灸大夫，我要去參觀。大夫不知我是何許人，病人是歇斯底里，老先生把針由袋裡掏出來，就隔著病人很髒的衣服扎了五針，大約是中脘、幽門、間使、足三里、三陰交，這也是不合理的。」[26]

中醫在民國期間的境況多艱，幾度面臨被取締的命運，個中原因複雜，但是類似隔衣針刺的所謂「古法」往往也是被西醫譏諷的口實。1937 年曾有一位中醫移用隔衣針的「古法」為女病人隔衣注射，遭到了上海衛生局的取締[27]，被一位叫黃書澤的作者撰文極盡嘲諷，並殃及中醫本身：「不幸在上海就發生笑話，中醫用洋藥，隔衣注射，因此遭受了衛生局的取締。我想這居心未嘗不屬『善良』，對於婦女，隔衣注射，既不傷風化，又用的是西法，正是所謂不『整個兒學人家的』。像這個聰明人，如果不在上海，有賢明的衛生局在，也許大走亨運。不過離開像上海般的大

[25] 焦勉齋，〈針灸術之消毒法〉，《中國醫藥月刊》，1941 年第 2 卷第 1 期，第 13–15 頁。

[26] 〈針灸研究委員會召開籌委會記錄〉，《北京中醫》，1951 年第 1 期，第 34 頁。

[27] 〈市衛生局禁國醫濫用西藥，竟有隔衣於女性臀部行注射者〉，《中醫世界》，1937 年第 12 卷第 1 期，第 65–66 頁。

都市，恐怕也不會有這種新奇現象。醫學不到民間，盡是取締，也實無根除之日。」[28] 所以，近代中醫既要在科學化的語境中爭取空間，以免遭受廢除之命運，又要對那些墨守「古法」的執業者進行教育甚至鬥爭。在此過程中，針灸醫者提倡消毒不僅僅是技術進步的需要，也具有身分蛻變，贏取西醫同道與社會民眾尊重的意義。

㈢消毒進入針灸教學

醫者的自覺是針刺消毒技術得到重視與應用的內在驅動力，而民國時期針灸教育的繁榮則為其迅速傳播起到了關鍵作用。民國時期針灸學校林立，湧現了一批有影響力的針灸教育家，如承淡安、羅兆琚、曾天治、朱璉、楊醫亞等。他們較早地接受了近代醫學，並將解剖學、消毒學等近代醫學知識與技術引入了針灸教學。

《高等針灸學講義》是日本延命山針灸學院的教材，計有九種，分別為《解剖學》、《生理學》、《病理學》、《診斷學》、《消毒學》、《經穴學》、《孔穴學》、《針治學》、《灸治學》，1931 年經東方針灸術研究社譯介到中國。這一套教材對民國時期針灸教育的影響很大，民國中期的多數針灸學校或多或少地參考了這一教學內容體系。其中《消毒學》講義緒言中說：

[28] 黃書澤，〈從「隔衣注射」說到朱培德之死〉，《健康知識》，1937 年第 1 卷第 3 期，第 3 頁。

> 消毒學為針灸術檢定試驗科目中最重要之學科，在人體解剖學、生理學、經穴學、消毒學、針治學、灸治學、病理學、診斷學八大科目中，必含有消毒學一問題或二問題，若消毒學不能達及格分數，每妨礙全科平均分數，而有不及格之虞。然消毒學對於行政官署試驗時，既如是切要，而從來坊間所出之針灸書，每甚輕之，抑亦惑矣。本社有鑑於斯，爰有譯述完全專門的消毒學之宏願。[29]

該書全面介紹了消毒學之意義、目的，毒之強弱與病毒存在之注意、細菌、消毒方法，消毒種類等，並詳述針灸術之消毒順序：

> 先將治療器具即針、針管及置針之玻璃片等，浸沸湯中或蒸氣中五分乃至十分時間，各種之消毒液中浸十分乃至二十分時間，然後脫患者之衣類。先將自己之手指用肥皂充分洗滌，更浸於規定之消毒藥中，充分消毒，然後在施術患部用浸於酒精或其他一定之消毒藥之用紙或棉花等充分洗滌，使患部無菌，然後將浸於消毒藥中或沸湯中之針具取出，充分消毒，用紙拭之，而後施術於患部。施術後，在患部消毒，尤於施灸後，在其所遺之灸痕上，應貼消毒創膏。[30]

---

[29] 牛島鐵彌原著，繆召予譯，《高等針灸學講義‧消毒學》，上海：上海東方醫學書局，1941 年，緒論，第 1 頁。

[30] 牛島鐵彌原著，繆召予譯，《高等針灸學講義‧消毒學》，第 39 頁。

這一針刺消毒過程有一定規範。另外，本書還附錄了傳染病內容，強調傳染病患者「尤在針灸醫術者不當從事治療」[31]。

承淡安1935年東渡日本回國後，參考日本經驗將原來的針灸實習班改設為針灸講習所[32]。據該講習所簡章，其科目為：速成班：針科學、灸科學、針灸治療學、經穴學、生理解剖學、消毒學、實習；普通班：內經、病理、診斷、生理解剖、針科學、灸科學、經穴學、消毒學、實習[33]。無論是速成班還是普通班，消毒學都是必修內容。講習所的《針灸消毒學講義》由羅兆琚編寫。羅氏說：

> 消毒學者，乃針灸術中之重要科目也。學者對於此科應細心研究，充分明瞭。猶當於最短期間，以鎮靜之腦力，緊張之態度，而記憶之，必至窮神達化而後已也……吾曹操針灸之術，均須有消毒學之素養。[34]

而且，從講習所第一屆速成班學員的畢業試卷看，消毒學的題目涉及很廣，有：如何防止細菌之發育機能、如何應用酒精消毒、細菌的分類與性狀、細菌的生活條件等[35]。

---

31 牛島鐵彌原著，繆召予譯，《高等針灸學講義・消毒學》，第45頁。

32 相關事蹟材料參見《針灸雜誌》，1935年第3卷第4期《中央國醫館備案中國針灸學講習所第一居畢業紀念特刊》。

33 〈中國針灸學研究社簡章〉，《針灸雜誌》，1935年第3卷第4期，第16頁。

34 《針灸雜誌》，1935年第3卷第4期，未排頁碼。

1936 年曾天治編《針灸醫學》第一集，其中列了其主持的針灸醫學研究所招日夜班男女生簡章:「本所依據日本著名針灸醫學院課程分九科：解剖學、生理學、病理學、經穴學、針治學、灸治學、消毒學、診斷學、治療學。」[36]

1934 年北平國醫學院針灸教材《針灸學編》有「消針毒」一節，云：

> 鐵含毒垢，其因不一。有受空氣感化而成者，有受病邪傳染而成者，受空氣感化而成者，如鐵久生鏽，其毒較輕；受病邪傳染而成者，其毒甚重，亦甚多；如牛痘點漿者，著體即發，疥瘡有汁，染之成病。其他如黃水瘡、楊梅疹瘡及一切腐化含毒之病，無論是氣化，是血化，皆為至易傳染之毒。故針一入內，針上多含毒垢，用時稍為失檢，其害不一：以彼人之毒邪，傳送此人身上，一害也；針有毒垢，則針滯礙於出入搓轉，二害也；針上原有毒垢，進穴後，又受病邪腐化，致針損折，三害也。故用針者，無論未針前，起針後，審系針果不淨，將針插入硼酸水瓶內，略為搖轉，使針毒消化水內，取出擦明，則無毒垢矣。[37]

---

35 《針灸雜誌》，1935 年第 3 卷第 4 期，第 29–32 頁。

36 曾天治編，《針灸醫學 (第一集)》，廣州 (曾天治自編，無出版社信息)，1936 年，扉頁。

37 王春園，《針灸學編》，北平：中華印書局，1934 年，第 23–24 頁。

該講義強調「毒垢」的危害並介紹針身消毒方法，其理論並不高明，對「針毒」的認識更多是停留在「垢」上。不過，畢竟接受了新式的消毒方法。

1948 年冬，解放區華北人民政府曾經在河北平山縣辦過一所實驗性質的學校——華北衛生學校，由朱璉任校長，分四個短期訓練班，醫生班、婦嬰衛生班、助產班及針灸班，各個班都有針灸課。針灸班除了針灸之外，還教生理衛生、細菌、解剖、病理、診斷等課。當時深受歡迎，「原為中醫的同學，聽到群眾說：『新針灸，講乾淨，不覺痛，又見效』，表現特別歡迎。」[38] 這也是朱璉「新針灸學」實踐的開端。

民國時期針灸學校教育的興起本來就是西學東漸的結果。在此過程中，教育形式與教育內容的改變相輔相成，相對于傳統家傳師授式的教學方式，學校教育相對規範，其教學內容必然是最大限度地與社會主流思想相適應。在民國時期「科學化」的話語背景下，代表科學的「消毒」在針灸教育中必然會被引入。而且，針灸學校的創辦者一般都是思想活躍的新派人物，部分還是西醫教育出身，如畢業於蘇州志華產科學院的朱璉，在制定教育內容時，自然會引入西醫知識，如生理學、解剖學、消毒學等。之前的師承學習與新式教育在對針灸醫生的培養上是無法相比的，大量畢業於針灸學校的學生進入針灸醫療領域，針灸「古法」必然日漸萎縮了。

---

[38] 朱璉，《新針灸學（第二版）》，人民衛生出版社，1954 年，自序，第 17–18 頁。

㈣法規的力量

在針刺消毒理念的傳播與社會認同的過程中，教育固然是核心途徑，政府法規的約束則是另一股不可忽視的力量。同時，政策法規也是推動教育機構設置相關科目的指揮棒。1933 年 12 月 15 日國民政府立法院通過《中醫條例》，明令「中醫如診斷傳染病人，或檢驗傳染病人之死體時，應指示消毒方法，並應向該管當地官署，或自治機關，據實報告」[39]，這一強制性的要求更加推動了中醫學校將傳染病與消毒學相關內容納入必修課程。早在 1924 年 5 月 15 日，膠澳商埠警察廳即發布布告〈膠澳商埠警察廳按摩術針灸術營業取締規則〉，要求「針灸術營業者施術時，其使用之針、施術之部分及手指等均須嚴行消毒」，同時將「消毒法大意」作為按摩術與針灸術營業者取得合法執照的必考內容[40]。1930 年前後，天津、青島、昆明、北平等地分別發布了衛生部門管理針灸術的執業規則，均要求針灸施術時所用之針及施術之部分並術者之手指等均須嚴行消毒，並將〈消毒法大意〉作為執業考核內容。昆明市尚對針具消毒方法作了明確規定「所用器械應於治療前以酒精或石炭酸水依法消毒，療後亦同」[41]。廣州市衛

---

[39] 《國醫公報》，1933 年第 12 期，第 9–10 頁。

[40] 《膠澳公報》，1924 年第 129 期，第 12–15 頁。

[41] 相關法規見《衛生公報》，1930 年第 2 卷第 5 期，第 248–250、253–255 頁；《衛生公報》，1933 年第 2 卷第 7 期，第 161–163 頁；《青島特別市政府市政公報》，1929 年第 4 期，第 108–110 頁；《北平特別市市政公

生局「為保全市民生命起見」，在 1933 年舉辦了一次針對針灸執業人員的考試，考試通過始許營業，科目為：人體之構造及主要器官之機能，並肌肉與神經脈管之前系；身體各部之刺針法或灸點法並經穴及禁穴；消毒法大意；針術灸術之實施[42]。

民國時期的衛生行政官員多數是西醫出身，當然會制定相對科學規範的規則來要求針灸執業者，這是民國時期整個中醫科學化過程中的一部分。從民國就開始的針灸執業法規的制訂，對於針刺消毒的規範化推行厥有功焉。

㈤廣告中的信息

羅兆琚在〈針灸消毒法說〉中提出了針灸消毒藥品的八則要求：⑴殺菌力之正確強大者；⑵吸收作用力之少者；⑶刺激中毒作用力之少者；⑷不損傷消毒器物者；⑸惡臭及刺激臭之少者；⑹使用之法簡便者；⑺萬一誤作飲用之際，則中毒之作用少者；⑻價廉而品物良佳者，最後說「最適用，最經濟之藥品，其惟酒精一物而已」。然而該文之後的編者按語謂：「楊克容君所製之消毒丸甚佳，每顆保用三年，較之酒精所費尤廉，謂予不信，試之可也」[43]。這則按語顯是一則置入性行銷。

該產品名為「針寶消毒丸」，由中國針灸學研究社福清分社的

報》，1930 年第 49 期，第 3 頁。

42 《新醫醫報》，1933 年第 2 卷第 6 期，第 235 頁。

43 羅兆琚，〈針灸消毒法說〉，《針灸雜誌》，1935 年第 2 卷第 4 期，第 226–229 頁。

楊克容製作，係楊氏與承淡安一起東遊日本時，從日本長崎宇和川針灸學院處學得製法 。 第一次廣告刊載在 1935 年 2 月出版的《針灸雜誌》第 2 卷第 3 期上：

> 時深蒙院長之贊許，賜予新發明之擦針消毒丸一方，針經擦過，不特光滑銳利，且能殺菌消毒，除一切濁垢，得免傳染菌毒等弊，法至善也。經敝人函告承師，得其手諭，謂此為針家之要物，宜制而發行之，使吾同人各備其一。臨症應用可以防患於未然；且昭慎重，以堅信於病家；而西醫之譏吾不知清潔，不諳消毒諸說，不能相難矣云云……定名曰消毒丸，每顆約重一兩，能用三年，藥物保不透泄。茲因成本製造費用，每顆定價三元，寄費加一。如以郵票代洋，九折計算，以一分五分為限。[44]

後在該雜誌上連續刊登該啟示，曾經有一段時間廉價發售，由三元一顆降為二元。消毒丸是否能夠真的起到消毒作用現已不可考了，但是廣告中透露出的信息卻遠遠地超出了消毒本身：「臨症應用防患於未然」是消毒之本意，但是「且昭慎重，以堅信於病家」、「西醫之譏吾不知清潔，不諳消毒諸說，不能相難矣」，卻是技術之外的心理。

另外，民國中醫雜誌中多見擦針砂、擦針紙的廣告以及針具

44 《針灸雜誌》，1935 年第 2 卷第 3 期，第 182 頁。

廣告，毫針廣告往往打出「製造精細、便於消毒」等廣告語，無不提示著針具清潔的意義。

三、仍未結束的爭論

㈠針灸消毒教育在中醫進修班中的繼續

民國時期雖然在各界力量的推動下，針刺消毒的觀念與技術得到了一定程度的推廣，但是由於中醫從業者整體受教育程度較低以及傳統觀念的慣性。至 1950 年代，政府致力於推動中醫進修，組織各地開辦中醫進修學校及進修班，針灸消毒仍然是中醫進修的重要內容。中央人民政府衛生部於 1951 年 12 月 27 日頒布的〈中央人民政府衛生部關於組織中醫進修學校及進修班的規定〉，對針灸研究專科班的課程要求「以新針灸學為講授中心，並講授簡要基礎醫學（包括解剖、生理、病理、細菌、消毒法）」[45]。新針灸學體系的創建者朱璉也說：「中國的學術，因為以訛傳訛，把學術價值失掉，在從前開始時也不是隔衣扎針。我這樣談，不是批評譏笑中醫。是在提倡中醫，因為我在研究它，使它發揚光大……」[46] 應該說，進修的效果還是滿意的，在北京中醫學會針灸委員會針灸研究班第三班的畢業典禮上，針灸委員

---

45 國家中醫藥管理局政策法規司編，《中華人民共和國現行中醫藥法規匯編 (1949–1991)》，第 172 頁。

46 《針灸研究委員會召開籌委會記錄》，第 34–35 頁。

會教務組長馬繼興報告說：

> 針灸研究班是作為幫助針灸大夫們進修學習的一個有利條件……通過這次學習後，據我們初步了解，絕大多數的學員都基本上掌握並應用了正確的針灸消毒方法。但是，在今後實際工作中，仍要加強重視，務須作到嚴格消毒，保證無菌。[47]

在中醫進修運動中，多數中醫都接受了一定程度的現代醫學教育。更為重要的是，中共建國後中醫教育與執業的業態發生了根本改變，原先與學校教育並行的民間自由傳承的師承教育，以及自主開業的執業模式漸漸萎縮，代之的是較為完全的院校教育，並在很長的一段時間內由政府主導醫師從業。如此，針刺消毒的問題漸漸成為一個不需要更多討論的基本規範與技術。

㈡政治不正確的無菌規範

當消毒代表的衛生觀念正在深入人心的時候，卻發生了一段插曲，那就是赤腳醫生運動。1960、1970 年代，以赤腳醫生為主體的農村醫療衛生運動轟轟烈烈地上演。赤腳醫生往往半農半醫，農民裝束，與農民打成一片，個人衛生狀況亦不甚講究，這樣的形象與城市裡穿著白大褂、戴著口罩的醫生形象形成了反差。楊

47 〈北京中醫學會針灸委員會針灸研究班第三班畢業典禮〉，《北京中醫》，1953 年第 12 期，第 36 頁。

念群先生曾經討論過毛澤東的「口罩論」，毛澤東對戴口罩的醫生十分反感，說：「還有一件怪事，醫生檢查一定要戴口罩，不管什麼病都戴。是怕自己有病傳染給別人？我看主要是怕別人傳染給自己。」楊念群認為毛澤東的「口罩論」可以看作近代以來中國農民對城裡「白大褂」醫生反感情結的一種延續[48]。

1972 年，河北省灤南縣柳贊二村漁業大隊的醫療服務小組買了一個煮鍋用以消毒，結果居然遭到了漁民與黨支部書記的譏諷與批評，「買的這煮鍋，只是個現象，你們身上那股子『洋氣』，才是問題的本質」[49]。買來消毒鍋，被解讀為鋪張浪費，變成了令漁民反感的「洋氣」，而這股子「洋氣」無疑在政治上是不正確的。從另一篇文章也可見一斑，1965 年 7 月 1 日，《人民日報》登載了天津巡迴醫療隊第二隊隊長俞靄峰的來信：

> 我們和這些農村衛生人員已經交上了朋友，在她們身上學到了自己所缺少的東西。就拿接生員宋義俠來說，她是一個老貧農的女兒，只讀過兩個月的書，受了十九天的訓練。在我們看來，她的操作不「正規」，無菌觀念不強，技術並不高明。但是，她在群眾中很有威信，周圍村子，一提起宋義俠，沒有不知道和不誇獎她的。[50]

---

48 楊念群，《再造「病人」：中西醫衝突下的空間政治 (1832–1985)》，第 394 頁。

49 〈透過現象看本質〉，《人民日報》，1972 年 3 月 24 日。

50 俞靄峰，〈在巡迴醫療實踐中改造自己——天津巡迴醫療隊第二隊隊長在這一特定的歷史時期中，過分強調無菌觀念，意味著與貧下中農相隔閡，而穿白大褂、戴口罩這些基本的無菌工作規範成為了醫者與病人之間階級對立的表徵，具有政治不正確的風險。相對於醫院裡的醫生，半農半醫、亦農亦醫的赤腳醫生群體普遍文化程度較低，部分連小學都沒有畢業，甚至還有不識字的，他們經過短期的培訓，就開始用手中的「一根針，一把草」去為農民治病[51]。他們的行醫行為所提示的政治權利大於技術本身，消毒等技術規範應當不會被過分強調，所以，在當時官方媒體的口徑下，赤腳醫生貴在「赤腳」，「穿鞋」的想法遭到嚴厲的批評[52]。

㈢晚近的狀況

民間針灸師一直沒有絕跡，如今仍然有民間針灸師為人治病，「隔衣針灸」、「集市施針」也不時見諸報端。2009 年 7 月 31 日《新文化報》一則消息〈「游醫」街頭施針〉報導：「記者看到，居民們多數都是隔著衣服接受針灸，多的遍布全身，針數超過六十根。除了銀針外，有的身上還貼有膏藥。」[53] 某些民間針灸師「隔衣針灸」不僅僅是因為不便，而是以此炫耀。民間固且不論，

俞靄峰的來信〉，《人民日報》，1965 年 7 月 1 日。

51 許三春，《清以來的鄉村醫療制度：從草澤鈴醫到赤腳醫生》，南開大學歷史學院博士學位論文，2012 年，第 107–181 頁。

52 〈評〈赤腳醫生穿鞋論〉〉，《人民日報》，1976 年 4 月 1 日。

53 〈「游醫」街頭施針〉，《新文化報》，2009 年 7 月 31 日；相關報道還有：〈靈武一游醫隔衣針灸忽悠人〉，《寧夏日報》，2013 年 7 月 5 日。

正規醫院的針灸科在消毒方面也存在一定的問題，所以有醫生發表〈針灸科要重視消毒工作〉[54]、〈要重視針灸用具的消毒〉[55]等文章。張杰、黃蕾在2008年到2009年用一年多的時間對西安市衛生局直屬的三十六家二、三級醫院的針灸科與消毒供應中心作了調查，發現針具消毒過程中存在清洗過程缺如、包裝不科學、滅菌不規範等不同形式與程度的問題[56]。錢海東等專門對張家口市四十五家醫療機構針灸科醫師手衛生依從性、手衛生設施、手微生物感染等開展現場調查，並對調查結果進行分析，發現九十名針灸醫師手衛生依從率僅為24.0%，手微生物汙染較嚴重，總體檢測樣品合格率為54.4%[57]。

針刺消毒的現狀不容樂觀。除了針灸用具外，對皮膚的消毒也有忽視，甚至被質疑。如有人撰文稱，在皮膚不消毒的情況下，以一次性毫針針刺五百人次的局部及全身感染情況，觀察結果感染發生率為零，所以作者認為：若證實本方法是安全可行的話，就可以「節省消毒器材和時間，實現環保經濟的效果」[58]。不論

54 劉海寧，〈針灸科要重視消毒工作〉，《中國針灸》，1991年第4期，第53頁。

55 李運菁、宋麒，〈要重視針灸用具的消毒〉，《中華護理雜誌》，1981年第2期，第76頁。

56 張杰、黃蕾，〈針灸針具清洗消毒方法探析〉，《陝西中醫》，2010年第31卷第10期，第1396–1398頁。

57 錢海東、武立新、馬建雄，〈針灸醫師手衛生現狀調查與監管對策〉，《醫學動物防制》，2016年第32卷第9期，第1034–1036頁。

58 覃光輝、蔣美艷，〈一次性針灸針皮膚不消毒針刺操作的感染情況調查〉，

其研究過程是否經得住考驗，該文立場是與針灸消毒操作規範唱反調，打著「環保經濟」的旗號推行「不消毒」，與民國期間部分針灸師以古人之訓反對消毒，心理取向是一致的。

四、餘　論

針刺消毒與否，實質上是秉持傳統農業社會生活方式的醫者與現代衛生方式的一種博弈。針灸是中國古典的醫療療術，其歷史悠久的另一種表達就是沒有經過近代化過程並有著濃厚的民間色彩。古代針灸師沒有消毒意識，針具反覆使用，村頭集市都可以施以治療，所以醫療事故在所難免。但是在外部的知識進入之前，古人長久以來未必認為其中有何不妥，至多是提出針具光潔的要求，至於以口或以熱水溫針的操作，考慮的不是消毒，而且令「氣得溫而行」。近代以來，西方醫學知識傳入，除了解剖學、生理學等醫學基礎知識之外，環境衛生、器械消毒等衛生觀念及操作規範亦對傳統的中國社會與醫療「穩態」發生了影響。在醫學理論層面，中西醫之間曾經有過很長時間的論爭，其餘波至今未息，但是對於消毒這個問題，卻是沒有多少論爭空間的，中醫界的有識之士迅速接受並致力於消毒的學習與傳播。「以口溫針」、「隔衣針灸」等陋習被多數針灸醫者所摒棄，這既是自身知識更新的需求，也有謀求身分尊重的價值。相關法規的頒行更是剝奪

《中國老年保健醫學》，2013 年第 11 卷第 6 期，第 51 頁。

了「古法」針灸醫者的生存空間。教育是針刺消毒推行的最主要力量，當針灸醫者普遍接受良好的醫學訓練後，針刺消毒成為無需強調的論題。然而，在政治色彩濃重的赤腳醫生運動中，技術規範讓位於階級感情與政治路線，過分強調無菌與清潔反而可能遭受批評。近年來亦有以環保經濟為藉口反對針刺消毒的觀念。

針刺消毒，作為一項伴隨著西醫知識進入中國的臨床操作規範，其技術並不複雜，在其被接受的過程中，政治、教育、商業、中醫、西醫等各個方向都有或大或小，或顯或隱的力量滲入。其中，支持與堅定推行的力量無疑是主流的，也代表著「科學性」的正確，然而，前有民國時期的傳統針灸師以「古法」，現有某些醫生以臨床數據來反對或者弱化消毒的觀念，卻隱喻著一種對「現代性」的質疑。如果跳出單一的技術考量，對「現代性」或者「科學性」持以警惕的社會心理從始而今一直沒有停止，這背後或者有更值得期待的思考。

在本文即將完成的時候，筆者一位長期從事針灸機制實驗研究的同事告訴筆者，針刺體表若是忽略消毒，可以造成局部輕微的炎症，而局部炎症本身就是針刺臨床效應的誘發因素之一。這一具有「反轉」色彩的觀點或許可以令針刺消毒這個技術規範再入疑雲。

第十二章　對針灸「辨證論治」的討論

筆者曾於 2016 年 1 月邀請針灸理論界與學術史界的部分學者，就針灸辨證論治的理論來源，辨證論治是否適合針灸臨床，海外不同流派的針灸醫生如何實施辨證論治，針灸臨床適應於什麼樣的思維方式，是否需要以及如何建立符合針灸自身的臨床診療範式等問題提出討論。

受邀學者：黃龍祥，中國中醫科學院針灸研究所首席研究員、中國中醫科學院針灸研究所教授；趙京生，中國中醫科學院針灸研究教授；張建斌，南京中醫藥大學第二臨床醫學院教授；張效霞，山東中醫藥大學中醫文獻與文化研究院教授；吳章 (Bridie Andrews)，美國賓利大學歷史系主任。

一、張樹劍：問題的提出

西學東漸以來，中醫學開始不斷地謀求一種獨立的學術姿態與心理上的自我認同，歷經「國醫」、「舊醫」等稱謂，終於塵埃落定於與「西醫」近乎對等的稱謂——「中醫」。在這一歷程中，關於中醫學特徵性理論的尋找與構建一直為中醫學界所孜孜以求。迄今為止，「整體觀念」與「辨證論治」已成為學界較為公認的中醫專屬理論。二者之間，尤以辨證論治為最要。這一術語經過數十年中醫院校教育洗禮，漸漸登上了一個近乎無限正確的神壇。同時，這一代表中醫學診療體系的辨證論治亦被針灸臨床所引入，手持針艾，決脈通滯，更接近於外科醫的針灸醫者也開始致力於思辨，去辨「證」施針。

然而，作為迥異於方藥治療的針灸臨床，是否適用於辨證論治這一原本給內科醫生量身訂製的理論體系？進一步追問，辨證論治是否是中醫界為了在學術理論上與西醫分庭抗禮而炮製的一個模型？在一個幾乎由教材統治學術話語權的中醫教育背景下成長起來的針灸醫者，在臨床上是否嫻熟而標準地運用辨證論治而且取得可靠療效？在針灸全球化潮流中，接受不同於中國大陸中醫院校教育的針灸醫生，是否也在運用這一標準的學術理論模型，或者另有其他的臨床理論？如此不斷地追問下，針灸辨證論治這一被視為標準臨床思維路徑的學術理論，其科學價值與生命力頗值得玩味，針灸臨床是否需要重新建立新的學術規範與理論體系？

就以上問題，邀請針灸理論界與學術史界的學者共同討論，希望思想碰撞的火花，能夠點亮學術前程的路燈。

二、黃龍祥：建立符合自身規律的針灸診療規範

我斷續用十年時間研究現代針灸學教材發展的歷程，先後召

開多次全國性和國際性的學術會議，以生動而典型的實例，高度評價了 1961 年第 1 版針灸學統編教材《針灸學講義》，特別是其前身 1957 年《針灸學》的學術價值及其對針灸學發展的正面影響。而今天我想指出的是教材對針灸學發展的負面影響，如果用一句話來概括其致命傷的話，那就是：照搬中藥辨證論治診療模式的針灸診療理論與針灸臨床實踐是兩張皮——病因、病機、治法諸環節的分析頭頭是道，而落實到最後的關鍵環節選穴處方時卻格格不入，或者強行合方藥之「轍」，也不能押針灸之「韻」——有經驗的針灸醫生總是自覺或不自覺地「跑調」。

那麼針灸與方藥究竟能不能在同一個操作系統下運行呢？例如痹證，按中醫內科的診療框架，病因：風、寒、濕、熱；證型：最簡單的分型也不會少於行痹、痛痹、著痹、熱痹四型；對應的治法：祛風通絡、溫經散寒、除濕通絡、清熱通絡。雖然分析得絲絲入扣，但對針灸而言最後還是根據肩、肘、腕、脊背、髀、股、膝、踝等不同的病變部位選穴處方，半個世紀不變，兩套教材如一！這裡順便提一句，雖然按中醫方藥診療模式被改造了半個世紀，針灸最大的兩個病症——痹證和中風，卻依然沒有就範，這實在不是針灸「頑固不化」，而是經數千年進化的針灸「基因」不會莫名其妙地突變。針灸腧穴中沒有專屬祛風的穴、散寒的穴、除濕的穴、清熱的穴……《內經》明言「邪在脾胃，則病肌肉痛；陽氣有餘，陰氣不足，則熱中善飢；陽氣不足，陰氣有餘，則寒中腸鳴腹痛；陰陽俱有餘，若俱不足，則有寒有熱。皆調於三里」[1]，在這裡，取三里穴的依據不在於病或證之寒、熱、虛、實，而在於病位在「脾胃」。古典針灸理論是關於人體分部的理論，根據不同的分部理論選穴設方，而對於機體和疾病狀態的調整主要通過不同的針術和手法實現，而針術與手法的選擇取決於脈，所謂「凡將用針，必先診脈，視氣之劇易，乃可以治也」[2]，落實到臨床診療便是「看部取穴」、「憑脈補瀉」。針灸診療對症狀的關注重於病——關乎選穴；對脈的關注重於證——無問其病，以平為期；對於療效的判定也視脈的平衡——刺之而氣不至，無問其數；刺之而氣至，乃去之，勿復針；對於預後判斷也不獨病之長短輕重，而看重脈症逆從。

《內經》中對一個病的完整診療過程分為六步：⑴辨病；⑵辨脈；⑶辨部位；⑷辨經辨穴；⑸辨臟腑；⑹辨治療時機。

針灸跟著方藥診療模式這雙不合腳的鞋已經走過了五十多年，十多年前當我在公開場合明確指出上述針灸診療理論與實踐嚴重脫節的方枘圓鑿現象時，無論是學術界、還是主管領導，幾乎無人理解，更無人認同。2008 年，在南京舉行的「針灸標準化實踐與理論探索」會議上再次作「針灸診療規範的歷史與邏輯」的主題演講時，儘管引起很大反響，但得到與會專家的普遍理解。而近年一次次的學術會上再發表時，幾乎已經無人不理解了。於是我知道，對於建立符合針灸自身規律的診療理論，現在需要的不再是呼籲，而是腳踏實地的實幹了。根據針灸診療的特色規律，重新總結出符合針灸自己規律，能夠有效、便捷地指導臨床實踐

1　田代華等整理，《靈樞經》，第 58 頁。

2　田代華等整理，《靈樞經》，第 8 頁。

的診療模式。

三、趙京生：針灸辨證的思維方法

辨證問題，說到底是中醫臨床思維方法問題，在這個層面上，古今已經完全不同。解決臨床辨證問題，實際是要解決中醫臨床思維問題。而這一點，又絕離不開對中醫針灸基礎理論的深入認識和透徹理解。因為，辨證方法滲透、貫穿和體現著中醫認識疾病、治療疾病的觀念、經驗和理法。強調「辨證」，不過是強調以中醫診治思想方法指導臨床實踐，從而充分運用積累豐富的針灸治療經驗，充分提高針灸治療效果，充分發揮針灸臨床作用，而不是為了辨證而辨證，為了特色而特色。

診斷是確定治法的依據，無論證、病、症狀，都是傳統針灸治療方法的根據；辨證、辨病、辨症狀，也都為針灸臨床所需。辨證治療、辨病治療、對症治療，三者相互之間不是排斥關係，需要根據具體病情而用，《內經》已是如此，現在依然這樣。辨證治療雖然突出體現了中醫診治方法的特色，但因於針灸治療手段特點，對症治療的方法也廣泛應用於針灸實踐，不重理法，但刺病痛的現象也相當普遍，元代醫家就曾說到：「近世指病直刺，不務法者多矣」（《子午流注針經》閻明廣序）[3]。所以，若片面強調、過度突出三者中的某法，原本多樣方法就漸趨簡化、單一，

[3] （金）閻明廣編著，李鼎、李磊校注，《子午流注針經》，第1頁。

難免理論脫離實踐，影響針灸方法的運用和效果。針灸辨證之所以成為需要討論、甚至被質疑存在價值的問題，究其原因，與現代套用中醫內科辨證之例、過度強調甚至給人以「唯一診療模式」之感等直接相關，根本則是對傳統針灸診治的思想方法及其特點已不甚了了。

針灸治病方法，屬體表物理刺激療法。其實施的關鍵兩點——刺灸處，刺灸術——都與辨證相關；其施行，既可以在病痛局部實施而獲效，也可以在遠離病痛處的特定部位施與而獲效，前者屬於近治，後者屬於遠治。近治方法更多地關涉刺法，尤其是對症刺法，廣泛運用於臨床，在操作上還需要對局部病痛的微觀辨查。遠治方法則需依據經絡腧穴理論及辨證。而辨證方法本身，還有適用性問題。針灸臨床上，在八綱辨證之外常用經脈辨證和臟腑辨證。就臟腑辨證而言，因經脈屬絡臟腑，一般將二者等同，根據臟腑辨證選取所病臟腑的相應經脈。但經脈與臟腑之間並不是完全對應的，二者是不同認識、不同體系的理論。最具針灸臨床特點的經脈辨證，經脈循行和經脈病候是其依據，一般以此判斷症狀表現和病痛部位的所病經脈，起著一種類似診斷標準的作用。但這些內容，情況也較複雜，有的是對部分腧穴主治規律的說明，有的出於理論建構之需，有的限於階段性治療經驗認識等，並非都源自實踐經驗或已涵蓋全部針灸治療規律。

可以說，針灸辨證既十分重要，也研究不足，認識上還存在偏頗，所反映的仍是針灸學在當代如何傳承與發展的深層問題。無論是古典理論方法，還是現今臨床實際，哪一方面認識的水準，都將影響針灸辨證本身的存續。

四、張建斌：針灸臨床是否需要辨證論治

針灸臨床是否需要辨證論治？最近幾年出現了這個命題，應該是針對針灸臨床診療模式進行深入反思而提出。應該說，有兩種人可能會提出這個命題：一是認為針灸臨床不需要辨證論治；另一種是認為針灸臨床運用辨證論治診療模式存在局限。甚至有人認為，針灸臨床辨證論治問題已成為制約針灸臨床發展的關鍵問題。解答這一問題的前提，還需要對辨證論治以及針灸臨床辨證論治模式進行一番思考。

一般認為，東漢末年張仲景在辨病論治體系下奠定了辨證論治的基礎。仲景對傷寒雜病分證論治，既為醫家揭示了辨證論治的原理原則，又指出了辨證論治的具體方法，對臨床實踐具有高度的指導意義。仲景「平脈辨證」和「隨證治之」等對病證論治，確立了中醫學的辨證論治體系，影響後世。當代醫家任應秋曾專論「辨證論治」，指出「中醫的證候，完全是論治用藥的標準……中醫的辨證論治，是注意於生體病變的全身證候，務使生體的生活機能恢復正常狀態，也就是說要把病體整個病理機轉一變而為生理機轉。」

因此，從本質上說，中醫辨證的出發點，即是尋找治療的指徵和目標。針灸和方藥是中醫學的兩大主要治療手段，故中醫的理論體系，同是針灸和方藥治療的指導和依據，這是毋庸置疑的。

強調辨證論治，針灸臨床也不例外。問題的關鍵是，針灸臨床辨證論治模式和體系到底有何特點和特色？

1950 年代中期，借助大方脈理、法、方、藥的辨證論治模式，構建了針灸臨床理、法、方、穴、術為一體的辨證論治思維模式。必須承認，針灸和方藥雖然都屬於中醫學的重要治療手段，畢竟是兩種不同的治療方法，針灸屬外治法，中藥屬內治法，兩者在適用中醫理論方面是存在差異的。針灸外治的特性、部位的特性、操作的特性，決定了針灸辨證過程中更加注重經絡理論，尤其是經絡病候的指導意義，決定了在論治過程中更加注重操作部位的精確性和操作手法的機體反應性。

另一方面，隨著時代的發展，一些新的針灸臨床診療模式正在形成，如糖尿病的針灸治療、高血壓病的針灸治療、抑鬱症的針灸治療等等，大量的實踐正在進行，一些經驗和新識正在積累。這些基於臨床疾病診斷的針灸治療模式，如何體現辨證論治模式，也是一個新課題。一種基於辨病加辨證的病證結合論治新模式，正在不斷探索和積累中。

針灸臨床需要辨證論治！只不過需要符合針灸臨床特點的辨證論治模式。

五、張效霞：誤導中醫學界六十年的辨證論治

新中國成立以來，「辨證論治」一直被認為是中醫最具特色的學術精髓，而且作為一種原則與規範幾乎支配著中醫臨床實踐的

全過程。但當今學界所理解和認識的「辨證論治」的概念，實際上是根本不存在的，是一個人為臆造出來的「怪胎」。

首先，在西醫傳入中國之前，古代醫家對中醫治療疾病的方法體系，曾試圖以「脈因證治」、「辨證施治」、「診病施治」、「症因脈治」、「見症施治」、「辨證論治」等精湛賅恰的語言加以概括，但對其如何稱謂，並沒有達成一致的認識。西醫東漸後，人們在思考及比較中醫與西醫兩種不同體系之異同時，一般民眾認為「西醫治標，中醫治本」，學術界則認為「中醫重辨證，西醫重識病」，但直至新中國成立前，終究無人明確提出「辨證論（施）治」是中醫臨床治療疾病的主要手段或方法的口號和主張。

其次，在新中國的中醫政策開始確立和貫徹之初，為了盡快從根本上消除「中醫不科學」的偏見，借用此前並不被重視的「辨證論（施）治」，作為對中醫基本診療規律和與西醫相區別的學術特點概括，並隨著中醫政策的貫徹而在中醫學界迅速流傳開來。簡言之，「辨證論治」的正式提倡是在 1955 年，距今才六十年；將「辨證論治」作為中醫的特色與優勢的說法是在 1974 年，距今才四十多年。

再次，在傳統中醫學中，「證」是指病人自我感覺到的各種症狀，「候」是指醫生診察獲得的各種異常體徵。中醫學在歷史上曾經使用過的證、候、症和由它們派生而來的證候、症候、病候、病證、病症、病徵、病狀、證候、症狀等，都是可以替換使用的同義詞，它們之間沒有本質差異。但中醫學界長期將本來是指症狀與體徵的「證」，與作為疾病本質、根本與關鍵的「病機」混為一談，致使中醫學偏離了正確的發展軌道，且越走越遠。

最後，想當然地認為「辨證論治」理應具有豐富多變的方法，自己「創立」了「六經辨證」、「三焦辨證」、「衛氣營血辨證」、「病因辨證」、「臟腑辨證」、「經絡辨證」等諸多的「辨證方法」，並「創造」出了「辨病與辨證相結合」的新理論，「發明」了將一個病分為幾個型的所謂「辨證分型」的新模式，並作為中醫臨床教科書及學術論文的基本框架加以推廣與應用。一直到今天，中醫學界仍在以這種「辨證分型」的模式不斷制定與發布中醫臨床標準、規範與指南。但中醫學認為世界上沒有兩個完全相同的人，更不會罹患完全相同的病，並且根據中醫歷來強調的因時、因地、因人制宜的原則，甚至可以說：西醫的同一個疾病，在不同的病人身上，可以出現中醫所有的病機類型，所有的中醫方劑經加減化裁都有治癒的可能；反過來，中醫的一個方劑，可以治療西醫的所有疾病，只要病人所呈現的病機與方劑主治病機相契合就可以徑直應用。如此看來，用「辨證分型」的模式來制定中醫臨床標準、規範與指南及其針灸辨證取穴的做法，豈不是緣木求魚、南轅北轍！

六、吳章：針灸辨證論治在海外

「辨證論治」是中醫臨床從診斷到治療的過程，然而理清這一過程卻並非易事，這是因為「證」在不同的時間與地域內涵不同。大體而言，「證」涵蓋了病人的所訴症狀，醫生診查到的體徵以及疾病本身的轉變過程[4]。中國中醫界在 20 世紀耗費漫長的時間，建立一個系統而合理的辨證論治理論，其原因可以部分歸結為更好的區分現代中醫和存在於 1950 年代前無序的、甚至帶有迷信色彩的民間醫學。

然而，中國大陸其他地域的醫者持有什麼樣的診療思路？我們共同去考查與近現代針灸學術史上日本、法國和英國的針灸「辨證論治」。

在日本，有許多不同的辨證方法，我們僅對腹診歷史作簡要介紹。腹診早在《難經・十六難》即有所描述，然而並未被臨床醫家所廣泛應用，直到江戶時期御園意齊（1557–1616 年）基於這一注重腹部觸診，旨在消除局部結節的技術而發明了「打針」術，操作時用一個木槌敲打大針進入腹部以消除結節。有此療法，針灸師再無了解經脈的必要，他們只需掌握脈診、腹診即可了解臟腑狀態。在衫山和一更為便利安全的管針流行之後，「打針」才漸退出人們的視線。

18 世紀的一些針灸師則開始反對傳統的陰陽理論，例如，管沼周圭在其 1766 年所著的《針灸則》中寫道：「舊本十二經十五絡所生是動井滎俞合八會，或刺中心一日死其動為噫，刺中肝五日死其動為語之類……一切不取」。他將腧穴的數量減少到七十個，並用解剖描述取代「陰陽」的表述來定位腧穴。18 世紀後期，廣瀨白主張使用《難經》作為學習針灸技術的主要文本[5]。

4　李致重，〈證、證、症、候的沿革和證候定義的研究〉，崔月犁主編，《中醫沉思錄》，北京：中醫古籍出版社，1997 年，第 177–189 頁。

時至 1930、1940 年代，柳谷素靈（1906–1959 年）主張回歸腹診這一古典傳統，將腹部根據五行及其對應器官劃分「反射區」。以《難經》五十四難和六十九難為指導，柳谷素靈和他的追隨者們開創了一種新的針灸模式：醫者在患者雙手腕部同時診脈，然後進行腹部觸診以尋找痛敏區，根據五行子母理論配穴法針刺後，再次診脈以確認病人狀態的即時改善情況[6]。

我們將目光轉投到歐洲。針灸傳播到歐洲的關鍵人物是法國醫生蘇理（George Soulié de Morant，1878–1955 年），被稱作「歐洲針灸之父」。蘇理年輕的時候在中國旅行，目睹了一位中國醫生以針刺天樞、足三里、手三里、神闕等穴位成功治癒了一例霍亂病人，從而開始對針灸感興趣，並跟隨北京、上海、雲南甚至越南的針灸師學習。他於 1918 年返回法國後，陸續在法國教授針灸術並翻譯中醫書籍。蘇理的針灸理論主要來源於明代《針灸大成》和《醫學入門》，不過在此基礎上作了發揮。比如，他認為治療的

---

[5] Mathias Vigouroux, From Acupuncture Tracts to Blood Vessels: The Reception of the Circulation Tracts Theory into Japan, 600–1868, Benjamin Elman (ed.), *Antiquarianism, Language, and Medical Philology: From Early Modern to Modern Sino－Japanese Discoursesm*, Leiden: Brill, 2015, pp. 105–132.

[6] FumikazuTakashima （高島文一）, *Discussions on Acupuncture Medicine* （鍼灸醫學序說）, Kyoto: 思文閣出版 ； Matsumoto, Kiiko, and Stephen Birch. 1983. *Five Elements and Ten Stems: Nan Ching Theory, Diagnostics and Practis*. Brookline, Mass.: Paradigm Publications, 1988.

目的是讓所有的脈象平衡，醫生在診治前、中、後都要把脈以把握病人的能量[7]。蘇理最在意的是通過針刺手法來平衡陰陽，不過，他認為使用不同材質的針具補瀉效果不同，金針補，銀針瀉，所以在使用金針和銀針時手法不是很重要。

英國醫生華思禮（J. R. Worsley，1923–2003 年）構建了頗具特色的「五行針灸」體系。華思禮原為理療師，1940、1950 年代在臺灣、新加坡、韓國等地學習針灸。回國後創立了英國萊明頓針灸學校 (Leamington School of Acupuncture)。他的針灸理論源於《素問・靈蘭秘典論》，重視十二臟腑的虛實，所以在診脈時關注臟腑狀態多於脈象本身。他最具特色的診斷發明是「素體因素」（Causative Factor，亦譯為護持一行），認為大多數疾病的病因是源於五行中的某一「行」較弱，了解「素體因素」[8]，除了診脈之外，尚需關注病人的氣色、語聲、氣味、情緒等具有密切關係的因素。取穴與治療亦有獨特之處，設計了主管穴、精神穴、阻滯出入等穴法。

綜上，經過簡要的回顧不同地域的針灸診療方法，我們發現因於他們選擇繼承的經典文本不同，從而發展出了不同的針灸臨

---

[7] Soulié de Morant, George. . *Chinese Acupuncture* (*L'acuponcture Chinoise*). Brookline, Mass.: Paradigm Publications, 1994, pp. 101–112; Peter Eckman, *In the Footsteps of the Yellow Emperor: Tracing the History of Traditional Acupuncture*. San Francisco: Cypress Book Co, 1996, pp. 109–116.

[8] Peter Eckman, *In the Footsteps of the Yellow Emperor: Tracing the History of Traditional Acupuncture*, p. 4.

床辨證思路與治療方法，然而他們卻都將自己標榜為「真正的」針灸。日本的針灸醫生認為他們繼承的是漢代的針灸正脈；法國的蘇理學派針灸理論主要基於明代針刺手法，注重針刺調整氣機與陰陽的平衡；英國華思禮的「五行針灸」體系則以「素體因素」為主要診查對象。全球範圍內，所有的針灸都源於中醫學的傳統醫籍，但是分別走向不同的「辨證論治」方法。針灸是「活」的傳統，雖然在不同的地域中表現不同，但是依然保留著中醫傳統的文化基因。

七、張樹劍：還針灸臨床以自由

辨證論治於針灸臨床而言，是一雙「不合腳的鞋」，大約已是針灸理論界學者的共識。然而在教育的強大慣性力量下，多數針灸醫生在臨床上仍然應用辨證論治，但據筆者所了解，即便不是公開放棄辨證論治，較為資深的醫生一般也都在應用其他的理論或者臨床技法。吳章先生的考查也可提供證據，海外針灸醫生的辨證論治另有體系。「辨證論治」原非是一種固有的科學範式，而是具有多種解釋可能的理論產物。某些時候，「辨證論治」僅僅是一面幌子，用以說明醫者的立場而已。這也印證了張效霞先生所述，辨證論治理論體系創立的主要目的，是中醫界用以與西醫區別的理論標誌，也或者是新舊中醫之間的分野之一。

然而，如果剝離「辨證論治」這一「看上去很美」的理論體系，針灸臨床應該依據什麼樣的理論規範？黃龍祥先生、趙京生先生均表示出了憂慮，而且兩位學者均給出了一定的路徑。張建斌先生雖然直言針灸需要辨證論治，但需要的也是「符合針灸臨床特點的辨證論治」。不過，相對於學界的憂慮，海內外的針灸臨床醫生們則無暇去作深入的思考，他們基於實用立場，不斷地去創造新的針具與技法，新的針灸學術流派已經或正在發生，如針刀、浮針、皮內針、董氏奇穴等。新的針具與技法必然承載著各自不同的學術理論。或者我們無需試圖去建立一種新的範式來代替傳統的辨證論治體系，只需打破內容相對固化的針灸教育模式，令針灸醫生們充分發揮自由想像的空間，針灸自然會走向一個更有生命力的前景，這或許也是學術史研究的使命之一。

第十三章　由乾針的入侵與獨立談針灸概念、理論內涵之變革

迄今為止，一種在治療工具與操作方法都與針灸 (acupuncture) 極為類似的治療技術，「乾針」(dry needling)，作為一種獨立的技術手段，在美國二十餘個州立法，允許理療師應用該技術治療肌肉骨骼疼痛性疾病。近十年以來，關於「乾針」的臨床研究與報導也呈井噴式增長。由於美國法律對不同醫療執業群體有嚴格的執業範圍和技能要求，理療師不能應用針灸，其應用「乾針」被針灸界認為是迴避法律而變相實施針灸，由此引發爭議。事件的高潮是 2015 年，針灸師發起了兩場訴訟，美國華盛頓州和北卡羅來納州立法限制了理療師「乾針」執業的自由[1，2]。由此，「乾針」與針灸的爭議進入了公眾視野，針灸界

---

[1] NC Lawsuit Challenges Acupuncture Board's Attempts to Shut Down Dry Needling by PTs (OL). http://www.apta.org/PTinMotion/News/2015/11/12/NCLawsuitDryNeedling/.

[2] Washington Courts Ban Physical Therapists from Practicing "Dry Needling"

的反應愈發強烈。海內外，尤其是美國的華人針灸師紛紛撰文，反對理療師應用「乾針」。事件蔓延到中國，針灸學術期刊《世界針灸雜誌》發表了一系列關於「捍衛」針灸的文章，同時，《中國針灸》雜誌社不失時機地邀請中國針灸學術界與臨床界的專家，開了一次座談會。與會學者認為：「乾針」在本質上沒有脫離中醫針刺療法範疇，不應獨立於針灸體系之外，同時，鼓勵運用「乾針」療法，共同探索治療疾病的新方法[3]。《中國中醫藥報》也發表了世界中醫藥學會聯合會（世中聯）的聲明。這家在中國民政部登記註冊、總部設於北京、主要組織機構的負責人大多為中國中醫藥界人士的國際性學術組織，雖然擁有六十七個國家和地區的兩百五十七個團體會員，但其聲明明顯代表「中國針灸」的立場，聲稱：「乾針」是中國針灸療法的組成部分，屬於中醫針灸範疇[4]。報刊之外，關於「乾針」的討論，業內人士在社交媒體上也紛紛參與。

此處，對「中國針灸」與「中醫針灸」的概念作一個界定：「中醫針灸」側重於針灸的學術來源，指的是在中醫理論框架下

(OL). https://forwardthinkingpt.com/2014/10/16/washington-counts-ban-physical-therapists-from-practicing-dry-needling/.

3 《中國針灸》編輯部，〈從「乾針」看針灸發展的過去與未來——「乾針」折射的針灸發展問題研討會議紀要〉，《中國針灸》，2017 年第 27 卷第 3 期，第 335–336 頁。

4 魏敏（記者），〈世界中聯聲明：「乾針」屬於中醫針灸範疇〉，《中國中醫藥報》，2016 年 2 月 29 日第二版。

的針灸技術、理論與實踐，在中文語境下，如果不作單獨說明，針灸即是指中醫針灸；「中國針灸」側重於針灸知識產權的國家歸屬，強調針灸的「中國」色彩，很多時候，大部分業界人士將中國針灸等同於中醫針灸，事實上，中國針灸的內涵遠遠大於中醫針灸，中國歷史上與當下的針灸技術，其理論與實踐不僅僅基於傳統的中醫理論。下文將繼續討論。

「乾針」與針灸之爭仍然在繼續中，雖然針灸師強烈地反對理療師應用「乾針」，而美國卻陸續有州立法通過理療師應用「乾針」的資格。顯然，作為一種針刺療法，在執業範圍上，「乾針」成為諸多針灸醫生眼中的「入侵者」，而在學術層面，理療師強調「乾針」獨立於針灸，被針灸師視為「乾獨」[5]。

「乾針」是什麼？與中國針灸的關係如何？針灸師與理療師爭論的焦點與背後原因是什麼？這一事件對於針灸界而言，可以帶來怎樣的學術思考？

5　劉保延、魏輝、田海河等，〈反對「乾針」脫離針灸、反對繞過針灸法使用針灸㈠——世界針灸學會聯合會主席劉保延與美國中醫論壇同仁的訪談〉，《中醫藥導報》，2017 年第 23 卷第 9 期，第 1–5、9 頁；劉保延、魏輝、田海河等，〈反對「乾針」脫離針灸、反對繞過針灸法使用針灸㈡——世界針灸學會聯合會主席劉保延與美國中醫論壇同仁的訪談〉，《中醫藥導報》，2017 年第 23 卷第 10 期，第 3–7 頁；劉保延、魏輝、田海河等，〈反對「乾針」脫離針灸、反對繞過針灸法使用針灸㈢——世界針灸學會聯合會主席劉保延與美國中醫論壇同仁的訪談〉，《中醫藥導報》，2017 年第 23 卷第 11 期，第 4–9 頁。

一、「乾針」與針灸的爭論

(一)爭論的焦點

「乾針」，顧名思義，是相對於「濕針」而言，即是用細小的針，通常是不含有藥物的注射針，或者直接用實心的針灸針，以針刺體表的一種技術[6]，一般而言，用以治療肌肉、肌腱、韌帶、筋膜、骨骼等組織損傷造成的疼痛，在骨科與傷科中應用。目前，執業「乾針」的主要是西方理療師，他們認為「乾針」是獨立於針灸之外的一種技術。但針灸師並不認同。由美國針灸師樊蓥、徐俊、李永明等三人起草的〈美國職業針灸安全聯盟 2016 白皮書〉(以下簡稱〈白皮書〉)中說:「無論是誰操作，無論是基於何種理論，『乾針』是傳統針灸的部分繼承者。」[7]（傳統針灸，與中醫針灸可以互用，是指基於中醫理論的針灸技藝。）需要指出的是，該〈白皮書〉的三位作者均為華人針灸師，均有中國高等中醫教育背景，撰文的主旨是反對「乾針」的臨床獨立。該〈白

---

6 Dunning J., Butts R., Mourad F., Young I., Flannagan S., Perreault T. *Physical Therapy Rev*, 2004, pp. 252–264.

7 Fan A. Y., Xu J., Li Y. M. Evidence and Expert Opinions: Dry Needling versus Acupuncture (I)–The American Alliance for Professional Acupuncture Safety (AAPAS) White Paper 2016, *Chin J integr Med*. 2017, pp. 3–9.

皮書〉在《中國中醫藥結合雜誌》英文版發表，代表了中美針灸界，尤其是華人針灸圈大部分醫生與學者的意見。綜合該〈白皮書〉以及針灸醫師發表在期刊與網絡上的意見，主要論點為：

(1)「乾針」從針具、原理、刺激部位等都與針灸重合，「乾針」只是一種簡化針灸，是隸屬於針灸的一種技術，不應該獨立稱其為「乾針」；(2)在美國大多數州，獲得針灸師執照需要在專門學校接受平均三千小時的學習與實習，執業醫生需要接受另外三百小時的專門教育並五百個病例的治療實習，才能獲得針灸的合法執業資格，而理療師僅僅經過二、三十小時的培訓，就施用「乾針」（事實上是針灸）治療病人，其臨床安全性值得懷疑；(3)理療師用「乾針」這個概念區別於針灸，其目的是避開美國法律的約束，以「乾針」之名，行針灸之實，是一種欺詐與違法行為。

不過，〈白皮書〉也強調，並非反對理療師應用針灸，其引述了美國醫師協會 (American Medical Association) 的表達[8]：「理療師或者醫師之外的『乾針』從業者至少應該達到目前針灸執業所要求的培訓與繼續教育水平。」[9]

---

[8] Fan A. Y., Xu J., Li Y. M., Evidence and Expert Opinions: Dry Needling versus Acupuncture (III)–The American Alliance for Professional Acupuncture Safety (AAPAS) White Paper 2016, *Chin J integr Med*. 2017, pp. 163–165.

[9] American Medical Association. *Physicians take on timely public health issues* (*OL*). AMA Wire. Jun 15, 2016. Available at http://www.ama-assn.org/ama/ama-wire/post/physicians-timely-public-health-issues.

對於針灸界的聲討，理療師卻聲稱「這樣的治療工具一直在我的盒子裡」[10]，其主要辯解思路是：

(1)「乾針」是主要基於激痛點理論（解釋見下文）的針刺方法，是獨立發展起來的學科；(2)雖然工具相同，但是理論依據不同，針灸的目的是引導氣，疏通經絡，而「乾針」是基於神經解剖學的現代醫學，從來不知道「氣」與「經絡」為何物；(3)治療部位，「乾針」主要是刺激激痛點與肌肉組織，不是刺激穴位；(4)「乾針」對病人而言是低風險的，沒有確切的臨床證據證明「乾針」不安全。

(二)爭論的原因

針灸被西方社會接受的過程是帶著「中國」標籤色彩的。在生物醫學興起的西方社會，具有中國古代哲學色彩的針灸理論，比如「氣」的理論，顯然不容易被接受。所以西方理療師（針灸師）在應用針刺或者注射時，不習慣也不情願用中國傳統的理論解釋，於是用肌肉、神經等現代醫學生理學理論去指導臨床，利用與針灸穴位極為相似的激痛點去治療疾病，這是「乾針」執業者的基本理路。其次，在「乾針」與針灸之爭最為激烈的美國，不同醫師群體的執業範圍是被嚴格限定的。針灸作為一項專門的技術，其合法操作是限定在執業針灸師與接受過專門訓練的執業

---

[10] Acupuncturists and Physical Therapists Declare War Over “Dry Needling” (OL). http://www.healthline.com/health-news/acupuncturists-declare-war-over-dry-needling#1.

醫師之中，一般是不允許理療師實施的。然而，理療師臨床治療的一個重要部分是肌肉骨骼病痛，而針灸是治療此類病痛非常有效的手段，而且，以理療師的專業背景，學習針灸技術也有一定基礎。事實上，「乾針」的技術核心與針灸是一致的（筆者將於下文闡述），問題是中國的針灸師多數堅持「中醫」針灸的理論，認為依據經絡腧穴理論的針灸才是「正宗」的針灸。美國有一定影響力的針灸師組織，其成員多數接受的是中醫針灸的教育，而且，基於對針灸師執業利益的保護，所以他們一直在影響法規制定者，從法規層面不允許理療師從事針灸。理療師利用「乾針」迴避法規以實施針灸，或許也是一種策略，於是，在學術上有意將「乾針」與針灸切割。由此看來，學術範疇的爭論某種程度上也是利益之爭。

對於理療師在執業領域明顯的入侵，針灸師反擊的策略有兩點：一是學術歸屬，撰文說明「乾針」是屬於針灸範疇；二是理療師沒有接受充分的教育，由此會給病患帶來潛在的風險。不過，這兩個反擊的理由並不是十分有力。其一，多數針灸醫生強調「乾針」屬於針灸，僅僅是從針刺工具相同，刺激部位重合等技術表象來闡述，並不情願將針灸的「中醫」色彩抹去，這恰恰是理療師將「乾針」與針灸撇清關係的理由。其二，從臨床風險考慮，是否學習傳統針灸就可以減少或避免風險，並非必然。所以，雙方並不能令對方信服。雖然兩者在華盛頓州和北卡羅來納州的訴訟最後由針灸界勝出，但是無法避免越來越多的地方立法支持理療師從事「乾針」。

二、「乾針」是否屬於針灸？

㈠「乾針」的歷史離不開針灸的影子

「乾針」不是一項獨立於針灸的獨立技術，這一點筆者與中外針灸醫界認識是一致的。從「乾針」的理論與技術的發生及發展來看，雖然其強調的基本理論是「激痛點」理論，卻處處離不開針灸的影子。

「乾針」的理論主要基於激痛點理論。激痛點，譯自其英文 Myofascial Trigger Points，也譯作觸發點，常被簡寫為 MTrP，是指骨骼肌內可觸及之緊繃肌帶所含的局部高度敏感的壓痛點。關於激痛點理論較早的文章可以上溯到 1941 年， Brav 與 Sigmond 撰文聲稱疼痛可以經由不含任何藥物的針刺治療得到緩解，David Legge 說這是一篇非常引人注目的文章[11] ，但是，文章作者並不認為這是他們的首創，承認參考了 Churchill 在 1821 與 1828 年出版的針灸學著作[12] 。1952 年，Travell 與 Seymour Rinzler 出版了他們的代表作 The Myofascial Genesis of Pain （〈肌筋膜源性疼

---

[11] D. Legge, A history of dry needling, *Journal of Musculoskeletal Pain*, 2014, pp. 301–307.

[12] Brav E. A., Sigmond H., The origin of the local and regional injection treatment of low back pain and sciatica, *Annals of Internal Medicine*, 1941, pp. 840–852.

痛〉）[13]，該文闡述了激痛點可以引發相關骨骼肌或筋膜的疼痛（或稱為肌筋膜觸發痛），而且認為「乾針」對該類疼痛有良好的治療效果。Travell 因為系統論述了激痛點理論，被理療師稱之為「乾針之母」，他的理論後來被多次重申。不過，Travell 的著作中大量引用了針灸師 Hong 的語句，而且，Travell 公開承認「乾針」也稱作 “acupuncture”[14]。

可見，「乾針」在一開始稱為「激痛點針灸」比較合適，其發現者與推廣者也承認參考了針灸師的著作，但是對於激痛點理論的闡述，則是在西方醫學背景下才能夠提出，其理論表達具有一定的原創性。該項技術後來被名之為「乾針」，其推動者積極地聲明其理論與中醫針灸不同，所以是兩種不同的技術[15]。這一觀點事實上有所偏頗，「乾針」從業者對針灸理論的理解不完整（事實上，針灸界的部分專家也身在此山中，不識真面目），針灸的理論遠非僅僅有經絡腧穴一端，其治療機制也並非調整陰陽經絡的氣機如此樸素。其實，最初針灸治療疾病，對於局部病症就是局部

---

[13] Travell J. G., Rinzler S. H., The myofascial genesis of pain, *Postgraduate Medical Journal*, 1951, pp. 425–434.

[14] Seem M. Comments to Practice of dry needling in Virginia (OL). http://townhall.virginia.gov/L/viewcomments.cfm?commentid=47915. Accessed Septmber 23, 2016.

[15] Kalichman L., Vulfsons S., Dry needling in the management of musculoskeletal pain, *The Journal of the American Board of Family Medicine* (*JABFM*), 2010, pp. 640–646.

用針，這一方法與「激痛點針灸」十分相似。「激痛點」是西方醫者在中國針灸的操作啟發下發現的，也可以說是中國針灸在骨骼肌疼痛方向上的「再發現」。不過，將「乾針」所依據的「激痛點」等同於中國針灸理論譜系中的「阿是穴」是不客觀的，不僅有意弱化了「激痛點」理論價值，也忽視了中國針灸吐故納新的發展情態，表現出自我封閉的學術心態。

「乾針」這個術語首次在雜誌上出現是 1947 年，是 Paulett 發表在 *Lancet* 上的一篇腰痛的臨床研究[16]。但是，直到 1970 年代初期，關於激痛點與「乾針」的文獻報導很少。突破性的進展是在 1970 年代，中國向世界敞開大門之後，針灸，尤其是針刺麻醉漸被西方世界所熟知，關於針灸的論文在期刊上急速湧現。而且，西方醫生對針灸的「穴位」也很感興趣，關於「激痛點」或者「敏感點」(tender points) 與針灸穴位 (acupoints) 的關係也開始被關注。1979 年，Karel Lewit 發表了他被廣泛認同的里程碑式論文 *The Needle Effect in the Relief of Myofascial Pain*（《肌筋膜痛的針刺效應》），作者發現使用針灸治療慢性肌筋膜痛較應用皮下注射針具為優[17]。1980 年，美國針灸學會主席 Gunn 等發表了第一篇關於「乾針」的臨床研究[18]。另一個代表人物是英國醫生 Peter

---

[16] Paulett J. D., Low back Pain, *The Lancet*, 1947, pp. 272–276.

[17] Lewit K., The needle effect in the relief of myofascial pain, *Pain*, 1979, pp. 83–90.

[18] Gunn C. C., Milbrandt W. E., Little A. S., Mason K. E., Dry needling of muscle motor points for chronic low-back pain: a randomized clinical trial

Baldry，他於 1989 年出版了《針灸，激痛點與肌骨關節痛》[19]，試圖將激痛點理論與中國針灸理論相結合。

簡要地回顧「乾針」的歷史，其成長壯大過程一直沒離開針灸的影子， 尤其是如果沒有 1970 年代西方針灸熱的啟發 ，「乾針」不可能有今天的規模與體系。事實上，西方接受針灸的過程，也是伴隨著針灸的本土化過程而進行的。針灸傳入歐美伊始，就已經吸納了當時西方醫學的技術，並非原汁原味的中國針灸。與「乾針」幾乎同時興起的醫學針灸 (medical acupuncture)，也都是針灸在西方本土化過程中，揚棄中醫傳統針灸理論並結合現代醫學成果的產物。所謂醫學針灸，也稱科學針灸，是在西方醫生學習了中醫針灸後，揚棄其中深具傳統中醫色彩的疏通經絡、調節血氣等理論，代之以神經生理學與解剖學理論解釋，而發展起來的一個針灸流派。從某種意義上來說，「乾針」其實是一種被西方本土化後的針灸，應該屬於醫學針灸的範疇。

㈡治療工具與部位未超出針灸

關於針灸與「乾針」在治療用具與治療部位互相重合的討論已經較為豐富了。筆者在此僅做一點總結與補充。從治療工具看，理療師採用的是空心皮下注射針（不含藥物）或者實心細針（針灸針），而針灸師的工具包則豐富得多，最常用是毫針（一般而

---

with long-term follow-up, *Spine*, 1980, pp. 279–291.

[19] Baldry P., *Acupuncture, Trigger Points and Musculoskeletal Pain* (M), Churchill Livingstone, UK, 1989.

言，針灸針即指毫針），另外尚有多種規格的針具，如刺破血管的三棱針，用以穴位注射的注射針，用以鬆解軟組織的刃針，以刺激皮下為主的浮針等。這些針具有些是自古至今一直應用的，如毫針、三棱針，有些是近數十年來針灸師發明的，如刃針、浮針。十分明顯，針灸師所用的針具包含且遠遠豐富於「乾針」工具。

從治療部位而言，兩者沒有明顯的不同。「乾針」的治療部位主要是激痛點，儘管也有理療師撰文強調「乾針」僅僅被定義為刺激激痛點太過狹隘，呼籲理療師協會擴大「乾針」治療範疇，除激痛點刺激之外，還應擴大至神經、肌肉、結締組織等。該作者還提醒，理療師不應該忽視醫學針灸的臨床發現[20]。其實，「乾針」的施術部位就是針灸一直以來的治療部位。眾所周知，針灸的施術部位是「穴位」，多數人認為穴位就是針灸教科書上所述分布於「經絡」的三百多個點，這裡存在對穴位概念內涵的認識誤區。中國古人對骨骼肌肉的生理與病理狀態觀察細緻，在約兩千年前就描述了穴位的多元形態。本書前文論述，穴位不是一個個固定的點，而是包括脈動、血絡、壓痛、肌肉縫隙、骨骼間際、軟組織異常改變等體表形態，其內涵與理療師所描述的「乾針」的刺激部位：激痛點、神經、肌肉與結締組織是一致的。可以說，「乾針」所刺激的部位都是中國針灸所描述的穴位。不過，這一點許多針灸師也沒有意識到。

---

[20] James Dunning, Raymond Butts, Firas Mourad, Ian Young, Sean Flannagan, Thomas Perreault. Dry needling: a literature review with implications for clinical practice guidelines, *Physical Therapy Reviews*, 2014, pp. 252, 265.

㈢基礎理論亦在針灸的理論範疇之內

「乾針」執業者提出「乾針」不同於針灸的最為核心的論據就是理論基礎不同。他們強調「乾針」從來不講經絡與調氣，而是直接針刺病灶，如「乾針」的積極推動者馬雲濤說:「需要強調的是，現代『乾針針灸』與建立在中國古代哲學與文化概念上的中國傳統針灸沒有相同的理論基礎 。 這裡用 （乾針）『針灸(acupuncture)』 這個術語 ， 只是借用其拉丁文的本義 ：『針』(acus)『刺』(puncture or piercing) 而已。」[21] 這一論述貌似有理，但是忽略了兩個關鍵因素，一是針灸理論的歷史沿革與不斷更新；一是當下針灸理論現代轉型與多元共生。分析針灸的歷史與現實，「乾針」的機理其實就包括於針灸的機理範疇之內。討論之前，首先要闡明兩個科學常識：其一，相同的治療技術，無論其名稱是否相同，理論解釋是否相同，其效應機制必然相同；其二，任何一種技術的發展，其理論解釋都不是一成不變的，針灸當然也不例外。

一般認為，中國針灸即是中醫針灸，所依據的理論基礎是來源於古代醫學理論，如經絡學說與氣血學說，針灸的目的就是調節人體經絡中的氣血，令其通暢，以緩解病痛。實際上，經絡氣血僅僅是針灸的一種理論解釋而已。而中醫針灸理論只是一定歷史條件下的一種理論，「乾針」所刻意區別的就是這一種理論形態。

---

[21] Yun-tao Ma, *Biomedical Acupuncture for Sports and Trauma Rehabilitation* (M), Churchill Livingstone Elsevier, 2011, p. IX (Preface).

回顧歷史，中國古人當然沒有精細的人體解剖學與生理學知識，但是古人發現了針灸的效應，只能運用當時的知識背景去解釋，這本無可厚非。更何況《內經》時期，不僅僅有調氣治痛的理論，還有更為樸素與實際的刺血療法、解結刺法等具體治療技術，如解結刺法，現在看來即是軟組織鬆解法，通過對局部軟組織（肌肉、筋膜、韌帶等）的黏連部位進行針刺令其鬆解，由此可以抒解局部的神經或血管壓迫，這一方法可以用現代醫學理論來理解。這些具體的技術與理療師所依據的醫學知識體系是一致的。所不同的僅僅是語言與術語不同，中國古人的敘述更為樸素。所以，某種程度上《內經》時期的針灸就是早期的外科技術。

近代以來，中國的針灸學校已經將生物醫學作為針灸的主要原理而教授了。民國時期至 1950 初期有代表性的針灸學家，在其著作中對針灸機制的論述都略言經絡而注重解剖、生理學，尤其是神經生理，如朱璉《新針灸學》、承淡安《中國針灸學講義》、曾天治《科學針灸治療學》等，其內容有著明顯的「科學化」傾向。可見，民國時期的針灸界已在自覺地淡化針灸的傳統解釋話語，而致力於與近代醫學結合而重建理論了。只不過，自 1950 年代中葉中國現代針灸高等教育開始之後，其教材對針灸科學化成果引入較少，更多地承襲了傳統中醫的理論語言，而令中國針灸的理論與現代醫學顯得似乎有些不相符合，而局限於中醫針灸的範疇。

從現實看，如果檢索近數十年來國內外發表的針灸基礎與臨床研究文獻，對針灸的效應機理的討論已經遠遠超出傳統中醫理論了，從解剖、神經生理、免疫機制到表面遺傳機制都有大量的文章發表。針灸，無論是在中國，還是其他國家，絕大多數針灸醫生與針灸研究科學家已經將其作為一種現代醫學手段而研究與應用了。正如某些西方學者所言：「針灸學不僅局限於其古典的舊理論，同時也是富有活力的，可以應用神經解剖學術語的一項現代醫學技術」[22]，「針灸不必固守於東方醫學的術語、概念，現代的針灸學校教育都包括西方醫學原理」[23]。無視這一點，而僅僅以一種死板的不變的觀點對待針灸理論，本身就是不客觀，也是不厚道的。

同時，如今的針灸作為一種世界技藝，無論是在中國本土，還是在海外各地，產生了許多的針灸方法或者流派，其中的典型如各類「微針」刺法。所謂「微針」刺法，是指刺激人體某一器官或部位來診斷與治療疾病的一類療法，如頭皮針、耳針、腹針等。這類微針刺法有中醫的實踐基礎，亦有從海外傳入的理論說明，治療著眼於某一局部，臨床療效確切，但機制目前尚無廣泛認同的理論。另外，在中國國內發展出的基於軟組織外科學的針刀療法、撥針療法等，通過鬆解局部軟組織以解除疼痛，類似於《內經》所述的「解結」刺法，這類針刺方法機制較為明確，與

---

[22] Hobbs V. *Council of college of acupuncture and oriental medicine position paper on dry needling* (R), Baltimore, MD: Council of college of Acupuncture and Oriental Medicine, 2011.

[23] Hobbs V. Dry needling and acupuncture emerging professional issue (R), *Qi Unity Report*; Sep.–Oct, 2007.

「乾針」的機理十分接近。

上文已述，「乾針」發生與發展的歷程中處處有針灸的影子，而針灸，無論是回顧歷史，還是面對現實，都是一項開放的、不斷進取的技術，其理論解釋也不斷與最新的醫學成果相結合，而且，其工具多元，技法豐富。「乾針」從表面上看繼承了針灸的針具，從實質上說，其實是針灸在治療骨骼肌肉疼痛這一領域中的應用，其基礎理論沒有脫離針灸的理論範疇。之所以「乾針」從業者聲稱「乾針」不同於針灸，是將針灸理論固定於固化的「中醫針灸」一個側面。不過，「激痛點」學說是西方理療師的傑出貢獻，如果將「乾針」納入針灸的治療體系之內，「激痛點」則可以很大地豐富針刺穴位理論。

三、「乾針」與針灸和解的難題

㈠理療師可以應用針灸嗎

美國關於針灸的法規在各個州不盡相同，根據大多數州的地方法規，針灸只有執業針灸師或者接受過針灸專門教育的醫師 (MD) 才能合法應用。對執業針灸師的教育要求較高，一般要接受三至四年約三千小時的針灸學校學習，然後通過考試可以得到執照。關於針灸考試在不同的州也不一樣，其中四十七個州及哥倫比亞特區接受全美針灸及東方醫學考試委員會 (the National Certification Commission for Acupuncture and Oriental Medicine,

NCCAOM) 的考試，該委員會成立於 1982 年，其考試證書通過了美國國家認證機構委員會 (the National Commission for Certification Agencies, NCCA) 的認證[24]。而參加執業針灸資格考試的條件是要有正規的針灸學校教育。而對於執業醫師，從事針灸的教育要求較低，一般是不少於三百小時的針灸培訓與五百個病例實習，不需要經過考試就可以應用針灸。

然而，對於理療師而言，沒有執業醫師的執照，又沒有專門的針灸學歷教育，如果承認「乾針」屬於針灸，就面臨無法應用這一技術的尷尬局面。天下學問技術本為公器，理療師對針灸理論與臨床有很大貢獻，同時針灸在治療骨骼肌肉方面的病痛有極大優勢，如果禁止其應用這一技術，令理療師的治療對象無法獲得針灸治療，會損傷患者的利益，有悖於醫療的本來目的，同時也會刺激理療師創造與發展「乾針」的概念以繞過法規。允許理療師應用針灸應是一個符合各方面利益的選擇。

㈡理療師針灸准入的教育困境

理療師執業針灸需要怎樣的教育要求?「乾針」執業者馬雲濤說：「『乾針』是基於西方醫學科學的基礎與原理而發展的，理療師理解與實施『乾針』需要正規的醫學教育，包括科學基礎課程，臨床課程，如人體解剖學、生理學、病理學、神經科學、臨床診斷學等，同時，『乾針』操作者需要醫患溝通、病歷記錄等臨床實

24 About NCCAOM (OL). http://www.nccaom.org/about-us/

踐。」[25] 根據這一觀點,「乾針」執業者的醫學教育與一般臨床醫師的教育要求基本相同,參考醫師執業針灸的要求,亦即接受三百小時的針灸專門培訓以及五百個病例的實習是基本合理的,但這需要理療師成員組織的努力才可以獲得地方立法機構的許可。當前,理療師的做法是另外立一個技術名稱「乾針」,僅僅通過二十到三十個小時的培訓便直接申請在臨床上應用,所以遭到了美國針灸界的反對。

根據美國針灸師資格考試的內容看,主要分為三部分,分別為消毒技術、穴位定位、綜合考試,綜合考試內容包括中醫基礎理論、基礎知識、辨證、診斷及常見病的治療等[26]。其基本內容還是傳統的中醫針灸理論,問題是理療師是不承認傳統針灸理論的,還需要學習中醫基礎理論及經絡腧穴等理論嗎?而且,「乾針」師已經發表了大量臨床報告,證明沒有傳統中醫針灸理論背景的理療師也可以安全有效地對某些疾病進行針刺治療。這樣一來,讓「乾針」理療師接受三百小時的針灸專門培訓似乎失去了合理性。其中原因是,制定針灸執業教育規範的機構所參考的知識體系是中醫針灸體系,傳統中醫理論默認是針灸執業者所必須學習與掌握的。如今理療師如果僅僅針對肌筋膜的痛症,的確不需要要求其接受與普通針灸師一致的課程學習。但是針刺「激痛

[25] Yun-tao Ma, *Biomedical Acupuncture for Sports and Trauma Rehabilitation* (M), Churchill Livingstone Elsevier, 2011, p. 14 (Preface).

[26] 王曦梓,〈美國針灸執業考試介紹〉,《中國針灸》,2005 年第 25 卷第 11 期,第 807–809 頁。

點」(可以視為大的「穴位」概念下的一種形式)以治療筋骨痛症，應該需要相對專科化的針刺方法培訓，這一部分教育內容與時長如何設定，是需要業界專家與利益相關者思考與亟待破解的難題。

㈢針灸名實之辨

對於「乾針」的學術獨立，美國針灸師更關心的是其執業範圍的入侵，但是國內針灸界的參與，則對其名稱的獨立更為關注。在全球化的話語體系中，中國針灸醫生組織最關心的是針灸的知識產權歸屬。中國作為針灸的原產國與輸出國，是一個毋庸置疑的話題，在海外傳播的過程中，基於當地的文化傳統，吸納新的知識與技藝，原本也是題中之義，比如日本江戶時期發明的「打針法」、「管針法」等操作，西方醫生基於現代醫學的理論與知識而發展出的醫學針灸，另外，法國醫生作出創造性發現的耳針療法等，都成為針灸旗下的理論與技術，針灸界自然是樂見其成。而「乾針」(dry needling)的提法，在名稱上與「針灸」(acupuncture)作了區別，引起針灸界，尤其是國內針灸界的強烈不滿，所以帶有官方色彩的世界中醫藥學會聯合會作了聲明，諸多專業雜誌亦紛紛發表文章討論。

一番聲討之後，近來似乎又沒有了多少聲音。熱鬧的喧嘩之後更需要冷靜的思考，「乾針」的學術走向如何，是否能夠成為獨立於針灸的技術，這道門的鑰匙其實掌握在針灸界的手中。

四、針灸自身亟需變革

「乾針」與針灸之間的爭論，一個重要原因就是針灸本身概念及理論的固化與保守，導致「激痛點」等基於解剖生理學而生發出的新理論形態不能夠與傳統針灸理論相通約，而順暢地融入針灸理論體系。如今「乾針」理論漸漸成熟，臨床表現也頗佳，本應是對針灸學術理論與臨床體系非常有價值的補充與發展，甚至是部分重構，但因為針灸理論的固化，導致兩者學術體系無法融合，以至於形成爭議，所以，「乾針」給針灸界帶來最大的，也最為深刻的影響，其實是對針灸本身概念與理論內涵的挑戰。

首先是針灸概念的學術內涵。概念是學術理論的立足點，一個固化保守的概念將會導致一門學科自縛手足，進取受阻，針灸就是個典型的案例。目前，中醫藥院校的針灸教材一般將其概念內涵表達為：以中醫理論為指導，研究經絡、腧穴及刺灸方法，探討運用針灸防治疾病規律的一門學科，是中醫學的重要組成部分。這一概念中「以中醫理論為指導」，明顯地阻礙了針灸理論的開放與變革。世界上沒有一成不變的理論，用舊的理論框定針灸概念本身就很狹隘。國際上對針灸更多地是視為一項技藝，美國國家衛生院 (the National Institute of Health, NIH) 說針灸是「用不同的方法刺激體表的點的一組技術」[27]。相比而言，這則概念則

[27] https://nccih.nih.gov/health/acupuncture. 原文：The term “acupuncture” describes a family of procedures involving the stimulation of points on the

體現出較強的包容性與延展性。美國針灸和東方醫學認證委員會(Accreditation Commission for Acupuncture and Oriental Medicine, ACAOM) 更是將「乾針」等常用名詞都明確地寫在針灸的概念範疇之中:「針灸是一個特定的療法或者一個醫學體系，其操作包括所有的以治療為目的針刺操作，其理論基礎包含傳統理論與現代科學對肌肉骨骼系統與神經系統的研究，其他名稱如乾針、激痛點針灸、肌筋膜觸發點針刺等都屬於針灸。」[28]

針灸作為一項（組）實用的外治技藝，其理論依據也應該是不斷地進步與修正的，然而，中國的針灸教科書從最基礎的概念開始，就陷入了作繭自縛的境地。針灸概念的界定需要綜合考慮針灸歷史、技術流派、未來發展的可能性等因素，而不是局限於一勞永逸地用一種固化的思維去定義。

其次，針灸理論也亟需革新。目前眾多針灸流派已經開始挑戰傳統的針灸理論了，中國針灸站在這一歷史的節點上，是否應該放下固執，開放心胸，重新構建自己的理論體系呢？如果是這樣，以下的幾個核心問題應該考量。

其一，經絡還是針灸理論的核心嗎?如今，無論是基礎研究，還是臨床研究，針灸已經與西方醫學的交流十分密切了。在基礎研究領域，針灸的相關研究已經從泛化的解剖學、生理學向遺傳與基因組學、生物信息學、表面遺傳學等領域滲透，既是醫學研

---

body using a variety of techniques.

[28] ACAOM Glossary (OL). http://acaom.org/wp-content/uploads/2018/05/ACAOM-Glossary-180515.pdf

究的一個重要對象，同時又主導與啟發了生命科學許多新的未知方向；臨床研究中，包括「乾針」在內新的針灸流派不斷產生，大大豐富了針灸臨床理論與適用領域。對於經絡的認識，中國中醫界也從尋找一種特殊結構轉向於對體表與體表，體表與內臟之間關係的探索。再看以「乾針」為代表的「去經絡化的針灸」[29]，之所以理療師致力於將「乾針」獨立於針灸之外，其主要原因就是其不承認經絡理論。事實上，無論是在西方「本土化」的醫學針灸，還是在中國本土風行的各種新針灸學派（如浮針、針刀），已經將經絡置於可有可無的地步。如此，在科學界與臨床界都在不斷地突破中醫針灸學「經絡化」外衣的情形下，固執經絡學說是針灸學的核心理論還有意義嗎？

其二，穴位的內涵是什麼？穴位比經絡更具體，這是針灸學術界一個較為普遍的認識，甚至有過「廢經存穴」的議論。「穴位是存在的」，多數人都這樣說。但是穴位是什麼？如果回溯到腧穴概念的發生時期，我們可以看到，腧穴的內涵其實很簡單，即是古人對人體體表某些標誌性組織的命名，大多是古典的體表解剖術語，如缺盆、完骨、神闕等，而且，從「腧穴」本身的命名意義上看，相當一部分穴位是指體表的凹陷，如關節間隙、肌肉縫隙。在早期，穴與脈的概念有一些交叉，所以體表的動脈與靜脈也是穴位的形態之一。在穴位這一概念的旗下，後人豐富了一些具有治療意義的點，或者稱為反應點，統一形成一個腧穴系統。

[29] Jin G. Y., Jin Louis L., Jin Bonnie X., Dry needling: a de-meridian style of acupuncture, *World Journal of Acupuncture-Moxibustion*, 2016, pp. 1, 5.

可以說，腧穴是體表解剖部位（包括骨性、軟組織、血管）與體表反應點的一個集合，其中包括人們比較熟悉在遠端具有特點治療作用的腧穴，如「面口合谷收」、「肚腹三里留」所提示的治療口齒病的合谷穴、治療胃腸病的足三里穴，這樣的穴位是與「激痛點」完全不同的另一類腧穴集合，其機制尚需研究；另一類是在肌肉上的反應點，也就是理療師所聲稱其發現的激痛點。給穴位一個正名也是針灸界所需要做的，將激痛點明確為針灸的穴位，而不是堅持所謂「人與天地相應」的三百六十五穴僵化思維，才能令腧穴理論大放光彩。醫學是人體科學，過分地強調其哲學色彩只會徒增質疑。

當然，針灸自身的理論變革與學科進步，需要多維度多層次的深入思考，本文只是就「乾針」事件提出部分思考，更為系統的討論將另文撰述。

五、小　結

無論從發展歷史、臨床技法還是理論基礎看，「乾針」都無法離開針灸而成為獨立的技術，實際上是針灸在西方傳播及發展過程與現代醫學結合，而形成的一種治療肌肉骨骼病痛的一種形式。這一過程主要由西方理療師主導。由於「乾針」理論完全由現代醫學語言解釋，與傳統中醫針灸理論術語格格不入，同時，由於美國多數州的地方法規不允許理療師從事針灸，所以「乾針」推動者不承認「乾針」從屬於針灸，一方面謀求學術獨立，被部分針灸師視為「乾獨」，一方面也試圖用不同的名稱繞開法規禁令以實施針灸，被美國針灸師視為執業範圍的「入侵」行為。中外針灸界的反應是，一方面試圖阻止理療師從事「乾針」（針灸），一方面撰文論證「乾針」從屬於針灸。

「乾針」屬針灸的範疇是沒有疑問的，但首先要賦予針灸一個開放的概念與理論體系，這一點亟待針灸學術界去完成。目前教科書中國針灸的概念與理論，尤其是經絡學說與腧穴概念的內涵，已經遠遠無法適應針灸的臨床與科學研究進步的步伐了。與現代醫學同行，重新定義針灸，對理論作出革命性重構，才是針灸學術發展的必由之路。由此，「乾針」與傳統針灸之間無論是學術之爭，抑或是執業利益之爭，都將迎刃而解。

第十四章　現代針灸臨床新學派背景與前景透視

針灸是傳統的醫學技術，也是一門現代學科，其顯著的特點之一就是學派林立，這大概是由傳統學問與技術生發而來的大多數學科的共同特徵，體現了一個領域內多樣性的理論探索與應用取向。考察針灸的現代學派，可以一窺當前針灸發展困境與可能之走向。

一、針灸兩大新學派

所謂學派，經常與流派互稱，但學派的核心是一個「學」字，置於針灸領域，是指具備獨到理論解釋與臨床技術的針灸學術或臨床群體，而且，其理論與技法需經得起科學的追問，才不枉一個「學」字。若不考慮「學」，則針灸流派多得令人眼花繚亂，有研究者作過統計，有明確名稱的針灸相關流派有七十一個[1]。如此繁多的針灸流派，其學術含金量自然不能保證，部分流派只是

1 張淩雲，《當代針灸流派的形成過程及影響因素研究》，南京中醫藥大學碩士學位論文，2018 年，第 8 頁。

在針刺選穴或者手法上有一些特色，或者對某一類疾病有些特別的治法，再或者將針具形制作些改良，抑或在某一地區較有名聲而從遊者眾，即成了某一流派，多是有派無學。這與八十多年前，承淡安遊學日本時所見之情形頗為類似：「日本富研究性與進取性，事事不甘落人後，以標新立奇為榮，以一針之微，以其針柄之形稍為改進，即自成一流派，或以金銀質之不同，針尖之圓銳關係，即自名為某某流派……實際上治病則一，取穴則一，徒以形式微異即自名一流，炫奇誇新，未免無聊。」[2] 就筆者所見，現代真正有理論創新且有較大影響的針灸臨床學派可定義為兩類，一是以運動或神經解剖學與生理學為基礎的現代針灸學派，如針刀、乾針、浮針，多是將針具作了改進，治療時更多地考慮局部軟組織的解剖關係，是為解剖學派；另一類是以特定的局部器官或者區域作為刺激部位的學派，針具小而治療部位局限，如頭皮針、耳針等，可稱為微針學派。

㈠解剖學派

解剖學是所有醫學門類的基礎學科，對於針灸學而言更是如此。針灸臨床需要將金屬針具刺入人體，無論是對針刺機理或者是針刺安全而言，了解解剖都是至關重要的。然而在當前的針灸高等教育中，過分強調穴位作用，而忽略了針刺的解剖生理學機制。然而臨床醫家在實踐中卻自覺地應用解剖與生理學的原理去

2　承淡安，〈東渡歸來〉，《針灸雜誌》，1935 年第 2 卷第 6 期，第 137–143 頁。

理解與實施針灸，出現了迥然不同於傳統「中醫針灸」的現代醫學針灸學派，其中有代表性的三個流派為：針刀、乾針與浮針。

針刀 (Acupotomy) 是 1970 年代開始興起的針灸流派，發明人是江蘇沭陽的醫師朱漢章。朱氏改良了傳統的針灸針，將針刺工具加粗後在尖端部加了扁平的刃口，改良後的針具便於切割與鬆解軟組織，對於由於軟組織黏連造成的肌肉與關節疼痛有明顯療效。此後，在針刀醫生與研究者的持續研究與實踐中，針刀的臨床應用被大大地擴大了，覆蓋到了內、外、婦、兒、皮膚、五官、美容等多個臨床方向，但是其基本機制還是基於軟組織損傷理論。近年來，針刀有成為一個獨立醫學門類的趨勢，稱針刀醫學，有意無意地與針灸切分。

乾針是由西方理療師創立與發展起來的現代針灸流派，約發軔於 1940 年代，與「濕針」相對，最早是理療師用不含藥液的注射器治療，故名乾針。後來由於針灸針更加精細方便，而且，多數乾針的推動者都具有針灸教育背景，習慣應用針灸針，所以現在乾針操作多是用針灸針。乾針的操作主要是刺激激痛點，針刺這一類高敏感的點，可以緩解肌肉的疼痛，其機制的內核也是運動解剖。

浮針 (Fu's Subcutaneous Needling, FSN) 是由符仲華博士於 1990 年代發明，其針體較硬，套有軟管，治療時先找到局部敏感緊張的肌肉（患肌），然後確定施治部位皮下進行掃散，掃散完畢後，拔出針身，將軟管留置皮下，以增加刺激時間。浮針的治療機制目前還未完全明確，但因其也考慮肌肉解剖及其運動生理，且治療部位表淺，著重在皮下淺筋膜層，亦是在特定的解剖區域，所以亦將其劃歸於解剖學派。

以上是解剖學派中三個臨床應用較廣泛的針灸流派，其中，針刀主要是在中國應用，乾針的主要市場在歐美國家，而浮針憑藉社交媒體，現在處於快速傳播的過程中，海外針灸師也越來越多地接受浮針。

㈡微針學派

「微針」是一個約定俗成的稱謂，其實這一學派所應用的針具並不「微」，多數是使用常規的針灸針。這裡的「微」是指治療部位微小，多是身體的某一局限區域，如耳、目、鼻、第二掌骨側等。微針亦即一系列局部針法，如耳針、眼針、頭皮針、腹針等，在局部施針治療全身各系統與部位的病症。

不同的微針流派，其理論解釋各逞其巧。部分流派本身又分為不同的支流，單是一個頭皮針，有研究者統計，就有朱明清氏頭針、焦順發氏頭針、方雲鵬氏頭針等十個流派[3]，且每個流派的理論與取穴原則各不相同，其中多數是根據大腦皮層功能定位的體表投影施術，亦有根據頭部的經絡系統取穴者。眼針的代表流派為彭靜山眼針，其診斷主要關注眼部球結膜的細小血管變化，其理論則利用了中醫經絡與五輪學說[4]。腹針的代表流派薄智雲

3 徐春花、范剛啟、趙楊，〈頭皮針流派比較及發揮〉，《中國針灸》，2016年第36卷第6期，第663–667頁。

4 彭靜山，《眼針療法》，北京：遼寧科技出版社，1999年，第1–3頁。

氏腹針在援用了傳統中醫學的經絡、臟腑理論之外，還將《易經》之八卦理論借用來表達腹部不同部位[5]。

微針系統有一個比較新穎且引人思考的理論——「全息」學說。全息本來是一個光學名詞，是指將物體的三維信息通過光學手段再現在平面圖片上。1980年代，山東大學張穎清教授借用了這一名詞，提出了全息生物學概念，其最初的發現是基於他在1970年代發現的第二掌骨側穴位群，第二掌骨側的不同位置可以對應人體的不同部位，從而刺激某一局部穴位可以治療相應部位的疾病。張穎清進而發現人體各段長骨乃至各個獨立的器官都有此規律，從而提出穴位生息律，認為每一個長骨節肢系統和大的相對獨立的部分為一個全息胚，在全息胚上穴位排布的結果恰使全息胚成為整體的縮影[6]。全息理論似乎可以解釋所有的微針系統，如耳針、腹針、掌針、足底針等，但是由於張穎清先生的過早離世，同時科學界對全息理論存有爭議[7]，對該理論的研究在本世紀尚未得到繼續深入的關注。

二、現代針灸學派與傳統針灸的關係

以針刀、乾針、浮針以及各個微針流派為代表的現代針灸學

---

5 薄智雲，《腹針療法》，北京：中國科學技術出版社，1999年，第6頁。

6 陳少宗，《走近張穎清和他的學術》，青島：青島出版社，2012年。

7 張穎清，〈全息生物學・駁鄒承魯院士・愛國主義與諾貝爾獎〉，《太原師範學院學報（社會科學版）》，2007年第6卷第6期，第14–19頁。

派，極大地拓展與豐富了針灸這一傳統技藝的臨床方向與理論內涵，但是新的臨床學派在其成長過程中卻一直與「正宗」的針灸若即若離。

解剖學派之「新」，主要體現在理論依據與治療工具。針刀在形式上是創制了一種新針具，將針變為刀，所以在治療理念就由刺激穴位變成了切割與鬆解損傷的軟組織。新工具實際上承載著新理論，一個小小的針具變革，令針灸從單一的穴位刺激的思路轉到，至少是拓展到軟組織外科的治療思路。從這一角度看，針刀的出現是針灸的一大進步與變革。從針刀的發明人朱漢章做出第一枚針刀開始，就一直想在針灸界爭取一個「名分」，但是這一過程十分艱難，針灸界一部分專家一直認為針刀這一新技術與傳統的針灸理念格格不入，所以不肯接納其為針灸的創新性成果。然而，針刀的發展很迅速，從最初的「小針刀療法」到現在的「針刀醫學」，儼然已經成為一個醫學新學科。更由於其機制以解剖學為基礎，所以借鑑現代醫學的成果十分方便，逐漸形成了針刀診斷學、針刀治療學、針刀影像學、針刀護理學等一系列分支學科。沒有融入針灸學的框架，反而令其輕裝上陣，成果斐然。

不過筆者一直認為，針刀無論如何發展，依然是針灸的一部分，是針灸的創新甚至是一種回歸。從針灸最初的針具與刺法看，早期的針灸其實就是樸素的外科技藝。切割排膿、刺絡放血、鬆解軟組織都是《內經》中針灸的題中之義。針刀的核心理念是鬆解軟組織，這本身就是早期針灸的方法之一，只是由於針灸在後來的發展中過分注重毫針與補虛瀉實的針法，對於軟組織鬆解等外科技術逐漸忽視了。1970 年代以來，針刀的興起，某種程度上再現了古代針灸的形態。

與針刀境遇類似的還有乾針。乾針是美國理療師發展出的一項技術，目前，乾針技術在西方的推廣如火如荼，而且其推廣者聲稱乾針不屬於針灸。不過，從乾針的發展歷程看，其主要的推動者多數有針灸師背景，其操作與理論都是受到了傳統針灸療法的啟發，而且，乾針用針具多數就是針灸針，所刺激的部位與針灸的常用穴位也沒有大的差異[8]，只不過，乾針的推廣者堅持「科學針刺」(Scientific Acupuncture) 理論，主動與中醫針灸切割，用「乾針」這一名詞與針灸相區別而已。所以筆者看來，乾針就是傳統針灸技藝與現代醫學結合的產物，是一種科學化的針灸方法，其治療的特色部位激痛點，某種程度上是對傳統穴位的重新發現與解釋。所以筆者把它作為針灸的現代學派之一加以討論。

浮針的發明人符仲華博士早年畢業於南京中醫藥大學，畢業後長期從事針灸臨床工作，而且多年以來學習與應用浮針者基本上都是針灸醫生，所以關於浮針的學術歸屬一直沒有爭議，就是針灸的一個新流派。但是浮針卻在不斷地尋求現代醫學的解釋，曾經浮針很注重激痛點理論，多借用理療師的臨床治療思路，近年來浮針則轉向「患肌」理論，通過觸診判斷損傷的肌肉，這一思路與針刀臨床十分接近[9]。筆者觀察認為，浮針最為關鍵的貢

---

8 鞏昌鎮，〈乾針是現代針灸的子集〉，《中國中醫藥報》，2017 年 7 月 27 日第三版。

9 符仲華，《浮針醫學綱要》，北京：人民衛生出版社，2016 年，第 109 頁。

獻是發現了廣泛的皮下淺筋膜的病理意義，其特色刺激部位都是在皮下，這是浮針最精要的特點。

以上三個針灸臨床新學派，大約可以簡要地稱為軟組織外科針灸——針刀、激痛點針灸——乾針、淺筋膜針灸——浮針，其實是在不同方向上對早期針灸的再現與現代解釋。《內經》中針灸方法多樣，蘊涵著現代多種臨床技法的思想，新學派的產生恰恰是對針灸臨床的理性回歸。我們現在更為熟知的以毫針刺激穴位為主要方法的「主流」針法，其實是在針灸的發展過程中被不斷強化與固化的結果，至多算作一種流派，可以稱為教科書派。

微針系統的發現是針灸臨床甚至是人體生理現象的重要發現。雖然許多微針流派極力從傳統針灸的理論，如經脈理論中去找尋依據，但是單純依靠傳統的經絡理論去解釋微針系統卻是十分勉強。古人也有局部診斷全身疾病的意識與樸素實踐，但是缺乏理性的解釋。所以，微針系統算得上是一個全新的生理學領域，為什麼局部的刺激可以治療全身的疾病，這一課題值得針灸學家與生理學家去探索。全息生物學的理論在某種程度上是一個很有前景的方向，或許是一把打開針灸奧秘的鑰匙，但是這一把鑰匙卻躲在科學殿堂的角落裡生鏽，乏人問津。

三、新學派產生的背景與原因

針灸的學校教育早在民國時期就比較通行了，1950 年代中葉以後，隨著中醫高等院校的設立，針灸教育趨於規範，而且針灸教材是各個中醫院校的專家共同編撰完成的。從學術與教育的規律來看，規範的高等教育背景下，不利於個性突出的流派產生，然而，針灸臨床的流派卻是不斷湧現，本章介紹的現代針灸學派即是其中的代表。其背景原由如何？

㈠針灸教育僵化與學科保守

針灸新學派的產生與繁榮，在某種程度上體現的是現行針灸教育的失敗，背後的原因是針灸學科本身的保守與固化。理論上，新的學術成果與臨床技術新發現應該被及時納入學科理論體系中來，而非獨立成派，在針灸（包括中醫其他學科）學界似乎不是這樣的常規。自 1961 年統編教材《針灸學講義》到 2016 年規劃教材《針灸學》，針灸學統編教材已先後出版了十個版本，其他的如針灸進修教材、函授教材、中專教材、西醫院校教材更是名目繁多，但是其基本內容都差不多，多是遵從經絡學、腧穴學、刺灸法與治療學四個知識板塊，其學科知識基礎是中醫理論。直到今天，針灸界總是有意無意地強調「中醫」特色，這樣一來，針灸教育總是不能突破藩籬，在傳統的中醫理論中轉圈子。所以新的發展，如軟組織外科學理論、筋膜學理論等內容被排斥在「主流」針灸理論體系之外。這裡的主流，是指教科書主流，亦即教科書派的針灸理論體系。當教科書派的針灸在臨床上應用受到的質疑與挑戰越來越多時，這一「主流」地位是否能夠保住，尚難預料。

㈡新技術的進步與對學術地位的追求

教科書的保守，將針灸教育綁架在堅持中醫特色這一貌似正確的軌道上，但是臨床是真刀實槍的戰場，疾病並不因為你堅持了中醫特色就對你網開一面。現在針灸臨床醫生普遍遭遇的困境就是依靠教科書選穴施術，其療效往往差強人意。在此背景下，針灸臨床醫生不斷地尋求新方法，並在相關學科中汲取營養，尋找靈感，於是相應的特色針灸方法被創造出來。針刀與浮針都對針具作了改良，針刀一方面加粗了針具，並磨平了針尖，便於鬆解軟組織，浮針是加大了針尾，並令針身變粗變硬，以便於在皮下作扇形的掃散，更加了軟套管，可以長時間安全留置。改良針具的基礎是對針刺原理的重新認識，所以針具的革新肩負的新的臨床理論。乾針同樣如此，雖然用的針具與針灸針相同，但是刺入皮膚的思維已經改變了。針具與臨床思路的改變最終改變的是臨床療效，解剖學派的針灸早已經占領了針灸在骨傷、疼痛等方面的大半江山，對其他專科的疾病治療也在不斷拓展中。各個微針系統，如耳針、眼針、頭皮針等在臨床上的不俗表現也令其擁護者日漸增多。

新學派的發展需要學術認同。雖然針灸教科書與學術組織也對部分針灸學派有所吸納，但往往是作為特色療法而處於補充地位。由此，新的針灸方法不能夠快速融入主流的針灸學科體系中，更由於新學派基本上對經絡腧穴理論這一被視為針灸「基因」特徵的理論有所疏離，所以一直不被認同為「正宗」的針灸。在這樣的情境下，新學派只好謀求學術獨立。海外的乾針學派因為聲稱獨立於針灸，早已被國內外針灸師口誅筆伐[10]；國內的針刀在發展過程中也是歷盡波瀾，目前基本上也是獨立於針灸而存在；諸多的微針學派與浮針雖然沒有聲稱獨立於針灸，至少分別是獨立的流派。

㈢執業利益的驅使

當然，流派的形成還與各個流派追逐執業利益有關。部分新技術的執業者並不致力於學術理論探索，對融入針灸大的學科體系也興味索然，而是廣收弟子，通過推廣技術以光大其流派，確切地稱應該是門派，同時，某些醫療機構也熱衷於門派技術的宣傳與推廣，這也在某種層面上加速了針灸新學派的產生與獨立。

10 劉保延、魏輝、田海河等，〈反對「乾針」脫離針灸、反對繞過針灸法使用針灸㈠——世界針灸學會聯合會主席劉保延與美國中醫論壇同仁的訪談〉，《中醫藥導報》，2017 年第 23 卷第 9 期，第 1–5、9 頁；劉保延、魏輝、田海河等，〈反對「乾針」脫離針灸、反對繞過針灸法使用針灸㈡——世界針灸學會聯合會主席劉保延與美國中醫論壇同仁的訪談〉，《中醫藥導報》，2017 年第 23 卷第 10 期，第 3–7 頁；劉保延、魏輝、田海河等，〈反對「乾針」脫離針灸、反對繞過針灸法使用針灸㈢——世界針灸學會聯合會主席劉保延與美國中醫論壇同仁的訪談〉，《中醫藥導報》，2017 年第 23 卷第 11 期，第 4–9 頁。

四、現代針灸學派的前景

無論是門派、流派還是學派，都是「派」，終究要匯入江河大海。任何學派都是有生命周期的，伴隨著其生存與發展的背景及條件改變，學派最終會消亡或者以另一種形式再現。一門技術學科存在不同過多的學派，歸根到底是學術體系不成熟的結果，針灸學也是一樣。如前所述，針灸的學科體系，目前處於一個相對固化與保守的狀態，這就是其體系不成熟的表現，所以導致了不同學派的興起。但是隨著針灸本身包容性的增強，學派融入針灸體系是必然的，當然這一過程看上去並不平坦，保守與改革的衝突一直會有，也會繼續存在下去。不過，針灸本身的發展尚有很大的不確定性，諸多現代針灸學派何時，以何種形式融入針灸主流學科體系，都尚屬未知。針灸現代學派的最大價值就是給針灸帶來了新的臨床技法與理論解釋，為固化的針灸學科體系施加了打破框架的外力，無論如何，針灸的學科體系終究會改變，屆時舊有的學派會消失，新的學派也可能會發生。

徵引文獻

古籍及古籍整理類

〔春秋〕孫武著，〔漢〕曹操等注，袁嘯波校點：《孫子》，上海：上海古籍出版社，2013 年。

〔戰國〕韓非著，鄭之聲、江濤編著：《韓非子》，北京：北京燕山出版社，1995 年。

〔漢〕班固撰，〔唐〕顏師古注：《漢書》，北京：中華書局，1962 年。

〔漢〕許慎撰：《說文解字》，北京：中華書局，1996 年。

〔漢〕許慎撰，〔清〕段玉裁注：《說文解字注》，鄭州：中州古籍出版社，2006 年。

〔漢〕司馬遷：《史記》，北京：中華書局，1959 年。

〔漢〕班固著，〔明〕張溥輯，白靜生校注：《班蘭臺集校注》，鄭州：中州古籍出版社，2002 年。

〔漢〕劉安撰：《淮南子》，上海：上海商務印書館，縮印影鈔北宋本。

〔漢〕高誘注，〔清〕畢沅校，徐小蠻標點：《呂氏春秋》，上海：上海古籍出版社，2014 年。

〔漢〕河上公注、嚴遵指歸、〔三國〕王弼注，劉思禾校點：《老子》，上海：上海古籍出版社，2013 年。

〔漢〕桓寬著：《鹽鐵論》，上海：上海人民出版社，1974 年。

〔漢〕劉熙撰：《釋名》，北京：商務印書館，1939 年

〔晉〕王叔和：《脈經》，北京：人民衛生出版社，1956 年。

〔晉〕葛洪撰：《抱樸子》，上海：上海古籍出版社，1990 年。

〔晉〕葛洪：《肘後備急方》，北京：人民衛生出版社，1956 年。

〔梁〕陶宏景注：《鬼谷子》，北京：北京市中國書店，1985 年。

〔南北朝〕陳延之撰，高文鑄輯校：《小品方》，北京：中國中醫藥出版社，1995 年。

〔隋〕楊上善撰注：《黃帝內經太素》，北京：人民衛生出版社，1956 年。

〔隋〕蕭吉著，錢航點校：《五行大義》，上海：上海書店出版社，2001 年。

〔唐〕孫思邈著：《備急千金要方》，北京：人民衛生出版社，1955 年。

〔唐〕王冰著，範登脈校注：《重廣補注黃帝內經素問》，北京：科學技術文獻出版社，2011 年。

〔宋〕王執中：《針灸資生經》，上海：上海科學技術出版社，1959 年。

〔宋〕李杲著：《內外傷辨惑論》，北京：人民衛生出版社，1959 年。

〔宋〕竇材輯，李曉露、于振宣點校：《扁鵲心書》，北京：中醫古籍出版社，1992 年。

〔宋〕歐陽修，宋祁撰：《新唐書》，北京：中華書局，1975 年。

〔宋〕朱熹集注；〔清〕王箴補注；潘衎校訂：《離騷詳解》，上海：中華新教育社，1924 年。

〔宋〕範曄撰，〔唐〕李賢等注：《後漢書》，北京：中華書局，1965 年。

〔宋〕太平惠民和劑局編，陳慶平、陳冰鷗校注，《太平惠民和劑局方》，北京：中國中醫藥出版社，1996 年。

〔宋〕高保衡、林億等：《黃帝內經》，光緒三年浙江書局據明武陵顧氏影宋嘉祐本刻。

〔金〕閻明廣編著，李鼎、李磊校訂：《子午流注針經》，上海：上海中醫學院出版社，1986 年。

〔金〕張元素：《醫學啟源》，鄭洪新主編：《張元素醫學全書》，北京：中國中醫藥出版社，2006 年。

〔金〕張元素：《珍珠囊》，鄭洪新主編：《張元素醫學全書》，北京：中國中醫藥出版社，2006 年。

〔元〕滑壽編輯，〔明〕汪機續注：《讀素問鈔》，北京：人民衛生出版社，1998 年。

〔元〕滑伯仁著，承淡安校注：《校注十四經發揮》，上海：上海衛生出版社，1956 年。

〔元〕滑壽著，傅貞亮、張崇孝點校：《難經本義》，北京：人民衛生出版社，1995 年。

〔元〕王國瑞編集，黃龍祥、黃幼民校注：《扁鵲神應針灸玉龍經》，收入黃龍祥主編：《針灸名著集成》，北京：華夏出版社 , 1996 年。

〔元〕陳澔注，金曉東校點：《禮記》，上海：上海古籍出版社，2016 年。

〔元〕竇漢卿著，黃龍祥、黃幼民校注：《針經指南》，收入黃龍祥主編：《針灸名著集成》，北京：華夏出版社 , 1996 年。

〔元〕王禎：《農書》，北京：中華書局，1956 年。

〔元〕王好古撰：《湯液本草》，北京，人民衛生出版社，1987 年。

〔元〕危亦林撰 , 王育學點校：《世醫得效方》，北京：人民衛生出版社，1990 年。

〔明〕汪機編撰：《新安醫籍叢刊 · 針灸問對》，合肥：安徽科學技術出版社，1992 年。

〔明〕吳崑編撰，黃龍祥，董秀琴點校：《針方六集》，收入黃龍祥主編：《針灸名著集成》，北京：華夏出版社 , 1996 年。

〔明〕高武纂集，黃龍祥、李生紹校注：《針灸節要聚英》，收入黃龍祥主編《針灸名著集成》，北京：華夏出版社 , 1996 年。

〔明〕張景嶽：《類經》，太原：山西科學技術出版社，2013 年。

〔明〕馬蒔，田代華主校：《黃帝內經素問注證發微》，北京：人民衛生出版社，1998 年。

〔明〕馬蒔著，王洪圖、李硯青點校：《黃帝內經靈樞注證發微》，北京：科學技術文獻出版社，1998 年。

〔明〕楊繼洲原著，黃龍祥、黃幼民點校：《針灸大成》，收入黃龍祥主編：《針灸名著集成》，北京：華夏出版社，1996年。
〔明〕朱橚等編：《普濟方（第十冊）》，北京，人民衛生出版社，1983年。
〔明〕李梴著，金嫣莉注：《醫學入門》，北京：中國中醫藥出版社，1995年。
〔明〕張介賓著：《類經圖翼》，北京：人民衛生出版社，1965年。
〔明〕徐彥純著，劉洋校注：《玉機微義》，北京：中國醫藥科技出版社，2011年。
〔清〕廖潤鴻：《勉學堂針灸集成》，北京：北京天華館，1930年。
〔清〕廖潤鴻：《針灸集成》，北京：人民衛生出版社，1956年。
〔清〕張志聰：《黃帝內經素問集注》，裘沛然主編：《中國醫學大成・黃帝內經素問集注》，上海：上海科學技術出版社，1990年。
〔清〕姚止庵撰：《素問經注節解》，北京：人民衛生出版社，1983年。
〔清〕唐宗海編：《中西匯通醫經精義》，千頃堂書局，光緒18年。
〔清〕張隱庵集注：《黃帝內經靈樞集注》，上海：上海科學技術出版社，1957年。
〔清〕徐大椿釋，廖平補正：《難經經釋・難經經釋補正》，北京：北京市中國書店，1985年。
〔清〕郝懿行撰：《證俗文》，揚州：廣陵書社，2003年。
〔清〕永瑢，紀昀主編，周仁等整理：《四庫全書總目提要》，海口：海南出版社，1999年。
〔清〕張中和撰：《資蒙醫徑》，鄭金生主編：《海外回歸中醫善本古籍叢書・第六冊》，北京：人民衛生出版社，2003 年。
〔清〕嚴潔、施雯、洪煒等纂，鄭金生整理：《得配本草》，北京：人民衛生出版社，2007 年。
〔日〕丹波康賴：《醫心方》，北京：人民衛生出版社，1955 年。
〔朝〕許浚等著：《東醫寶鑒》，北京：人民衛生出版社，1955 年。
〔日〕丹波元簡：《皇漢醫學叢書・素問識》，北京：人民衛生出版社，1957 年。
〔日〕丹波元堅：《皇漢醫學叢書・素問紹識》，北京：人民衛生出版社，1955 年。
〔日〕丹波元簡：《靈樞識》，上海：上海科學技術出版社，1957 年。
〔日〕原昌克編輯：《經穴匯解》，北京：中醫古籍出版社，1982 年。
〔日〕丹波元胤著，郭秀梅，岡田研吉整理：《醫籍考》，北京：學苑出版社，2007 年。
田代華整理：《黃帝內經素問》，北京：人民衛生出版社，2005 年。
田代華等整理：《靈樞經》，北京：人民衛生出版社，2005 年。
河北中醫學院：《靈樞經校釋（第 2 版）》，北京：人民衛生出版社，2009 年
何寧撰：《淮南子集釋》，北京：中華書局，1998 年。
高丹楓、王琳校注：《黃帝八十一難經》，北京：學苑出版社，2007 年。
李克光、鄭孝昌主編：《黃帝內經太素校注》，北京，人民衛生出版社，2005 年。
黎翔鳳撰，梁運華整理：《管子校注》，北京：中華書局，2004 年。

黃暉：《論衡校釋》，北京：中華書局，1990 年。

胡平生，陳美蘭譯注：《禮記・孝經》，北京：中華書局，2007 年。

楊伯峻譯注：《論語譯注》，北京：中華書局，2006 年。

《十三經注疏》整理委員會整理：《十三經注疏・周禮注疏》，北京：北京大學出版社，1999 年。

《十三經注疏》整理委員會整理：《十三經注疏・尚書正義》，北京：北京大學出版社，1999 年。

《十三經注疏》整理委員會整理：《十三經注疏・毛詩正義》，北京：北京大學出版社，1999 年。

《十三經注疏》整理委員會整理：《十三經注疏・周易正義》，北京：北京大學出版社，1999 年。

《十三經注疏》整理委員會整理：《十三經注疏・禮記正義》，北京：北京大學出版社，1999 年。

程俊英譯注：《詩經譯注》，上海：上海古籍出版社，1985 年。

林家驪譯注：《楚辭》，北京：中華書局，2009 年。

上海師範大學古籍整理組校點：《國語》，上海：上海古籍出版社，1978 年。

呂友仁譯注：《周禮譯注》，鄭州：中州古籍出版社，2004 年。

萬麗華，藍旭譯注：《孟子》，北京：中華書局，2007 年。

宋祚胤注釋：《周易》，長沙：嶽麓書社，2001 年。

黃龍祥校注：《黃帝針灸甲乙經》，北京：中國醫藥科技出版社，1990 年。

方勇譯注：《莊子》，北京：中華書局，2010 年。

劉彬著：《帛書〈要〉篇校釋》，北京：光明日報出版社，2009 年。
李定生，徐慧君校釋：《文子校釋》，上海：上海古籍出版社，2004 年。

近現代著作

趙京生：《針灸經典理論闡釋（修訂本）》，上海：上海中醫藥大學出版社，2003 年。
趙京生主編：《針灸關鍵術語考論》，北京：人民衛生出版社，2012 年。
趙京生主編：《針灸學基本概念術語通典》，北京：人民衛生出版社，2014 年。
嚴健民：《遠古中國醫學史》，北京：中醫古籍出版社，2006 年。
範行准：《中國病史新義》，北京：中醫古籍出版社，1989 年。
範行准：《中國醫學史略》，北京：中醫古籍出版社，1986 年。
黃龍祥：《中國針灸學術史大綱》，北京：華夏出版社，2001 年。
黃龍祥：《黃龍祥看針灸》，北京：人民衛生出版社，2008 年。
張家山二四七號漢墓竹簡整理小組編：《張家山漢墓竹簡（二四七號墓）》，北京：文物出版社，2001 年。
馬王堆漢墓帛書整理小組編：《馬王堆漢墓帛書（四）》，北京：文物出版社，1985 年。
韓建平：《馬王堆古脈書研究》，北京：中國社會科學出版社，1999 年。

何裕民、張曄：《走出巫術叢林的中醫》，上海：文匯出版社，1994年。
何星亮：《中國自然神與自然神崇拜》，上海：生活・讀書・新知三聯書店上海分店，1992年。
李鋤、趙京生、吳繼東編著：《針灸經論選》，北京：人民衛生出版社，1993年。
南京中醫學院主編：《針灸學講義》，上海：上海科學技術出版社，1964年。
承淡安：《中國針灸學》，北京：人民衛生出版社，1955年。
上海中醫學院編：《針灸學》，北京：人民衛生出版社，1974年。
李鼎：《針灸學釋難》，上海：上海中醫藥大學出版社，1998年。
李建民：《發現古脈》，北京：社會科學文獻出版社，2007年。
李柏武，石鳴著：《郭店楚簡》，北京：中國三峽出版社，2009年。
省吾主編：《甲骨文字詁林》，北京：中華書局，1996年。
吳富東主編：《針灸醫籍選讀》，北京：中國中醫藥出版社，2003年。
孫機：《漢代物質資料圖說》，上海：上海古籍出版社，2008年。
杜正勝：《從眉壽到長生》，臺北：三民書局，2005年。
胡新生：《中國古代巫術》，濟南：山東人民出版社，1998年。
小野澤精一，福永光司，山井湧編，李慶譯.：《氣的思想——中國自然觀與人的觀念的發展》，上海：世紀出版集團，上海人民出版社，2007年。
喻喜春：《中醫脈絡放血》，北京：中醫古籍出版社，2003年。
王麗慧，賀霆：《〈內經〉為宗：人類學視域下臘味愛派的生態美學思想研究》，《中華中醫藥學會第十六次內經學術研討會論文集》，2016 年。

魯迅：《吶喊》，北京：中國畫報出版社，2014 年。

朱建平主編：《中醫方劑學發展史》，北京：學苑出版社，2009 年。

任應秋：《任應秋論醫集》，北京：人民衛生出版社，1984 年。

李建民主編：《生命與醫療》，北京：中國大百科全書出版社，2005 年。

皮國立：《近代中醫的身體觀與思想轉型：唐宗海與中西醫匯通時代》，北京：生活·讀書·新知三聯書店，2008 年。

王致譜、蔡景峰主編：《中國中醫藥 50 年 (1949–1999)》，福州：福建科學技術出版，1999 年。

黃永昌主編：《中國衛生國情》，上海：上海醫科大學出版社，1994 年。

國家中醫藥管理局政策法規司編:《中華人民共和國現行中醫藥法規彙編 (1949–1991)》，北京：中國中醫藥出版社，1992 年。

朱璉：《新針灸學（第二版）》，北京：人民衛生出版社，1954 年。

錢信忠：《在國家科委中醫中藥組成立會議上的講話（節錄）》，中華人民共和國衛生部中醫司編：《中醫工作文件彙編（1949–1983 年）》，1985 年內部發行。

白國雲口述，張高執筆：《針灸研究所初建之憶》，鄒乃俐、秦秋、袁君等編：《難忘的四十年》，北京：中醫古籍出版社，1995 年。

中國法學會董必武法學思想研究會編：《緬懷陶希晉》，北京：中央文獻出版社，2011 年。

薛崇成：《緬懷朱璉同志》，鄒乃俐、秦秋、袁君等編：《難忘的四十年》，中醫古籍出版社，1995 年。

皮國立：《「氣」與「細菌」的近代中國醫療史——外感熱病的知識轉型與日常生活》，臺北：國立中國醫藥研究所，1912 年。

楊念群.：《再造 「病人」： 中西醫衝突下的空間政治 (1832–1985)》，北京：中國人民大學出版社，2006 年。

林昭庚：《針灸醫學史》，北京：中國中醫藥出版社，1995 年。

趙爾康：《針灸秘笈綱要》，無錫：中華針灸學社，1948 年。

李長泰：《針灸醫案》，上海：上海中醫書局，1936 年。

曾天治編：《針灸醫學（第一集）》，廣州（曾天治自編，無出版社信息），1936 年。

王春園：《針灸學編》，北平：中華印書局，1934 年。

李致重：《證、證、症、候的沿革和證候定義的研究》，崔月犁主編《中醫沉思錄》，中醫古籍出版社，1997 年。

彭靜山：《眼針療法》，遼寧科技出版社，1999 年。

薄智雲：《腹針療法》，中國科學技術出版社，1999 年。

符仲華：《浮針醫學綱要》，北京：人民衛生出版社，2016 年。

〔日〕牛島鐵彌原著，繆召予譯：《高等針灸學講義．消毒學》，上海：上海東方醫學書局，1941 年第 3 版。

〔日〕山田慶兒 ：《古代東亞哲學與科技文化——山田慶兒論文集》，瀋陽：遼寧教育出版社，1996 年。

〔日〕山田慶兒著，廖育群、李建民編譯：《中國古代醫學的形成》，臺北：東大圖書公司，2003 年。

〔美〕費俠麗著，甄橙主譯：《繁盛之陰——中國醫學史中的性(960–1655) (A Flourishing YIN)》，南京：江蘇人民出版社，2006 年。

〔意〕卡斯蒂廖尼著，程之范、程振嘉、馬堪溫等譯：《醫學史》，桂林：廣西師範大學出版，2003 年。

期刊及會議論文

嚴健民：《論殷商至兩漢創立經脈學說的解剖基礎》，《中國中醫基礎醫學雜誌》，2003 年第 9 卷第 10 期。

黃龍祥：《經絡循行線是如何確定的》，《中國中醫基礎醫學雜誌》，2001 年第 7 卷第 9 期。

趙京生：《經脈與脈診的早期關係》，《南京中醫藥大學學報（自然科學版）》，2000 年第 16 卷第 3 期。

趙京生：《「治神」精義》，《南京中醫學院學報》，1999 年第 7 卷第 3 期。

趙京生：《熱俞水俞析》，《南京中醫藥大學學報》，2004 年第 20 卷第 1 期。

趙京生：《「以痛為輸」與「阿是穴」：概念術語考辨》，《針刺研究》，2010 年第 35 卷第 5 期。

馬王堆漢墓帛書整理小組：《馬王堆漢墓帛書出土醫書釋文㈠》，《文物》，1975 年第 6 期。

段逸山：《督脈命名別解》，《中醫藥文化》，2007 年第 2 期。

張建斌：《脊椎法探析》，《江蘇中醫》，2006 年第 27 卷第 4 期。

黃龍祥：《任脈、沖脈概念的形成與演變》，《中國針灸》，2002 年第 22 卷第 8 期。

張樹劍：《「守神」辨析》，《中國針灸》，2009 年第 29 卷第 1 期。

葉明柱，馮禾昌：《阿是穴命名辨》，《上海針灸雜誌》，2005 年第 24 卷第 4 期。

吳自東：《「阿是之法」與「阿是穴」新釋》，《醫古文知識》，1990 年第 2 期。

彭增福：《西方針刺療法之激痛點與傳統針灸腧穴的比較》，《中國針灸》，2008 年第 28 卷第 5 期。

楊國法、靳聰妮、原蘇琴：《阿是穴的現代醫學解析》，《中國針灸》，2012 年第 32 卷第 2 期。

馬翔、唐井鋼、楊雁等：《腧穴定位方法中指寸法與骨度分寸法的差異》，《天津中醫藥》，2009 年第 26 卷第 5 期。

趙京生、張民慶、史欣德：《論足六經的特殊意義》，《上海中醫藥雜誌》，2000 年第 12 期。

李豔梅，高樹中：《「四關」辨析》，《中國針灸》，2005 年，第 25 卷第 5 期。

趙京生，史欣德：《四時針刺與五輸穴》，《中國針灸》，2009 年第 29 卷第 10 期。

趙京生：《另一種對稱——論腧穴部位與主治關係的規律》，《中國針灸》，2005 年第 25 卷第 5 期。

劉彬：《論帛書〈要〉篇「〈損〉〈益〉說」的兩個問題》，《中國哲學史》，2008 年第 2 期。

金百仁：《華佗夾脊穴的臨床應用及作用機理探討》，《上海針灸雜誌》，1987 年第 1 期。

王湃、孫瑜、高碧霄：《淺析皇甫謐對郤穴的貢獻》，《四川中醫》，2001 年第 19 卷第 4 期。

徐中舒：《耒耜考》，《農業考古》，1883 第 1 期。

翟雙慶，王洪圖：《試論心主神志活動觀念的形成》，《北京中醫藥大學學報》，2001 年第 24 卷第 1 期。

蕭興華 .：《中國音樂文化文明九千年——試論河南舞陽賈湖骨笛的發掘及其意義》，《音樂研究》，2000 年第 1 期。

安徽省文物工作隊等：《阜陽雙古堆西漢汝陰侯墓發掘簡報》，《文物》1978 年第 8 期。

範行准：《釋醫》，《醫史雜誌》，1951 年第 3 期。

嚴一萍：《中國醫學之起源考略》，《大陸雜誌》，1951 年第 2 卷第 8 期。

趙晉忠、愛華、英子：《夏商「干戚武舞」考辨》，《體育文化導刊》，2004 年第 5 期。

韓建平：《經脈學說的早期歷史：氣、陰陽與數字》，《自然科學史研究》2004 年第 23 卷第 4 期。

張福利，李志平：《論〈黃帝內經〉與〈希波克拉底文集〉解剖學成就的重大差異》，《醫學與哲學》，1998 年第 19 卷第 8 期。

楊峰，趙京生 .：《中醫經典文獻研究的詮釋學向度》，《醫學與哲學（人文社會醫學版）》，2007 年第 28 卷第 7 期。

靳士英:《〈存真圖〉與〈存真環中圖〉考》,《自然科學史研究》,1996 年第 3 期。
廖育群:《古代解剖知識在中醫理論建立中的地位與作用》,《自然科學史研究》,1987 年第 3 期。
賀誠:《在第一屆全國衛生會議上的總結報告》,《北京中醫》,1951 年第 1 期。
李德全:《中央人民政府衛生部李部長在第一屆全國衛生會議上的報告》,《江西衛生》,1950 年第 6 期。
李德全:《中央衛生部李德全部長關於全國衛生會議的報告》,《北京中醫》,1951 年第 1 期。
黃書澤:《從「隔衣注射」說到朱培德之死》,《健康知識》(北平),1937 年第 1 卷第 3 期。
蕭離:《新針灸與舊針灸——訪中國針灸學術研究者朱璉同志》,《進步日報》,1951 年 3 月 9 日第四版。
朱璉:《我與針灸術》,《人民日報》,1949 年 3 月 14 日第四版。
魯之俊:《悼念針灸學家朱璉同志》,《中醫雜誌》,1979 年第 11 期。
馬繼興:《學習中國針灸療法的一本好書——〈新針灸學(新一版)〉》,《健康報》,1954 年 10 月 29 日第四版。
曾義宇:《蘇聯醫學上「皮膚活動點」的新發現和祖國針灸學的偉大遠景》,《北京中醫》,1954 年第 2 期。
王哲:《必須大力地嚴肅認真地開展一個群眾性的學習中醫運動——在山東醫學院全院人員大會上的報告》,《山東醫刊》,1959 年第 1 期。

嚴筮鼎：《普及針灸，一馬當先，龍溪專區年內實現針灸化》，《福建中醫藥》，1958 年第 8 期。

徐立孫：《對針灸學術中幾個問題的商討》，《中醫雜誌》，1957 年第 5 期。

餘新忠 .：《從避疫到防疫：晚清因應疫病觀念的演變》，華中師範大學學報（哲學社會科學版）, 2008 年第 47 卷第 2 期。

賴良蒲 ：《氣化與細菌》，《國醫砥柱月刊》，1939 年第 2 期（第 1、2 期合刊）。

董修直：《論西醫細菌說是舍本求末》，《國醫正言》，1936 年。

郜定揚：《細菌與六氣之我見》，《國醫導報》，1941 年第 3 卷第 2 期。

羅兆琚：《針灸消毒法說》，《針灸雜誌》，1935 年第 2 卷第 4 期。

焦勉齋：《針灸術之消毒法》，《中國醫藥月刊》，1941 年第 2 卷第 1 期。

羅兆琚：《針灸消毒法說》，《針灸雜誌》，1935 年第 2 卷第 4 期。

劉海寧：《針灸科要重視消毒工作》，《中國針灸》，1991 年第 4 期。

李運菁 、 宋麒 ：《要重視針灸用具的消毒》，《中華護理雜誌》，1981 年第 2 期。

張傑、黃蕾：《針灸針具清洗消毒方法探析》，《陝西中醫》，2010 年第 31 卷第 10 期俞靄峰 ：《在巡迴醫療實踐中改造自己——天津巡迴醫療隊第二隊隊長俞靄峰的來信》，《人民日報》，1965 年 7 月 1 日。

傅連暲 ：《關鍵問題在於西醫學習中醫》，《人民日報》，1954 年 10 月 21 日第 3 版。

《中央衛生部召開針灸座談會紀要》，《北京中醫》，1951 年第 1 期。
《針灸研究委員會召開籌委會記錄》，《北京中醫》，1951 年第 1 期。
《市衛生局禁國醫濫用西藥，竟有隔衣於女性臀部行注射者》，《中醫世界》，1937 年第 12 卷第 1 期。
《讓全省普及針灸「衛星」早上天，江西省衛生廳發出緊急通知》，《江西中醫藥》，1959 年第 12 期。
《新撰病理學講義》，《申報》，1910 年 7 年 19 日。
《周澤昭代表的發言——在全國人民代表大會上的代表們的發言》，《健康報》，1954 年 10 月 1 日第二版。
《第三屆全國衛生行政會議決議》，《北京中醫》，1954 年第 9 期，第 1–6 頁。
《貫徹對待中醫的正確政策》，《人民日報》，1954 年 10 月 20 日第一版。
《積極地推動西醫學習中醫》，《光明日報》，1955 年 11 月 4 日第一版。
《開展祖國醫學的研究工作》，《光明日報》，1955 年 12 月 21 日第一版。
《大力開展西醫學習中醫運動》，《人民日報》，1958 年 11 月 28 日第一版。
《國務院關於撤銷賀誠同志衛生部副部長的職務的決定》，《中華人民共和國國務院公報》，1955 年 12 月 20 日。
《積極地推動西醫學習中醫》，《光明日報》，1955 年 11 月 4 日第一版。

《開展祖國醫學的研究工作》，《光明日報》，1955 年 12 月 21 日第一版。

《大力開展西醫學習中醫運動》，《人民日報》，1958 年 11 月 28 日第一版。

《國醫公報》(南京)，1933 年第 12 期。

《膠澳公報》，1924 年第 129 期。

《衛生公報》1930 年第 2 卷第 5 期；1933 年第 2 卷第 7 期。

《青島特別市政府市政公報》，1929 年第 4 期。

《北平特別市市政公報》，1930 年第 49 期。

《新醫醫報》，1933 年第 2 卷第 6 期。

《北京中醫學會針灸委員會針灸研究班第三班畢業典禮》，《北京中醫》，1953 年第 12 期。

《透過現象看本質》，《人民日報》，1972 年 3 月 24 日。

《評「赤腳醫生穿鞋論」》，《人民日報》，1976 年 4 月 1 日。

《「游醫」街頭施針》，《新文化報》，2009 年 7 月 31 日。

《靈武一游醫隔衣針灸忽悠人》，《寧夏日報》，2013 年 7 月 5 日。

《「游醫」街頭施針》，《新文化報》，2009 年 7 月 31 日。

《中國針灸》編輯部：《從「乾針」看針灸發展的過去與未來——「乾針」折射的針灸發展問題研討會議紀要》，《中國針灸》，2017 年第 27 卷第 3 期。

錢海東、武立新、馬建雄：《針灸醫師手衛生現狀調查與監管對策》，《醫學動物防制》，2016 年第 32 卷第 9 期。

覃光輝、蔣美豔：《一次性針灸針皮膚不消毒針刺操作的感染情況調查》，《中國老年保健醫學》，2013 年第 11 卷第 6 期。

魏敏（記者）：《世界中聯聲明：「幹針」屬中醫針灸範疇》，《中國中醫藥報》，2016 年 2 月 29 日，第二版。

劉保延、魏輝、田海河等：《反對「乾針」脫離針灸、反對繞過針灸法使用針灸㈠——世界針灸學會聯合會主席劉保延與美國中醫論壇同仁的訪談》，《中醫藥導報》，2017 年第 23 卷第 9 期。

劉保延、魏輝、田海河等：《反對「乾針」脫離針灸、反對繞過針灸法使用針灸㈡——世界針灸學會聯合會主席劉保延與美國中醫論壇同仁的訪談》，《中醫藥導報》，2017 年第 23 卷第 10 期。

劉保延、魏輝、田海河等：《反對「乾針」脫離針灸、反對繞過針灸法使用針灸㈢——世界針灸學會聯合會主席劉保延與美國中醫論壇同仁的訪談》，《中醫藥導報》，2017 年第 23 卷第 1 期。

王曦梓：《美國針灸執業考試介紹》，《中國針灸》，2005 年第 25 卷第 11 期。

承淡安：《東渡歸來》，《針灸雜誌》，1935 年第 2 卷第 6 期。

徐春花、範剛啟、趙楊：《頭皮針流派比較及發揮》，《中國針灸》，2016 年第 36 卷第 6 期。

張穎清：《全息生物學．駁鄒承魯院士．愛國主義與諾貝爾獎》，《太原師範學院學報（社會科學版）》，2007 年第 6 卷第 6 期。

鞏昌鎮：《乾針是現代針灸的子集》，《中國中醫藥報》，2017 年 7 月 27 日，第三版。

碩博士論文

王勇：《經穴定位分歧的基本因素分析》，博士學位論文，中國中醫科學院，2005 年。

楊峰：《〈素問〉楊王注比較與針灸理論傳承》，博士學位論文，南京中醫藥大學，2008 年。

譚源生：《民國時期針灸學之演變》，碩士學位論文，中國中醫科學院，2006 年。

朱玲：《道家文獻對〈內經〉針灸理論構建的影響》，博士學位論文，南京中醫藥大學，2008 年。

張文波：《京房八宮易學探微》，碩士學位論文，山東大學，2008 年。

張勇：《子午流注針法發生學研究》，碩士學位論文，陝西中醫學院，2005 年。

呂金山：《古代「藥物歸經」的經絡理論運用研究》，碩士學位論文，中國中醫科學院，2010 年。

王瑾：《中藥歸經理論的發生學研究》，博士學位論文，遼寧中醫藥大學，2012 年。

牛亞華：《中日接受西方解剖學之比較研究》，博士學位論文，西北大學，2005 年。

楊潔：《西醫引入對民國時期針灸治療學的影響》，碩士學位論文，北京中醫藥大學，2014 年。

何玲：《西醫傳入中國：結核病案例研究 (1900–7967)》，博士學位論文，上海交通大學，2011 年。
許三春：《清以來的鄉村醫療制度：從草澤鈴醫到赤腳醫生》，博士學位論文，南開大學，2012 年。
張淩雲：《當代針灸流派的形成過程及影響因素研究》，碩士學位論文，南京中醫藥大學，2018 年。

西文文獻

Kim Taylor: *Chinese Medicine in Early Communist China, 1945–63*, Oxon: Routledge, Taylor & Francis Group, 2005, p. 14, 29.

Edited by Adrian White, Mike Cummings, Jacqueline Filshie: *An Introduction of Western Medical Acupuncture*, Churchill Livingstore Elsevier, 2008, pp. 8, 13.

Mathias Vigouroux, "From Acupuncture Tracts to Blood Vessels: The Reception of the Circulation Tracts Theory into Japan, 600–1868", Benjamin Elman (ed.), Antiquarianism, Language, and Medical Philology: From Early Modern to Modern Sino-Japanese Discourses. Leiden: Brill, 2015, pp. 105, 132.

Fumikazu Takashima （高島文一）， Discussions on Acupuncture Medicine（鍼灸醫學序說）. Kyoto: 思文閣出版 ; Matsumoto, Kiiko, and Stephen Birch. 1983. Five Elements and Ten Stems: Nan Ching Theory, Diagnostics and Practis. Brookline, Mass.: Paradigm Publications, 1988.

Souliéde Morant, George. Chinese Acupuncture (L'acuponcture Chinoise). Brookline, Mass.: Paradigm Publications, 1994, pp. 101–112; PeterEckman, In the Footsteps of the Yellow Emperor: Tracing the History of Traditional Acupuncture. San Francisco: Cypress Book Co, 1996, pp. 109, 116.

Peter Eckman, In the Footsteps of the Yellow Emperor: Tracing the History of Traditional Acupuncture. San Francisco: Cypress Book Co, 1996, note4.

NC Lawsuit Challenges Acupuncture Board's Attempts to Shut Down Dry Needling by PTs. http://www.apta.org/PTinMotion/News/2015/11/12/NCLawsuitDryNeedling/.

Washington Courts Ban Physical Therapists from Practicing "Dry Needling". https://forwardthinkingpt.com/2014/10/16/washington-counts-ban-physical-therapists-from-practicing-dry-needling/.

J Dunning, R Nutts, F Mourad, L Young, S Flannagan, T Perreault. Physical Therapy Rev, 2004, p. 252–264.

Fan AY, Xu J, Li YM. Evidence and Expert Opinions: Dry Needling versus Acupuncture (I)–The American Alliance for Professional Acupuncture Safety (AAPAS) White Paper 2016, Chin J integr Med 2017, p. 3–9.

Fan AY, Xu J, Li YM. Evidence and Expert Opinions: Dry Needling versus Acupuncture (III)–The American Alliance for

Professional Acupuncture Safety (AAPAS) White Paper 2016, Chin J integr Med 2017, p. 163–165.

American Medical Association. Physicians take on timely public health issues. AMA Wire. Jun 15, 2016. Available at http://www.ama-assn.org/ama/ama-wire/post/physicians-timely-public-health-issues. Acupuncturists and Physical Therapists Declare War Over 'Dry Needling'. http://www.healthline.com/health-news/acupuncturists-declare-war-over-dry-needling#

D Legge. A history of dry needling. J of Musculoskeletal Pain. 2014, p. 301–307.

Brav EA, Sigmond H: The origin of the local and regional injection treatment of low back pain and sciatica, Ann Int Med. 1941, p. 840–852.

Travell JG, Rinzler SH. The myofascial genesis of pain. Postgrad Med. 1951. p. 425–434.

Seem M. Comments to Practice of dry needling in Virginia. http://townhall.virginia.gov/L/viewcomments.cfm?commentid=47915. Accessed Septmber 23, 2016.

Kalichman L, Vulfsons S. Dry needling in the management of musculoskeletal pain. J Am Board Fam Med. 2010. p. 640–646.

Paulett JD. Low back Pain. Lancet 1947, p. 272–276.

Lewit K. The needle effect in the relief of myofascial pain. Pain. 1979, p. 83–90.

Gunn CC, Milbrandt WE, Little AS, Mason KE. Dry needling of muscle motor points for chronic low-back pain: a randomized clinical trial with long-term follow-up. Spine. 1980, p. 279–291.

Baldry P. Acupuncture, Trigger Points and Musculoskeletal Pain. Churchill Livingstone, UK, 1989.

ames Dunning, Raymond Butts, Firas Mourad, Ian Young, Sean Flannagan,Thomas Perreault. Dry needling: a literature review with implications for clinical practice guidelines. Physical Therapy Reviews, 2014. p. 252–265.

Yun-tao Ma, Biomedical Acupuncture for Sports and Trauma Rehabilitation, Churchill Livingstone Elsevier. 2011, pp IX (Perface).

Hobbs V, Council of college of acupuncture and oriental medicine position paper on dry needling, Baltimore, MD: Council of college of Acupuncture and Oriental Medicine, 2011.

Hobbs V, Dry needling and acupuncture emerging professional issue, Qi Unity Report, 2007.

About NCCAOM.http://www.nccaom.org/about-us/

Yun-tao Ma, Biomedical Acupuncture for Sports and Trauma Rehabilitation, Churchill Livingstone Elsevier. 2011, pp. 14 (Perface).

https://nccih.nih.gov/health/acupuncture. 原文 : The term "acupuncture" describes a family of procedures involving the stimulation of points on the body using a variety of techniques.

ACAOM Glossary. http://acaom.org/wp-content/uploads/2018/05/ACAOM-Glossary-180515.pdf

Jin GY, Jin Louis L, Jin Bonnie X. Dry needling: a de-meridian style of acupuncture, World J of Acupuncture-Moxibustion, 2016, p. 1–5.

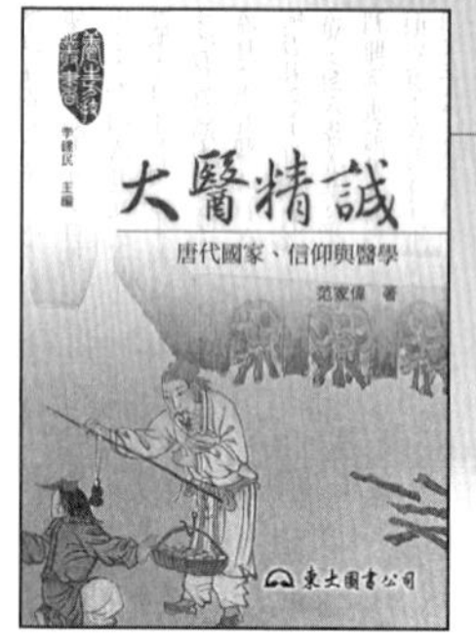

大醫精誠：唐代國家、信仰與醫學　范家偉／著

本書以國家和信仰為主軸，探討南北朝至隋唐醫學發展的幾個重要課題。唐代結束南北朝分裂的局面，並承繼南北朝既有的醫學遺產，以南北朝、隋代所設立的官方醫療機構為基礎，整合中國的醫學，揭開中國醫學史上的新頁。唐代官方對醫學的推動不遺餘力，皇帝亦以賜藥和貶官等方式涉足醫療，間接地影響醫學發展。而「禁咒」、「辟穀」等宗教療法自古已有，許多中醫書籍亦有介紹，然作者另闢蹊徑，將之置於唐代的歷史脈絡，考察唐代宗教信仰與醫學發展的關係。

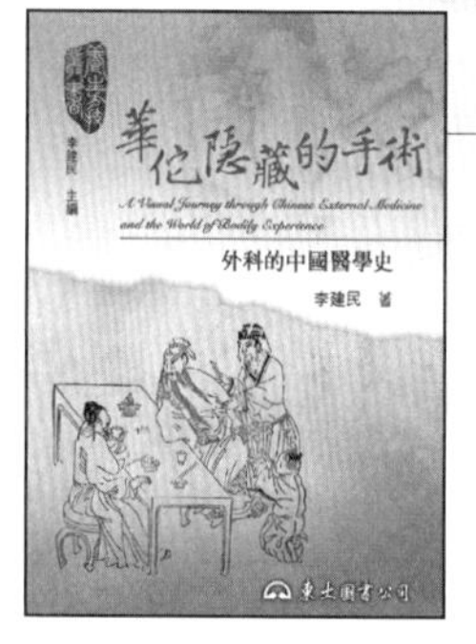

華佗隱藏的手術：外科的中國醫學史　李建民／著

中醫長於內科嗎？傳統的中國醫生不會動手術？這本書推翻了上述的成見。本書提出了原創性的論點。中醫外科的身體觀是「肌肉的」身體觀；「局部的熱」是中醫外科的生理及病理核心的概念。而中醫與西醫的分歧，最主要的區別是中醫外科「內科化」的歷史過程。我們完成一次中醫外科史的旅程，最主要即圍繞這個清晰的地標而進行的。

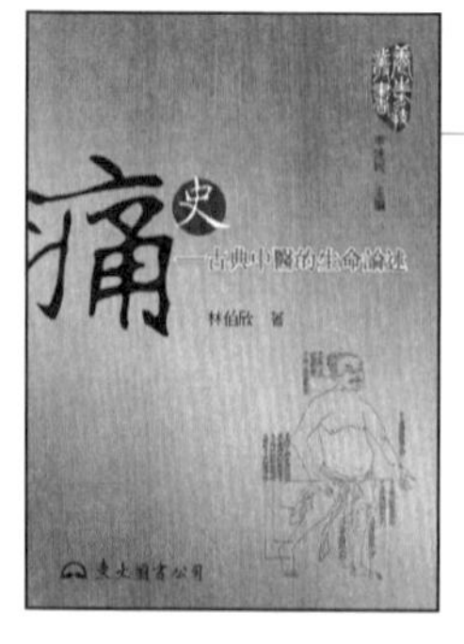

痛史——古典中醫的生命論述　林伯欣／著

「痛」是人類共有的不愉快感覺與經驗，作者經由各種史料與文本的分析，探索歷史、文化及醫學的相互影響，審視古典中醫學裡「痛與生命」之間的關係。本書挖掘不同時空背景下，時人身體觀與身體感的多樣性、面對身心病痛的感受與態度，及其對應的醫學理論與方法。同時，也探討古典中醫在先秦兩漢萌芽期牽涉的各種生命議題，以及逐漸成形的知識群對後世的影響。

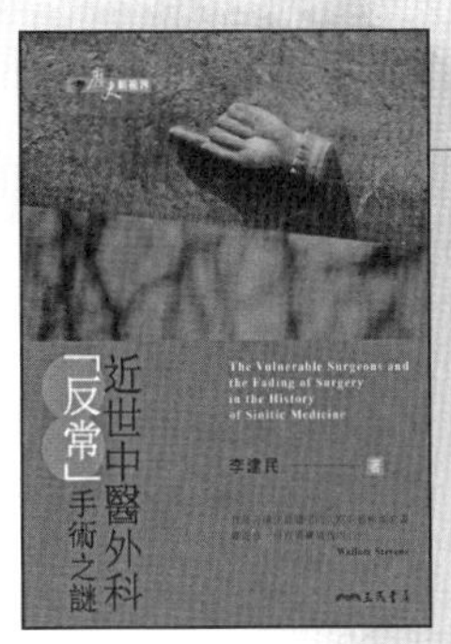

近世中醫外科「反常」手術之謎

李建民／著

中醫外科實錄曾記載，一名病患自刎後，靠著縫合氣管、食管救活過來！？這樣「反常手術」的病例，反映中醫治療的何種特色？從何時開始，中醫外科療法逐漸式微，轉向以藥物治療為主呢？本書透過明朝「外科天才」陳實功的手術案例，探討中醫療法是在何種社會、文化背景下，由縫合手術轉變為藥物療法，及其所反映的中國醫學史遭遇的困境——明清時代外科「方脈化」的漫漫歷程。

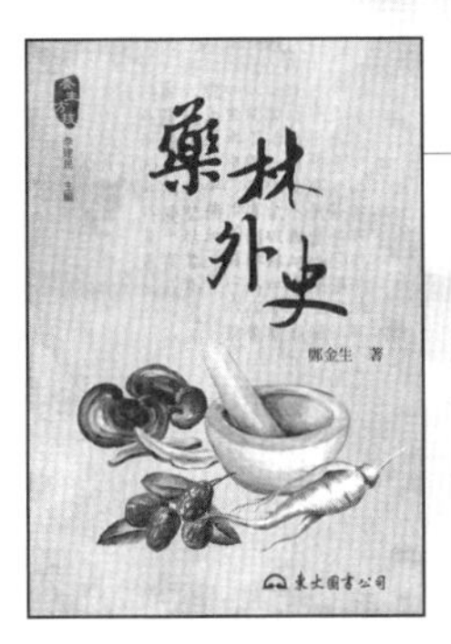

藥林外史

鄭金生／著

跟風吃補、濫服藥物，中醫藥養身保健之外的另一面！
美術、文學、宗教，中醫藥的延伸面向大解析

本書以「外史」為名，從外部環境（社會、文化、人文思想等）探討中醫藥學發展的原因。作者開宗明義即強調中藥的強烈社會性，除了是醫家治病的武器，在民間社會更有道家用於長生、江湖術士用來變把戲等各種用途。中醫「藥林」汲取多方的用藥知識，又與社會文化互相滲透，從來就不是醫藥的獨家領域！

國家圖書館出版品預行編目資料

言古驗今：中國針灸思想史論／張樹劍著.－－初版一刷.－－臺北市：東大，2021
面；　公分.－－（養生方技叢書）

ISBN 978-957-19-3264-4（平裝）
1. 針灸

413.91　　　　110003223

養生方技叢書

言古驗今——中國針灸思想史論

作　　者｜張樹劍
責任編輯｜王敏安
美術編輯｜郭雅萍

發 行 人｜劉仲傑
出 版 者｜東大圖書股份有限公司
地　　址｜臺北市復興北路 386 號 (復北門市)
　　　　　臺北市重慶南路一段 61 號 (重南門市)
電　　話｜(02)25006600
網　　址｜三民網路書店 https://www.sanmin.com.tw

出版日期｜初版一刷 2021 年 11 月
書籍編號｜E410610
I S B N｜978-957-19-3264-4